石门外治流派丛书

痤疮中医特色疗法

主编 李领娥 张立欣 邱洞仙 李佩赛

U0305466

 世界图书出版公司

图书在版编目（CIP）数据

痤疮中医特色疗法 / 李领娥等主编 . --北京：世界图书出版公司，2021.12

ISBN 978-7-5192-8953-9

Ⅰ. ①痤… Ⅱ. ①李… Ⅲ. ①痤疮—中医疗法 Ⅳ. ①R275.987.3

中国版本图书馆 CIP 数据核字（2021）第 197704 号

书　　名	痤疮中医特色疗法
（汉语拼音）	CUOCHUANG ZHONGYI TESE LIAOFA
主　　编	李领娥　张立欣　邱洞仙　李佩赛
总 策 划	吴　迪
责 任 编 辑	韩　捷　崔志军
装 帧 设 计	霍　杰
出 版 发 行	世界图书出版公司长春有限公司
地　　址	吉林省长春市春城大街 789 号
邮　　编	130062
电　　话	0431- 86805559（发行）　　0431- 86805562（编辑）
网　　址	http：// www.wpcdb.com.cn
邮　　箱	DBSJ@163.com
经　　销	各地新华书店
印　　刷	三河市嵩川印刷有限公司
开　　本	787 mm×1092 mm　1/16
印　　张	15
字　　数	262 千字
印　　数	1—2 000
版　　次	2022 年 1 月第 1 版　2022 年 1 月第 1 次印刷
国 际 书 号	ISBN 978-7-5192-8953-9
定　　价	88.00 元

石门外治流派丛书
编委会

《痤疮中医特色疗法》
编 委 会

丛书序

中医外治疗法是祖国医学伟大的瑰宝，早在1973年马王堆汉墓出土的《五十二病方》中就有36种病在治疗时用到了外治疗法，之后《金匮要略》《外科正宗》《证治准绳》《石门外治流派》等历代医书中都记载了大量的外治疗法。

"传承精髓，守正创新"，石门皮肤团队在李领娥教授的带领下，深入挖掘古今中医药的精髓，在前人的基础上，进行继承和创新，在皮肤科临床中运用30余种"简、便、廉、效"的中医外治疗法，来解决患者看病难、看病贵的问题。如火针疗法，通过对火针针具的改良，研制出新型李氏针具，拓展了火针疗法的治疗范围，广泛用于皮肤科。《针灸聚英·火针》曰"人身之处皆可行针，唯面上忌之"，而改良的火针可以治疗面部各种皮损，同时还解决了奇痒、难消、疼痛三大皮肤科的难点问题。还有蜡疗疗法、小针刀疗法、盐熨疗法等，具有患者痛苦少、操作简单、费用低等特点，可极大缩短皮肤病的治疗疗程，并得到国内外同行的一致赞许，同时吸引大量皮肤科同人前来观摩学习。

"火曰炎上"，凡具有温热、升腾作用的事物均归属于火。中医外治疗法中的火针、火疗、中药热奄包、拔罐、灸、熨、蜡疗、中药熏蒸等治疗归属于火。同时这些疗法属于外治疗法中的温法，在治疗久病不愈、瘙痒剧烈的皮肤病方面疗效显著。

"水曰润下"，凡具有寒凉、滋润、向下运行的事物均归属于水，中医外治疗法中的活性氧水浴、中药药浴、离子喷雾、中药淋洗等治疗归属于水。这些疗法属于外治疗法中的润法，针对糜烂、渗出、红色斑丘疹的皮损疗效显著。

"木曰曲直"，凡具有生长、生发、条达舒畅等作用或性质的事物均归属于木。中医外治疗法中的中药烟熏、中药面膜、中药封包等治疗归属于木。这些疗法属于外治疗法中的和法，针对皮肤干燥、肥厚的皮损疗效显著。

"土爱稼穑"，凡具有生化、承载、受纳作用的事物均归属于土。中医外治疗法中的中药湿敷、穴位贴敷、穴位埋线、脐封等治疗归属于土。这些疗法属于外治疗法中的调法，针对慢性皮肤病如慢性荨麻疹、湿疹、银屑病等疗效显著。

"金曰从革"，凡具有清洁、肃降、收敛作用的事物均归属于金。中医外治疗法中的梅花针叩刺、针刺、中药化腐清创、刮痧、中药灌肠等治疗归属于土。这些疗法属于外治疗法中的通法，在治疗皮损肥厚、缠绵难愈的皮肤病方面，尤其是血热或热毒型皮肤病疗效显著。

在重点病种上，如白疕（银屑病）、粉刺（痤疮）、蛇串疮（带状疱疹）、白驳风（白癜风）、湿疮（湿疹）等都可使用中医外治疗法，每种疾病的外治疗法很多，如粉刺（痤疮）就有药物面膜、中药湿敷、中药涂擦、小针刀、火针、放血、拔罐、光电、果酸、激光等疗法，针对不同的皮损给予不同的治疗方法，极大地提高临床的治愈率和患者的满意度。

中医外治疗法具有"简、便、廉、效"的特色优势，为了更好地传承中医，使皮肤科同道能更好地学习和掌握石门外治中医适宜技术，我们将中医外治疗法进行了整理，编辑出版"石门外治流派"丛书，以供同道交流学习。

前　言

痤疮，俗称"青春痘"，是一种常见的皮肤疾病，好发于青春期男女，早在《素问·生气通天论》中就有痤疮的记载："汗出见湿，乃生痤痱。"中医称之为"粉刺""酒刺""肺风粉刺"等。随着生活水平的提高，饮食习惯的改变等导致青少年的发病率逐年上升，呈现低龄化、老龄化的特点，且病情较以前严重。

痤疮对身体健康影响不大，但因其对容貌的影响，常给患者心理带来严重的负担，使患者产生焦虑、抑郁等心理问题，从而形成自卑、害羞、孤僻等性格特点，使患者在就业、社交中受到严重影响。解决痤疮患者的疾苦，是患者的迫切要求，也是我们作为医务工作者应尽的义务。因此，作为医务工作者，希望尽我们最大的努力提供更系统、更全面的痤疮相关知识。

我们在总结前人的临床经验基础上，结合自身临床诊疗经验和心得后，编写此书。全书共分为3篇13章，上篇共8章，介绍了痤疮的概述、生理学基础、中西医病因病机、临床表现、诊断与鉴别诊断、中医治疗和防治；中篇1章介绍了治疗痤疮的17种中医特色外治方法，如"离子喷雾疗法""粉刺祛除术""中药面膜疗法""拔罐疗法""滚针疗法"，以及这些外治疗法的功效、适应证、操作步骤、操作要点、禁忌证、注意事项等；下篇共4章，介绍了痤疮的辨证施治经验、现代名医诊治经验、临床用药经验和典型病案剖析。

　　为了能全面、系统地阐述痤疮的基础知识、治疗用药等，我们参考了国内外较多的文献与著作，在此一并表示感谢！由于时间仓促，水平有限，本书难免存在一些不尽人意之处，敬请读者不吝指出，我们将在以后重印中修正。

编者

2021 年 2 月

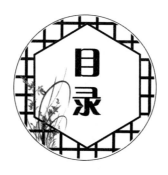

目录

上篇　基础篇

中篇　技术篇

下篇 临床经验荟萃篇

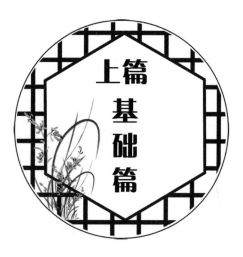

上篇 基础篇

第一章　痤疮概述

第一节　皮肤病学概述

一、皮肤病学发展史

1. 中医皮肤病学发展史　皮肤病学在祖国医学中虽一直属于外科学的一部分，但很早就有关于皮肤病的记载。皮肤病学在古代虽未形成独立专科，属于"形诸于外"的疾病，主要散见于外科及其他医籍中。我国最早的经典医著《黄帝内经》中论述了皮肤病的病因，《金匮要略》也记载了多种皮肤病的治法。

（1）周、春秋时期：早在公元前 14 世纪殷墟甲骨文中就有"疥""疕"等有关皮肤病的记载。公元前 11 世纪由专科"疡医"治疗包括皮肤病在内的疮疡等疾病。1973 年长沙马王堆西汉古墓出土的简帛医书《五十二病方》，是公元前 4 世纪文物，记载多种皮肤病的病名和治法，病名有如疽、血疽、白处、瘙、疥、疣、瘘等，并载有熏、浴、敷、涂等中药外治法治疗皮肤病。春秋战国时期，有了比较系统的医学理论著作《黄帝内经》，是我国现存最早的古典医学著作之一，它总结了我国春秋战国以前的医学成就和治疗经验，其中不但有痈、疽、疠风、疮疡、皶、口糜、皮槁、毛拔、爪枯等多种皮肤病病名的记载，并有不少关于皮肤解剖、生理、病因、病机、治疗的论述。在《百病始生篇》中又曰："虚邪之中人也，始于皮肤，皮肤缓则腠理开……故皮肤痛。"《素问·生气通天论著》载："汗出见湿，乃生痤痱……劳汗当风，寒薄为皶，郁乃痤。"公元 2 世纪，汉代张仲景著《金匮要略》中较详细地叙述了皮肤病的治疗方法，如《疮痈肠痈浸淫病脉证治第十八》中记载"浸淫疮，黄连粉主之"，直到现在还有临床治疗价值。公元 5 世纪末，南北朝龚庆宣撰《刘涓子鬼遗方》

是我国现存第一部外科学专书，其中有许多治疗皮肤病的记载，尤其是应用水银软膏外治皮肤病，要比国外早6个多世纪。

（2）秦、两汉、南北朝时期：秦朝设置的"疠人坊"（麻风病院）是世界上最早的隔离居所，集中收治麻风病人。公元2世纪，东汉名医张仲景所著的中国首部杂病学专著《金匮要略》中记载了瘾疹、浸淫疮、狐惑病，其中有用黄连治疗的皮肤病治法。南北朝时，南齐龚庆宣所撰的《刘涓子鬼遗方》是我国现存的一部最早外科专著，其中记载了多种皮肤病的症状和治疗方法，如治小儿头疮的紫草膏方、皮肤热痱瘰疬的白敛膏方等。

（3）隋、唐、宋、元时期：隋朝巢元方、吴景贤等奉敕撰《诸病源候论》中也有很大篇幅详尽地记述了各种皮肤病的病因和病理，其中记载的皮肤病不下六七十种，如阴下湿痒、须发秃落、白秃、赤秃、鬼舐头、蛇身、面疱、酒皶、黑痣、赤疵、白癜、疣目、干癣、湿癣、风癣、圆癣、疥、癞等。《诸病源候论》指出"漆有毒，人有禀性畏漆，但见漆便中其毒"；还揭示酒皶是"由饮酒热势冲面而遇风冷之气相搏所生"。尤其可贵的是，作者已发现诸癣是因虫所致；疥疮中亦有"状如水内蜗虫"的细虫，并提出可以用针尖挑得的方法来证实。唐代孙思邈的《千金要方》、王焘的《外台秘要》等均已用丹砂、矾石、硫黄、石灰等矿物药外治皮肤病，孙思邈还是个麻风病学专家，治疗过500多个麻风患者，症状描述也甚详细，如《千金要方》载"恶疾大风有多种不同，初得虽遍体无异，而眉革已落，有诸处不异好人，而四肢腹背有顽处，重者手足十指已有坠落……"公元10世纪，宋代王怀隐等编写的《太平圣惠方》对皮肤病的"风"颇有研究，有治疗大风、风瘙瘾疹、白癜风、疬风等各病的处方，目前用的搜风顺气丸就出自该书。公元10世纪，元朝齐德之著《外科精义》，特别重视整体观念，主张"以审病所以然，而量其阴阳强弱以施疗"，认为"治其外而不治其内，治其末而不治其本"的方法是片面的。公元16世纪，明代沈之问的《解围元薮》、薛己的《疬疡机要》等是麻风病的专著，对该病的论述和治疗颇为详细。公元17世纪。明代陈司成著《霉疮秘录》是我国第一部梅毒专著，已用砷剂（生生乳）治疗本病，比欧洲用砷治疗该病早数百年。明代陈实功著《外科正宗》，关于皮肤病的记载较多，有一些是以前医家所未著的，如白屑风、臭田螺等，叙述也比较系统，至今还有指导意义。

（4）明清时期：迨至明代，有关皮肤病的论述更趋丰富和完善，均系统地记载了皮肤病的命名、症状、病因和治疗等，如陈实功的《外科正宗》、王肯堂的《疡医证治准绳》、申斗垣的《外科启玄》等。《外科正宗》素以"列症详，论治精"著称，该书所记载的皮肤病，有些是以前医书中所无者，如白屑风、臭田螺、枯筋箭等。《外科启玄》一书，除对皮肤病的症状有较确切的描述外，并在各病之后"图其形症"，使读者易于领会理解。这与现代皮肤病书中之附以照片的方式，不无源流可寻。到了清代，在总结前人经验的基础上，皮肤病学更进一步得到了发展。公元1665年祁坤著《外科大成》，书中依人体部位分类，叙述各种疮疡的辨证治疗方法和头面等部位小疵的治法，这种疾病分治法，可谓独树一帜。1742年清太医院吴谦等集体编成《医宗金鉴》，其中《外科心法》部分记载了近百种皮肤病，内容比较系统扼要。顾世澄在1773年所著的《疡医大全》其中有关皮肤病以及部分外科病的论述。此外，如《疡科心得集》《外科证治全书》均记有杨梅结毒、天疱、疥癣之类皮肤病。

（5）新中国成立后：在党的中央政策指导下，中医事业得到了迅速发展，中医皮肤病专著《中医皮肤病学》《中医皮肤科诊疗学》《简明中医皮肤病学》《实用中医皮肤病学》《现代中医皮肤病学》等相继出版，中医研究机构和许多中医院中相继建立了中医皮肤病专科。

2. 西医皮肤病学发展史　早在公元前1600年，埃及的历史文献《Ebers Papyrus》中即有不少有关皮肤病的记载。西方医学奠基者、希腊的 Hippocrates 在公元前400年前即提出皮肤病分两类：一类为局部性的，另一类是全身性疾病的局部表现。大约公元30年，罗马的 Celsus 即强调皮肤病的形态学，他对皮肤病的描述是前人所不及的。世界上第一本皮肤病学的专著则出现于1576年，由 Mercurialis 编写。这一时期可以认为是西方皮肤性病学的起源时期。

到了18、19世纪，皮肤性病学在欧洲得到了较大的发展。法国的 Lorry（1726～1783年）继承了 Hippocrates 的理论，强调病因和发病机制，他根据生理、病理及病因对皮肤病进行分类，使每一种皮肤病的病名、症状、病因与其他组织或器官的关系更为明确，为皮肤病学的发展奠定了坚实的基础。而英国的 R. Willan（1757～1812年）则出版了第一本皮肤病学教科书。19世纪中叶医学院校开始出现于德国，这一时期出版了历史上第一本皮肤病图谱，第一次开展了皮肤的组织病理学研究，Unna（1850～1929年）编写的《皮肤组织病理学》成为世界名著。借助于显微镜技术的发展，Schoenlein 于1839年发现了黄癣菌，Neisser 于1879年发现了淋球菌，10年后 Ducrey 发现了软下疳的病原体杜克雷嗜血杆菌。这一时期，欧洲皮肤性病学人才济济，出版了许多著作及杂志，成立了学会，举办了各种学术会议，使皮肤性病学的最新成就得到较快的交流和传播，促进了皮肤性病学的快速发展。

20世纪早期，Schaudinn F 和 Hoffmann E 发现了梅毒螺旋体，而 Wassermann A 进行了梅毒血清补体结合试验。在第一次世界大战前，召开了多次皮肤科学国际会议，在伦敦、巴黎、维也纳、柏林、纽约等城市先后出版了多种文字的皮肤科学杂志。第二次世界大战期间，许多皮肤科学者来到了北美，促进了美国、加拿大等国的皮肤科学发展。第二次世界大战之后召开的多次国际会议则将抗生素、糖皮质激素、抗代谢药、维A酸、白介素、光化学疗法(PUVA)、单克隆抗体等学科最新进展介绍到了世界各地。1954年，美国学者 S. Rothman 所著的《皮肤的生理和生化学》问世后产生了深远的影响，该著作使大家认识，需要从皮肤的生理、生化等基础学科方面去研究皮肤病的病因学及发病机制，从而解决皮肤病的防治问题。近年来，皮肤病学中的新发现、新创造、新技术层出不穷，如T细胞亚群、单克隆抗体、朗格汉斯细胞的免疫作用，表皮细胞培养系统的应用，角蛋白和胶原基因的转化，天疱疮和类天疱疮抗原的特性等，可谓不胜枚举。

3. 中西医结合皮肤病学发展史　早在明清时期，西方医学就逐渐开始传入我国。清代，中西医汇通思想这一思潮代表人物有王学权、王士雄、唐宗海、朱沛文、恽铁樵、张锡纯和杨则民等人，史称"汇通派"。

中华人民共和国成立以后，在党和政府的倡导和领导之下，开展了有方针政策保障、有组织计划的中西医结合研究并取得了举世瞩目的成就，在中国医学界形成了西医、中医、中西医结合三支医疗技术力量，为我国的医疗卫生事业做出了突出的贡献。而"中西医结合"这一概念，是1956年毛泽东主席关于"把中医中药的知识和西医西药的知识结合起来，创造中国统一的新医学、新药学"的讲话后，逐步在我国医学界出现的。

我国皮肤病学科的中西医结合之路亦肇始于20世纪50年代。早期的研究模式主要表现为验证和探究中药加西药治疗某种疾病的疗效水平方面，如在防治麻风、头癣等传染性皮肤病方面，我国皮肤科学界的前辈医家就采用了中西医结合的方法，取得了很好的效果。如根据中医扶正祛邪的理论，采用中药扶正培本配合砜类药物治疗麻风病，大大减轻了西药的毒副反应，使麻风患者能够遵从医嘱足程、足量地服用抗麻风药物，这样就大大加快了防治工作的速度。在防治头癣中除了外用雄黄和铜绿等中药外，内服中药茵陈亦大大提高了灰黄霉素的抗真菌效用，而且可减少其用量，降低了毒副反应的发生，其他如在湿疹、白癜风、脱发、带状疱疹、慢性荨麻疹等病的治疗方面，中、西药结合运用也有很好的疗效。

随着整个中西医结合学术研究的进一步发展，到了20世纪70年代，中西医结合皮肤病学科的研究逐渐发展形成了将中医辨证和西医辨病相结合的模式。在明确西医学诊断的基础上按照中医理论体系进行辨证进而做出分型或分期诊断。辨病与辨证相结合，吸取中西医学之长，既重视局部的病理损害，又重视疾病过程中的整体反应与动态变化，对原有的西医与中医诊断都有补充和发展。到了20世纪80年代，不单在治疗常见病、多发病方面总结出了一些中西医结合的诊治规律，而且对一些疑难病、危重病如天疱疮、系统性红斑狼疮、剥脱性皮炎、皮肌炎等也逐渐探索出了一些中西医结合的诊治规律，在不同病期阶段采用有侧重的中、西药物有机结合治疗取得了良好疗效，特别是在减少糖皮质类固醇激素的用量和减轻其不良反应及并发症等方面找到了一些中医辨治规律，不仅提高了这些疾病的抢救成功率，而且还在稳定病情和延长疾病缓解时间、改善患者生活质量方面发挥了积极作用。

从20世纪80年代后期开始，皮肤病学科的中西医结合研究发展逐渐转入了以临床为导向的基础研究方面，广泛采用现代科学的诊断技术、检测手段与中医的"证"相结合（证包括病因、病机、标、本等），进行同病异治、异病同治及辨证微观化实质规律的研究。中医发展的实践证明，要突出中医特点就要深入开展辨证论治的研究。由于历史条件的限制中医的"四诊"只能限于感官直觉的观察，而西医学诊断皮肤病，不仅依靠皮疹、体征和病史资料，还要结合许多物理、化学、组织病理、免疫学检查和细胞因子测定等现代新技术手段的帮助。因而要在当代新形势情况下提高辨证论治的水平，必须将辨证引向微观化，这是中西医结合新的发展方向。

新中国成立以来，相继出版了多部高水平的中西医结合皮肤病学专著，其中最具代表性的有：《实用皮肤科学》（刘辅仁、张志礼，1984年）；《中西医结合皮肤病学》（边天羽、愈锡纯，1987年）；《皮肤病研究》（秦万章，1990年）；《中国中西医结合临床全书》中的"皮肤科学"（张志礼、边天羽，1996年）；全国高校协编教材《中西医结合皮肤性病学》（陈德宇，2003年）等。上述专著的出版对我国中西医结合皮肤性病学的发展起到了积极的推动作用，也为全国高等医药院校规划教材《中西医结合皮肤性病学》(第一版)的编写奠定了基础。在教学方面,一些大专院校正陆续招收中西医结合临床皮肤性病学方向的本科生、硕士及博士研究生,为中西医结合皮肤性病学的发展培养了大批后备人才。

尽管皮肤病学在我国有着悠久的发展历史,可是在 20 世纪 50 年代之前,学科的发展一直较为缓慢。广大皮肤病学工作者经过近半个世纪的努力,该学科的发展已经取得了长足的进步,尤其是中西医结合皮肤病学在学术研究、学科建设、教材建设及人才培养等方面所取得的成就为该学科的发展奠定了坚实的基础。

二、皮肤的解剖组织学

皮肤由外向里依次为表皮、真皮和皮下组织三部分组成。

(一)表皮

表皮由角朊细胞与树枝状细胞两大类细胞组成。

1. 角朊细胞　可以产生角质蛋白。根据角朊细胞的不同分化过程及细胞形态分为基底细胞层、棘细胞层、颗粒细胞层及角质层四层。

(1)基底细胞层:又称生发层,仅一层基底细胞,呈长柱状或立方形,核较大,卵圆形,细胞嗜碱性蓝染。基底细胞呈栅栏状排列于其下的基底膜上。它是生发细胞,代谢活跃,不断有丝状分裂,产生子细胞以更新表皮。基底细胞内尚含有多少不等的黑素,其含量多少与皮肤的颜色是一致的。

(2)棘细胞层:由 4~8 层多角形角朊细胞组成,其长轴越近表面,越呈水平方向,染色质丰富,核位于中心,呈卵圆形,有清晰的核仁,相互间以桥粒相连,间隙中充以淋巴液,正常情况下,细胞间隙不易见。

(3)颗粒细胞:由 1~3 层扁平或梭形的细胞组成,在 HE 染色时,胞质内含深嗜碱染的、不规则的粗大透明角质颗粒,因而称为颗粒层;核居中,有细胞间桥,其厚度随表皮厚度而异,其厚度亦与角化程度有关。

(4)角质层:为扁平、无核、嗜酸性染色的角质化细胞。角质层内有时呈网状,与切片有关。

在掌跖皮肤角质层厚的部位,在 HE 染色切片中,角质层下有时可见一条匀一致的嗜酸性带,称为透明带或透明层。

角朊细胞间依桥粒和细胞间粒与物质相互连接。基底细胞靠真皮侧的胞膜上只有半桥粒,在联结表皮、真皮上起着重要作用。

(5)基底膜带:位于基底细胞层下方,起着联结表皮与真皮的作用。在PAS染色时,可见一条均匀一致的紫红色带,呈现 PAS 反应阳性,说明含有相当多量的中性黏多糖。

2. 树枝状细胞

(1)朗格汉斯细胞:大多位于棘层中上层,胞质透明。细胞来源于骨髓,具有吞噬细胞功能,具有摄取、加工并递呈抗原作用。细胞表面具有 HLA - DR 抗原、IgG 的 Fc 段受体及 Ia 抗原等,是与免疫有关的一种细胞。在电镜检查核呈脑回状,有切迹。胞质内有一特征性的网球拍样颗粒,亦称朗格汉斯颗粒。

(2)黑素细胞:黑素细胞起源于外胚层神经鞘,在胚胎期 50 天左右移至基底层细胞间,约占基底层细胞的 10%。胞质内有酪氨酸酶,故 DOPA 染色阳性,特染时显示其树枝状突起的外观,每一黑素细胞均有许多枝状突起伸至周围的角朊细胞间,组成一个表皮黑素单位,色素颗粒经枝状突输入角朊细胞内。黑素细胞位于基底细胞间或其下方,常规染色时枝状突不显示,核周围胞质空亮,称为透明细胞,此为固定时胞质收缩的人工现象,核较小而浓染。

(3)Merkel 细胞:在光滑皮肤的基底细胞层及有毛皮肤的毛盘,数量很少。目前认为 Merkel 细胞很可能是一个触觉感受器。

(4)未定型细胞:常位于表皮下层,其特点是没有黑素体及朗格汉斯颗粒。此种细胞可能分化为朗格汉斯细胞,也可能是黑素细胞前身。

(二)真皮

真皮 位于表皮下方,除神经外,由中胚层分化而来的组织。神经与黑素细胞源于神经嵴。人体各部位的真皮厚薄不一,真皮厚度为表皮的 15 ~ 40倍,有少数细胞成分,如成纤维细胞、肥大细胞、组织细胞及淋巴细胞,一般1 ~ 3mm,眼睑处最薄,为 0.3mm。真皮和表皮相互作用,共同完成基底膜带和皮肤附属器的形态形成及皮肤的创伤愈合。真皮主要由结缔组织组成,包括胶原纤维、弹力纤维及基质。神经、血管、淋巴管、肌肉、毛囊、皮脂腺及大小汗腺均位于真皮结缔组织内。真皮主要分为乳头层及网状层两层,但也有将乳头层再分为真皮乳头及乳头下层。网状层也可以分作真皮中部与真皮下部。两者无明确界限。

1. 胶原纤维　胶原分子相互交联构成的纤维,是全身的主要结构蛋白,它存在于肌腱、韧带、骨骼和真皮中，占皮肤干重的70%。在真皮结缔组织中含量最为丰富,苏木精－伊红(HE)染色呈浅红色。胶原束在各个部位粗细不等,真皮乳头层、皮肤附属器和血管附近的胶原纤维不但细小,且无一定走行方向;真皮中下部的胶原纤维走向几乎与皮面平行,聚集成粗大纤维束,相互交织成网,在不同水平面上各自延伸;真皮下部的胶原束最粗。在组织切片中可以同时看到胶原束的横切面和纵切面,后者通常呈波浪状,胶原纤维的直径为 $2 \sim 15\mu m$,胶原纤维南直径为 $70 \sim 140nm$ 的胶原原纤维聚合而成。胶原纤维是人类皮肤中的一个纤维蛋白家族,至少有15种基因型。Ⅰ型胶原是真皮的主要成分(85% ~90%),少数为Ⅲ型胶原(8% ~1Ⅰ%)和Ⅴ型胶原(2% ~4%)。真皮内宽大的网状胶原就是Ⅰ型胶原纤维,在电镜下具有特征性的明暗交替的横纹,横纹周期为68nm,而真皮乳头层较为纤细的胶原纤维则为Ⅲ型胶原。Ⅴ型胶原所占比例较小,与Ⅰ型胶原和Ⅲ型胶原共同分布,协助调节胶原纤维直径,主要位于真皮乳头、血管基底膜周围基质及基底膜带。胶原纤维韧性大,抗拉力强,但缺乏弹性。胶原纤维提供抗张强度,使皮肤成为防范外界创伤的保护器官。

2. 基质　是一种无定形物质,由成纤维细胞所生,其主要成分为酸性黏多糖,特别是透明质酸及硫酸软骨素为多。其他成分有中性黏多糖、蛋白质及电解质等。HE染色基质看不到。用阿申兰及胶样铁等可使其显色。

3. 网状纤维　是较幼稚的纤细胶原纤维。在HE染色时,此种纤维不易辨认,但其具有嗜银性,故可以用硝酸银浸染显示。网状纤维在真皮中数量很少,主要位于表皮下、毛细血管及皮肤附属器周围。

4. 弹力纤维　纤细,呈波浪状,缠绕于胶原束之间,在乳头层它犹如树枝状,伸向表皮方向,终止于基底膜。需用弹力纤维染色显示。

(三)皮下组织

皮下组织又称皮下脂肪层,由脂肪小叶及小叶间隔所组成。脂肪小叶中充满着脂肪细胞,细胞质中含有脂肪,细胞核被挤至一边。小叶间隔将脂肪细胞分为小叶,间隔的纤维结缔组织与真皮相连续。除胶原束外,还有大的血管网、淋巴管和神经。

(四)皮肤附属器

1. 毛发　分长毛、短毛和毳毛三种。毛发在皮肤表面以上的部分称为毛干,在毛囊内部分称为毛根,毛根下段膨大的部分称为毛球,突入毛球底部的部分称为毛乳头。毛乳头含丰富的血管和神经，以维持毛发的营养和生成，如发生萎缩，则发生毛发脱落。毛发呈周期性地生长与休止，但全部毛发并不处在同一周期，故人体的头发是随时脱落和生长的。不同类型毛发的周期长短不一，头发的生长期为5~7年，接着进入退行期，为2~4周，再进入休止期，约为数个月，最后毛发脱落。此后再过渡到新的生长期，长出新发，故平时洗头或梳发时，发现有少量头发脱落，乃是正常的生理现象。

2. 汗腺

（1）小汗腺：位于皮下组织的真皮网状层。除唇部、龟头、包皮内面和阴蒂外分布全身，而以掌、跖、腋窝、腹股沟等处较多。汗腺可以分泌汗液，调节体温。

（2）大汗腺：主要位于腋窝、乳晕、脐窝、肛周和外生殖器等部位。青春期后分泌旺盛，其分泌物经细菌分解后产生特殊臭味，是臭汗症的原因之一。

3. 皮脂腺 皮脂腺位于真皮内，靠近毛囊。除掌、跖外，分布全身，以头皮、面部、胸部、肩胛间和阴阜等处较多。唇部、乳头、龟头、小阴唇等处的皮脂腺直接开口于皮肤表面，其余开口于毛囊上1/3处。皮脂腺可以分泌皮脂，润滑皮肤和毛发，防止皮肤干燥，青春期以后分泌旺盛。

（五）皮肤的血管、神经与肌肉

1. 血管系统 动脉和静脉分别在真皮和皮下组织交界处，乳头下层和乳头层之间形成两个血管网；从肌膜上形成血管网的动脉上行至真皮深层的血管网，再向上行至乳头下层血管网，从这里变成终末细动脉再上行至乳头层，形成毛细血管襻之后变成毛细血管网静脉段，下行至乳头下层的静脉网，再下行经过真皮深层的静脉性血管网到达下方的皮静脉。

2. 淋巴系统 皮肤的淋巴管分别在乳头下层、真皮深层形成浅网和深网，淋巴管收集流动在表皮、真皮、皮下组织中所有细胞间、纤维间的淋巴液，并与所属淋巴结相联系。

3. 神经系统 由感觉神经和自主神经所组成，感觉神经在真皮深层和乳头下层分别形成神经丛，再上行进入乳头。

（1）感觉神经：游离神经末梢分布在真皮上层、乳头层和毛囊周围，主管痛觉。终末小体有：①Merkel 细胞；②Meissner 小体（触觉、压觉）；③Vaterpacini 小体（振动感）；④Krause 小体（冷觉）；⑤Raffini 小体（温觉）。

（2）自主神经：皮肤的自主神经为交感神经的节后纤维，与感觉神经成为一个神经束而分布于汗腺、立毛肌、血管等。立毛肌、血管受肾上腺素能作用的神经支配，小汗腺受胆碱能作用的神经支配。

4. 皮肤的肌肉　主要为平滑肌。

(1)立毛肌：始于真皮上层，斜行附着在毛囊的隆起部分，收缩时皮肤上起鸡皮疙瘩。

(2)肉样肌：阴囊、乳腺之平滑肌。

(3)颜面表情肌：属于真皮内的横纹肌。

(六)皮肤病理组织的基本变化

1. 表皮常见的病理变化

(1)角化不全：在角化过度的角质层细胞内残留有固缩的核，临床上表现为鳞屑。

(2)角化不良：过早成熟的角化细胞、核固缩深染、胞质深染嗜酸性，可见于毛囊角化症的圆体细胞及谷粒细胞，也可见于恶性肿瘤如鳞癌。

(3)角化过度：角质层异常增厚，可有网篮型、致密型、板层型。

(4)棘层肥厚：棘层细胞数目增加，导致棘层增厚、表皮增生，常伴有表皮突的增宽或延长。

(5)海绵水肿：棘细胞间水肿，使棘细胞间隙增宽，细胞间桥拉长，严重者最终导致表皮内水疱形成。

(6)气球变性：棘细胞内水肿、细胞肿胀体积增大，严重者使细胞膜破裂，形成多房性表皮内水疱，称网状变性，如疱疹病毒性水疱。

(7)空泡变性：发生在基底细胞层内或基底膜部位的空泡变性，最终导致表皮下水疱形成。

(8)棘层松解：表皮细胞间的黏合丧失，导致出现表皮内裂隙、水疱或大疱。棘层松解发生在表皮内病变如天疱疮、家族性良性慢性天疱疮等。

2. 皮下组织的病理变化

(1)脂膜炎：是由各种致病因素引起的皮下脂肪组织炎症变化的总称。多种原因引起皮下脂肪变性、坏死，其脂肪分解产物又可引起皮下组织的炎症反应，可表现为急性、慢性炎细胞浸润，脂肪肉芽肿形成及结缔组织增生。常伴有原发或继发血管炎病变及真皮深层的炎症病变。

(2)增生性萎缩：皮下脂肪组织由于炎细胞浸润而使脂肪细胞变性、萎缩甚至消失，脂肪细胞大部被浸润及增生的结缔组织所代替，称增生性萎缩。

3. 真皮常见的病理变化

(1)结缔组织改变

1)胶原变性:包括玻璃样变(即胶原呈均一、明显嗜酸性红染,如硬斑病)和嗜碱性变(即胶原纤维呈无定形或颗粒状灰蓝色,如日光角化症)。

2)纤维素沉积:又称纤维蛋白样变性,HE 染色下为鲜红嗜酸性染,不规则形成均一的物质,常见于小血管的管壁,也可见于血管周围及胶原素间,主要由于血浆中的纤维蛋白沉积所致。

3)黏蛋白沉积:真皮的黏蛋白存在于胶原间的基质中,其中主要是透明质酸、酸性黏多糖。黏蛋白明显增多时,在 HE 染色下为轻度嗜碱性、颗粒状或纤维状的物质。

(2)细胞浸润

1)单一形态细胞浸润。

2)混合类型细胞浸润:指多于两种类型的细胞浸润。

3)淋巴组织细胞浸润:指仅有淋巴细胞及组织细胞浸润。

4)苔藓样:真皮乳头上部与表皮平行带状的炎症浸润,常使表皮、真皮界面模糊不清,如扁平苔藓。

5)结节性:细胞局限性聚集在一起呈结节状。

(七)皮肤病的变态反应与免疫学基础

1. 皮肤构成成分可以有抗原性

(1)角质物质:自身抗体在正常健康人的血清中即有发现,但是健康人具有一种屏障使自身抗体不能侵入角质层,而银屑病患者的这种屏障被破坏,抗角质自身抗体即侵入角质层内,从而在此处即引起免疫反应,补体被活化,嗜中性白细胞也移动过来。

(2)表皮细胞间物质:是表皮细胞分泌的糖蛋白质,患天疱疮时针对这种物质出现 IgG 型自身抗体,与这种自身抗体发生反应的抗原不仅存在于细胞间、细胞膜上,口腔、食管黏膜上皮细胞间也很多。广义范围的药疹有时也一过性地发现这种抗原。

(3)表皮下基底膜物质:是从基底细胞分泌的物质和糖蛋白,类天疱疮、妊娠性疱疹时可产生针对这种物质的自身抗体。

恶性黑色素瘤时可产生黑色素细胞的抗体,肿瘤特异性抗原问题是今后的重要课题，临床上很有意义。

有研究已证实，疱疹样皮炎患者可以产生对真皮成分网硬蛋白的抗体。

上述的皮肤成分都具有自身抗原性，也可以产生出自身抗体，但是这种自身抗原存在于细胞内时不能直接与抗体发生反应，这种抗体若和抗原发生反应必须细胞膜被损伤，内部的抗原成分露出到外面才能发生反应，紫外线照射、感染、外伤、炎症等往往为其诱因。

假如皮肤成分本身不能直接成为抗原的话，异种抗原物质侵入皮肤内时，在其侵入部位也能产生抗体而引起免疫反应，与外界的各种接触，感染、外伤、昆虫刺蜇以及注射时把各种抗原物质（细菌、病毒、真菌、异物、昆虫毒素等）带进皮肤即引起免疫反应。

2. 皮肤也是运动抗体的场所　运动抗体可以把入侵的抗原性物质迅速而准确地捕捉后而除去。

结缔组织中的组织细胞、成纤维细胞以及血管内皮细胞的细胞表面有补体（C3）和免疫球蛋白（Fc）的受体，所以发生免疫反应时，它们可以捕捉抗原抗体复合物。表皮内的朗格汉斯细胞也有同样的功能。肥大细胞的细胞膜上有 IgE 的 Fc 受体（一个细胞上有 4~9 万个），所以非常容易和 IgE 抗体结合，当抗原侵入时即发生反应而脱颗粒，放出组胺、5-羟色胺、缓慢反应性物质、ECF-A-系列的生物活性物质。

3. 免疫不全　先天性和后天性机体产生抗体的功能下降，对入侵的抗原不能有效地进行预防而引起的各种疾病称免疫不全症。

缺乏 T 淋巴细胞或 B 淋巴细胞或功能下降，白细胞异物吞噬功能和杀菌功能下降时都会引起免疫应答不全；一般 T 淋巴细胞的功能下降容易罹患病毒和真菌感染，B 淋巴细胞功能下降时易患细菌感染症。

后天性免疫不全的原因有抗癌药、肾上腺皮质激素、免疫抑制药、X 线长期大量照射和抗原性物质长期入侵等。

4. 补体异常和皮肤病的关系　一些皮肤病和补体的缺乏有关，如 C19 缺乏引起的无 γ-球蛋白血症，是一种常染色体隐性遗传，皮肤易感染性非常突出。一部分系统性红斑狼疮（SLE）患者缺乏 C1、C2、C4、C5，雷诺氏患者缺乏 C7。

遗传性血管神经性水肿缺乏 C1 不活性因子，症状为颜面、臀部、四肢明显水肿，上呼吸道水肿，声音嘶哑甚至发生呼吸困难。

5. 免疫球蛋白血症 血中出现异常免疫蛋白或来源于特定株的免疫球蛋白异常增加者称免疫球蛋白血症，冷球蛋白是在37℃以下发生沉淀的蛋白质，血中出现冷球蛋白时称冷球蛋白血症。它在SLE、天疱疮、类肉瘤、麻风等疾病都表现为阳性。尽管抗原、抗体各不相同，但是冷球蛋白血症的共同的皮肤改变为四肢末端的发绀、紫癜、坏死等雷诺现象。

6. 变态反应的分类 机体受抗原（包括半抗原）刺激后，产生相应的抗体或致敏的淋巴细胞，当再次接触同一种抗原后在体内引起体液性或细胞性的免疫性反应，由此导致组织损伤或机体生理功能障碍，称为变态反应，又称过敏反应。

变态反应目前临床仍普遍采用 Gell 和 Coomb's 的建议，其分类如下：

（1）第Ⅰ型变态反应：即速敏型变态反应。此类反应是由于抗原与 IgG 为主的抗体相互作用所引起。它可以导致肥大细胞内嗜碱性颗粒脱落，释放颗粒中化学介质，如组胺、缓慢反应物质、嗜酸性粒细胞趋化因子等，这些物质作用于靶器官，引起局部平滑肌痉挛、血管通透性增高、微血管扩张充血、血浆外渗、水肿、腺分泌亢进及嗜酸性粒细胞增多等。属于此型的常见皮肤病有荨麻疹、血管性水肿等。

（2）第Ⅱ型变态反应：又称细胞毒型或细胞溶解型变态反应，是机体产生对细胞本身成分或固着于细胞的抗原（半抗原）的抗体，当与相应抗原发生抗原抗体反应时，由补体参与而发生细胞溶解或组织损伤。属于此型变态反应的皮肤病有血小板减少性紫癜以及自身免疫性皮肤病中的天疱疮、类天疱疮等。

（3）第Ⅲ型变态反应：即免疫复合物反应型变态反应。免疫复合物是指对某种抗原产生的沉降性抗体与该抗原形成的抗原抗体复合物，其沉着于血管壁基底膜及其周围，发生以小血管壁为中心的变化，由此发生器官及组织损伤。

（4）第Ⅳ型变态反应：即迟发型变态反应，是由致敏淋巴细胞引起的免疫反应，与血清抗体无关。机体受抗原刺激后，T 淋巴细胞大量分化、增殖，最后形成效应淋巴细胞，这种细胞再遇抗原时，常在 1～2 日发生剧烈反应，可以使巨噬细胞向局部游走、聚集，并使巨噬细胞激活，因此迟发型变态反应部位的浸润细胞主要是巨噬细胞与淋巴细胞。属于此型的皮肤疾病有结核菌素型皮肤反应、接触性皮炎及湿疹类皮肤病等。

（八）皮肤病的症状及诊断

1. 症状

（1）自觉症状：该症状是多种多样的，与皮肤病性质、疾病的严重程度及患者个体特异性有关，主要有痒、痛、灼热、麻木等感觉，其他还有刺痛、异物感、对温度及接触异物的易感性增加或降低等。

（2）他觉症状：即皮肤损害，是指可以被他人用视觉或触觉检查出来的皮肤黏膜上所呈现的病变，亦称皮疹。皮疹可以分为原发疹及继发疹两种。

1）原发疹

A. 血管扩张：真皮上层毛细血管发生持久性扩张、延长并呈现蛇形状态，临床所见呈斑状、树枝状或丘疹状。

B. 红斑：皮肤的细小血管炎症性充血所致，境界清楚，压之褪色，如果发生渗出或细胞浸润时可稍高出皮面，称为渗出性红斑。边缘高起并有浸润者称为环形红斑。

C. 紫斑：真皮或皮下脂肪组织内的出血称紫斑。指压时不褪色，分点状出血和斑状出血两种。紫斑的颜色开始为鲜红色或紫红色，逐渐变成暗红、褐色、黄色而消退。发生紫斑的原因为血小板异常、血管壁炎症、血管周围支持组织的脆弱等。

D. 白斑（色素脱失）：由于黑色素细胞发生异常而致皮肤颜色变白时称为色素脱失，局限性色素脱失称为白斑。

E. 色素斑（色素沉着）：表皮色素颗粒特别是黑色素颗粒增加及真皮内色素颗粒沉着时即发生色素斑，色素斑一般不高出皮面，但由于黑色素系细胞增生时也可高出皮面（恶性黑色素瘤、痣细胞痣）。色素斑主要因内分泌的影响、局部的刺激（如炎症后的色素沉着）及先天性异常所引起。

F. 丘疹：由于炎症或细胞成分增加所致的皮肤局限性小的隆起，小米粒大到黄豆大。1cm 以上则称结节，丘疹可分为苔藓性丘疹、浆液性丘疹和毛囊性丘疹。

G. 风团：风团表现为皮肤表浅性局限性水肿，大小、形状各有不同。

H. 结节、肿瘤：直径在 1cm 以上的皮肤局限性充实性隆起，一般为黄豆大至核桃大，再大者称肿瘤，有的是炎症性，有的是肿瘤。

I. 水疱：有透明水溶液的黄豆大或更大的局限性皮肤隆起。黄豆大以下的水疱称小水疱，由于发生的部位不同，有表皮内水疱和表皮下水疱之分。

J. 囊肿：存在于真皮内的空洞，而表皮局限性隆起。

K. 脓疱：水疱内容中有多核白细胞时，内容浑浊即为脓疱，脓疱有 3 种类型：①角质层下原发性地出现多核白细胞（无菌脓疱，如掌跖脓疱病）；②水疱里出现多核白细胞（脓疱疹）；③丘疹中央破溃而有多核白细胞（血管炎）。

2）继发疹

A. 萎缩：表皮和真皮发生退行性变而皮肤变薄的状态。

B. 糜烂：表皮局限性组织缺损，水疱、脓疱破溃后露出稍湿润的鲜红局面称糜烂，治愈后不留瘢痕，表皮可以再生。

C. 溃疡：比糜烂深，达到真皮或皮下脂肪组织的组织缺损，溃疡被肉芽组织所代替，治愈后遗留瘢痕。

D. 皲裂：角质增生，皮肤明显干燥，或由于炎症而使皮肤发生线状裂缝称皲裂。

E. 鳞屑：明显角化的或者不全角化的角质层覆盖在皮肤上称鳞屑，鳞屑从皮肤上剥脱下来的现象称脱屑。

F. 结痂：渗出液、血液、脓液、坏死组织干燥时即可结痂，从结痂的色调可推测出分泌物的性状。血清形成的血痂一般为透明黄白色，血液形成的结痂为褐色（血痂），脓液形成的结痂为黄褐色，坏死物形成的结痂呈灰黑色。

G. 苔藓化：为角朊细胞及角质层增殖和真皮炎症细胞浸润而形成的斑块状结构，表现为皮肤浸润肥厚、纹理增深，如皮革状，多系反复搔抓、摩擦所致。

2. 诊断　诊断皮肤病最重要的是正确掌握皮疹的性状，因此，视诊是很重要的，再加上触诊、嗅诊（有时要用），同时问清既往史、自觉症状、病程及家族史，再加上各种辅助诊断，即可做出正确的诊断。

（1）视诊、触诊：在自然光下进行诊察，不仅要观察患者主诉的部位，还要观察全身皮肤和可视黏膜（结膜、口腔黏膜等）部分。有的患者来看病时，赖以诊断的原发疹已经发生变化（搔抓或皮疹互相融合）。在这种情况下一定要努力寻找原发疹才能下出诊断。

诊察皮肤病时一定注意观察下列情况：

1）皮疹的形态及大小。

2）数目及皮疹排列状态（单发、多发、播散状、线状排列或不规则排列）。

3）皮疹的颜色。

4）皮疹的硬度。

5）表面的性状、与周围组织的关系：平滑、粗糙、凹陷、隆起、境界清楚与否等。

6）部位：某些皮肤病有一定的多发（好发）部位，这对正确确诊一种病有一定帮助。此外，要观察皮疹是对称性还是偏侧性，是在四肢伸侧还是屈侧，是泛发还是局限性。

7）皮疹的种类：斑疹、丘疹、水疱、脓疱、鳞屑、结痂、糜烂、溃疡等。

8）病程：急性还是慢性，有无复发。

9）自觉症状：痒、痛、知觉异常等。

10）全身症状：皮肤病中不少合并全身症状，如发热、全身困倦、关节痛、头痛、肌肉痛、失眠等。

（2）辅助诊断

1）玻片压迫法：鉴别红斑和紫斑时，用一载物玻片轻轻压一下病灶，如为红斑即褪色，如为紫斑则不褪色，玻片压迫法也用于观察狼疮结节。

2）皮肤绘纹（皮肤描记）法：荨麻疹患者的皮肤上如给以机械性刺激（如用一钝的玻棒在皮肤上划一下），很快就会发红和水肿，称为皮肤绘纹症阳性。异位性皮炎、红皮病的皮肤给以机械刺激时出现贫血性反应——皮肤苍白。

3）知觉试验：用装有热水或冰块的试管接触患者，测试其温度觉是否异常；或用大头针轻刺患部，观察其痛觉是否正常。

4）变态反应检查法：有不少皮肤病由变态反应所引起，为了检测抗原，可应用以下方法。①斑贴试验：用于检查接触性皮炎的抗原（过敏原）。将被检材料混于基剂（凡士林、乙醇、水）中涂在小片（$1cm^2$）纱布上（3～4层），然后贴敷在背部或前臂屈侧皮肤上，24～48小时或以后观察结果，如果发生潮红、小水疱时为阳性反应。有的物质应做系列性稀释，若与浓度无关，所有的浓度都呈阳性反应时，可定为属于变态反应性，假如在一定浓度以下呈阴性反应时，可考虑属于刺激性原因；②皮内试验：用于检查即刻型变态反应，将被检液注射于皮内，15～20分钟发生荨麻疹或发生伪足时为阳性反应。对过敏性较强的患者用此法有一定的危险性，就可以将被检液一滴滴在皮肤表面上然后轻轻划破表皮，15～20分钟观察结果，如结核菌素试验、麻风菌素试验、癣菌素试验，Kveim试验等。

5）光过敏反应：诊断光线过敏性皮肤病时，为了证实有无光感物质存在应做光线斑贴试验，特别对外因性光敏物质有用。方法和一般的斑贴试验一样，首先将被检物贴敷在患者背部或前臂屈侧，同时照射UVB 280～320nm和320～400nm，测定其最小红斑量（MED）。24～48小时以3/4 MED的光线照射贴敷物的50%，再过48小时观察结果，如果仅在贴敷物+照射部位发红、水肿或发生小丘疹（有时发生小水疱）时为阳性反应，被检物质即是光感物质。

6）真菌检查法（直接镜检）：取潜在性真菌病的头发、鳞屑、小水疱疱膜、指（趾）甲细片放在载物玻片上，滴一滴20% KOH液，盖上盖玻片，加温，待角质溶解后镜检。观察疥虫、虱子等操作如上，但滴上的是乙醇∶甘油（4∶6）的混合液，而不是20% KOH液。

7）吴氏灯（Wood's灯）检查法：一种常氧化镍滤片的紫外线灯，透过滤片出来的紫外线波长为365nm，用来照射头癣及其他疾病（花斑癣、卟啉症等）可发出不同颜色的荧光。

三、西医对皮肤生理功能的认识

皮肤是人体与外环境直接接触和抵御外界有害因素侵入的第一道防线。皮肤生理功能是否正常，对机体的健康起着十分重要的作用。皮肤的生理功能有屏障保护作用、感觉作用、吸收作用、分泌排泄作用、体温调节作用、代谢作用及免疫作用等7个方面。

（一）皮肤的屏障保护作用

皮肤是人体最大的器官，它完整地覆盖于身体表面，一方面防止组织内的各种营养物质、电解质和水分丧失；另一方面可阻抑外界有害的或不需要的物质侵入，可使机体免受机械性、物理性、化学性和生物性等因素的侵袭，达到有效的防护，保持机体内环境的稳定，防止体液过度丢失，其中角质层起重要作用。正常皮肤表面偏酸性，有正常菌群。

1. 对机械性损伤的保护　人体全身均有皮肤覆盖。表皮、真皮及皮下组织共同形成一个坚韧、柔软而具有一定张力和弹性的整体。表皮棘层细胞间的桥粒、皮肤真皮层内互相交织的胶原纤维和弹力纤维是皮肤上述物理特征的物质基础。另外真皮下较厚的、疏松的脂肪层，也对外力起到缓冲和保护作用。皮肤对机械性损伤的防护能力随身体部位、年龄、性别、环境的不同而有差异，在一定强度内，皮肤对外界的各种机械性刺激，如摩擦、牵拉、碰撞等有一定的保护能力。当外界刺激太强烈时，还可以通过保护性的神经反射动作，回避对机体的损伤，一旦造成损伤也能通过再生而进行修复。

2. 对物理性损伤的防护　正常皮肤对某些物理性的有害刺激，如紫外线、电、磁等具有一定的屏蔽和保护作用。人体皮肤对光有吸收和反射的能力，在日光中，紫外线占能量的 2% ~ 3%，长时间的照射会引起皮肤的损伤。特别是短波紫外线(波长 180 ~ 280nm)和中波紫外线(波长 320 ~ 400nm)产生的生物效应更明显，光化学反应和氧自由基的产生是紫外线导致皮肤细胞损伤的主要原因。皮肤表面的脂质、角质层、棘层细胞、基底细胞和汗腺都能吸收和反射一部分紫外线，而黑素细胞所产生的黑色素是人体防卫紫外线的主要屏障，其作用机制是阻止短波紫外线的进入及清除紫外线进入人体后产生的自由基，即人体在受紫外线照射后可产生更多的黑色素并传递给角质形成细胞，从而进一步增强皮肤对紫外线照射的防护能力。因此，有色人种对紫外线照射的耐受能力远高于白种人。皮肤是电的不良导体，皮肤对电流的防护能力与电压的高低及皮肤角质层含水量的多少等因素有关。

3. 对化学性刺激的防护　研究证明角质层是防止各种化学物质进入体内的主要屏障。由于表皮的角质层及脂膜有较强的斥水性，故可以较好地防止水溶性物质、有害气体及其他有害物质的侵入，在透入物质的浓度较低时，单位时间单位面积内物质的通透率与其浓度成正比。部分因素如长时间浸泡、频繁使用肥皂等可损害机体对化学性刺激的防护作用。正常人体皮肤表面偏酸性，其 pH 为 5.5 ~ 7.0，不同部位的 pH 有差异。皮肤对酸碱有一定的缓冲作用。

4. 对生物性损害的防护　在正常皮肤表面寄生着多种微生物，主要寄生于角质层、汗管口、毛囊皮脂腺口的漏斗部等部位。机体皮肤对生物性损害的防护作用主要表现在以下几方面：首先致密的角质层和角质形成细胞间通过桥粒结构紧密排列，能机械性地阻碍直径为 200nm 的细菌以及直径约为其 1/2 的病毒的进入。由真皮成分组成分子筛结构也能使入侵的细菌局限，防止感染扩散；其次皮肤干燥和偏酸性的环境也不利于微生物的繁殖、生长；另外，皮肤角质层的代谢脱落也有利于皮肤寄生微生物的清除。

5. **防止体内营养物质的丢失**　在正常状态下，皮肤除了汗腺、皮脂腺的分泌和排泄，角质层水分蒸发外，营养物质及电解质等都不能通过皮肤角质层而丢失。这主要与皮肤角质层特殊的半通透膜的特性有关。在正常成人，由于角质层深层和浅层存在含水量的浓度梯度，在 24 小时内有 240～480ml 的水分可通过弥散方式丢失。一旦角质层丧失，水分的丢失将达到 10 倍以上。因烧伤等原因导致表皮丧失后，皮肤的屏障作用完全消失，营养物质、电解质和水分会大量流失。

（二）皮肤的感觉功能

皮肤是人体最大的感觉器官，在正常人体内分布着感觉神经和运动神经，其神经末梢和特殊感受器广泛分布于全身，将环境的种种变化和各类刺激传导到神经中枢，引起相应的神经反射，以维护机体的健康。

1. **皮肤感觉的分类**　皮肤的感觉可分为：①单一感觉：皮肤内的多种感觉神经末梢将外界的刺激转换成具有一定时空的神经动作电位，沿相应的神经纤维传入中枢，产生不同性质的感觉，如触觉、压觉、痛觉、冷觉和温觉；②复合感觉：即皮肤中不同类型感觉神经末梢共同感受的刺激传入中枢后，由大脑综合分析形成的感觉，如干、湿、光、糙、硬、软等。另外，还有形体觉、两点辨别觉、定位觉、图形觉等。这些感觉经大脑分析判断，做出有益于机体的反应。有的产生非意识反应，如手触到烫物的回缩反应，使机体免受进一步的伤害。借助皮肤感觉作用，人类积极地参与各项生产劳动。

2. **皮肤感觉的传导**　皮肤分布着约 100 万个传入神经，大部分位于面部及四肢，背部较少。神经纤维的粗细及有无髓鞘是影响神经传导功能的主要因素。直径为 0.2～1.5μm 的无髓细纤维（C 纤维），主要传导痛觉、温度觉和病理性痒觉；直径为 1～5μm 的有髓纤维（Aδ 纤维），传导痛觉、温度觉和生理性痒觉；直径为 10～14μm 的有髓纤维（Aβ 纤维），主要传导振动觉和触觉；稍细的有髓纤维（Aγ 纤维），主要传导压觉和触觉。

3. **几种常见的皮肤感觉**　①触觉和压觉：触觉是微弱的机械刺激兴奋了皮肤浅在的触觉感受器引起的感觉；压觉是较强的机械刺激使深部组织变形而引起的感觉；②痒觉和痛觉：瘙痒是一种在皮肤或黏膜出现的引起搔抓欲望的不愉快的感觉，痒觉发生的机制比较复杂，迄今为止在组织学上尚未发现特殊的痒觉感受器；痛觉是由有可能损伤或已造成皮肤损伤的各种性质的刺激所引起，一般认为痛觉的感受器是游离神经末梢。痒觉和痛觉是人类在进化过程中产生的一种保护性反应机制，使身体从有可能刺激身体引起损伤处撤离；③冷觉和热觉：冷觉一般认为是皮肤内的 Krause 小体（又称皮肤黏膜感受器）所传导；热觉主要由 Raffini 小体传导，有人认为皮肤血管球上的游离神经末梢也参与其中。

（三）皮肤的吸收作用

人体皮肤有吸收外界物质的能力，称为经皮吸收。其途径主要有三：①通过皮肤毛囊皮脂腺或汗管；②透过角质层细胞间隙；③渗透表皮细胞本身。其中以角质层细胞途径为主。

影响皮肤吸收功能的因素有以下几种：①被吸收物质的理化性质：各种接触皮肤的固体、液体、微量气体均可能被皮肤吸收，如单纯水溶性物质葡萄糖等不易被吸收，对电解质的吸收亦不明显，对脂溶性物质如维生素 A 以及油脂类物质如凡士林吸收效果好，对外用药软膏与硬膏的吸收优于粉剂、水溶液等；②角质层水合程度：其水合程度越高，吸收则越强；③皮肤的结构和部位：其吸收强度依次为：阴囊＞面额＞大腿内侧＞上臂屈侧＞前臂＞掌跖。

（四）皮肤的体温调节作用

相对稳定的体温是机体进行新陈代谢和正常生命活动时的必要条件，皮肤对体温的调节，从两个方面发挥作用：一是作为感受器感知外环境的温度变化并及时传至体温调节中枢；二是作为效应器，通过辐射、对流、传导、蒸发及皮肤血流的改变对机体温度进行调节。

1. 辐射　是机体与受热物体不直接接触，而以热射线的形式将热量传于外界较冷物质的一种散热方式。在外环境温度为 25℃时，辐射散热占全部散热的 60％左右。机体与外环境温差越大，或机体有效辐射面积越大，辐射所散热量越多。

2. 传导　传导散热是机体利用温度差将热量传于其直接接触的物体的散热方式，如衣服、被褥等。但由于皮肤是热的不良导体，所以传导散热所占比例不大。

3. 对流　对流散热是指机体通过气体或液体来交换热量的一种方式。空气的流动有利于对流散热，在寒冷的环境中，约有 15％的热量是通过热的对流散失的。

4. 蒸发　正常情况下，成人每日均有 500～600ml 的水分从皮肤和呼吸道丢失,同时带走热量,称为蒸发。当外界温度等于或超过皮肤温度时,蒸发成为主要的散热形式。人体蒸发散热有两种形式:一是不感蒸发,即在环境温度较低时,水分从皮肤和呼吸道不断渗出而蒸发掉;另一种是有感蒸发,即出汗。汗液的蒸发在体温调节中有显著效果,在干燥高温环境中尤为明显。

5. 皮肤血流的改变　皮肤微循环对体温调节有重要作用,成人在安静状态下血液储量占全身血液量的8%~10%。在炎热环境下,交感神经紧张度降低,皮肤小动脉舒张,动-静脉吻合支开放,皮肤血流量也急剧增加,较多的体热被带到体表,提高了皮肤温度,增加了散热作用;相反,在寒冷环境中,交感神经紧张度增强,皮肤血管收缩,皮肤血流减少,散热也大量减少。

(五)皮肤的分泌和排泄功能

皮肤的分泌和排泄功能主要通过汗腺和皮脂腺进行。

1. 汗腺　根据形态和生理功能的不同,汗腺可分为小汗腺和大汗腺两种。

(1)小汗腺:除口唇、甲床、龟头、包皮内层、阴蒂外,小汗腺分布于全身皮肤。小汗腺的活动受感觉神经的支配,主要是胆碱能纤维。神经末梢释放出乙酰胆碱,并作用于腺体的细胞分泌出汗液。小汗腺汗液含水分为99.0%~99.5%,固体占0.5%~1.0%,从多到少依次为:钠、氯、钾、尿素、蛋白质等有机盐和无机盐,其pH一般为4.5~5.5,若持续出汗时pH可增加到7.0。小汗腺的分泌受体内外温度、精神因素、食物药物等的影响,通过汗液的排泄,可调节体温,柔化和酸化皮肤表面,排泄某些有害物质,促进机体的新陈代谢。

(2)大汗腺(顶泌汗腺):主要分布于腋窝、乳头、会阴部等处,到青春期腺体长大,在情绪激动和性刺激时分泌增多。研究证明,人体大汗腺可受局部或系统应用肾上腺素或去甲肾上腺素的刺激而发生变化。其分泌液的成分分固体和液体两部分,液体主要为水分,固体则包括铁、脂质、荧光物质等。新分泌的顶泌汗腺液是一种黏稠的奶样无味液体,但被细菌酵解可产生臭味;个别人的顶泌汗腺可分泌一些有色物质,使局部皮肤或衣服染色,所以顶泌汗腺分泌物可以带臭味或颜色。

2. 皮脂腺　在胚胎学上,皮脂腺与毛囊、大汗腺均由毛胚芽分化而来,除掌跖没有,足背、手背较少外,皮脂腺分布全身。皮脂腺的分泌和排泄产物称为皮脂，皮脂是多种脂类的混合物，其中主要含有角鲨烯、蜡酯、三酰甘油及胆固醇酯等。皮脂的分泌一方面可以在表皮形成皮脂膜，润泽皮肤；另一方面脂膜中的游离脂肪酸对某些病原微生物的生长也起到抑制作用。皮脂腺的分泌受各种激素（如雄激素、孕激素、雌激素、糖皮质激素、垂体激素等）的调节，其中雄激素可加快皮脂腺细胞的分裂，使其体积增大，皮脂合成增加，皮脂分泌过多可导致痤疮、脂溢性皮炎等的发生。

（六）皮肤的代谢功能

皮肤的代谢功能保证着机体能量平衡，是维持机体各组织的器官功能的基础，水、电解质、糖、蛋白、脂类及维生素等物质的营养代谢也是保障皮肤正常生理功能的物质基础。

1. 水、电解质的代谢　皮肤是人体水和电解质重要的存储库之一，整个皮肤含水量占整个人体含水量的18%~20%。随着年龄的增加，皮肤含水量渐次减少，女性皮肤含水量略高于男性。水是维持正常生命活动的重要物质，成人体液总量约占体重的60%，机体一旦丧失水分达20%，就无法维持生命。以水分为主的细胞外液是机体物质代谢必不可少的，细胞必须从组织间隙摄取营养，而营养物质只有溶于水才能被吸收，同时通过组织间隙又将代谢的中间产物进行运输和清除。此外，水分对机体的体温调节功能起着非常重要的作用。

钠、氯、钾、钙、镁、磷、铜、锌等电解质大部分贮存于皮下组织内。其中，氯和钠在皮内的含量较其他组织较高，电解质不仅是构成机体骨骼支架的成分，而且对调节渗透压、维持酸碱平衡、蛋白质和色素的代谢等均起着重要作用。

2. 糖代谢　皮肤中糖类物质主要为糖原、葡萄糖和黏多糖等。糖类是体内最主要的供能物质，在体内消化后主要以葡萄糖的形式被吸收。皮肤中葡萄糖的含量为600~810mg/L，相当于血糖量的40%~75%，表皮中含量最高。人体表皮细胞具有合成糖原的能力，创伤后4小时即可在表皮基底细胞内检出糖原，8~16小时达到峰值。皮肤中糖原的含量与年龄有关，胎儿期最高，成人期最低。糖尿病时，皮肤葡萄糖含量升高，容易发生真菌和细菌感染。真皮中黏多糖含量丰富，主要有透明质酸、硫酸软骨素等，多与蛋白质形成蛋白多糖（或称黏蛋白），后者和胶原纤维结合形成网状结构，对真皮及皮下组织起支持、固定作用。黏多糖的合成与降解主要通过酶促反应完成，但某些非酶类物质(如氢醌、核黄素以及抗坏血酸等)也可降解透明质酸。此外，内分泌因素也可影响黏多糖的代谢，如甲状腺功能亢进可使局部皮肤的透明质酸及硫酸软骨素含量增加，形成胫前黏液性水肿。

3. 蛋白质　是生命最重要的物质基础，表皮蛋白一般分为三大类，即纤维性、非纤维性蛋白和球蛋白。纤维性蛋白是组成角蛋白的重要成分，非纤维性蛋白参与了除角化过程以外的所有其他细胞功能，球蛋白是细胞核内核蛋白的主要成分。蛋白质也参与能量代谢但不是它的主要功能。

4. 脂类代谢　人体皮肤脂类占皮肤总重量的 3.5% ~6%，最高可达10%，包括脂肪和类脂质(磷脂、糖脂、胆固醇和类固醇等)。脂肪的主要功能是储存能量以及氧化供能，类脂质是细胞膜的主要成分以及某些生物活性物质的合成原料。表皮细胞在分化的各阶段，其类脂质的组成有明显的差异，如由基底层到角质层，胆固醇、脂肪酸、神经酰胺含量逐渐升高，而磷脂则逐渐减少。表皮中最丰富的必需脂肪酸是亚油酸和花生四烯酸，后者在日光作用下可合成维生素 D，有利于预防佝偻病。

5. 黑色素代谢　黑素是由黑素细胞产生的，成熟的黑素细胞主要分布于表皮的基层内。全身皮肤内约有 400 万个黑素细胞，黑素细胞属于表皮树枝状细胞体系，其胞质内有黑素小体，它是形成黑素的主要地方。黑素可以分为优黑素(丙氨酸及酪氨酸氧化作用后的产物，主要分布于动物皮肤处)、脱黑素(一种光感性色素)、异黑素(邻苯二酚被氧化作用后的产物)。黑素代谢受交感神经和内分泌的影响，如下丘脑产生一种促黑素细胞激素抑制因子，有拮抗促黑素细胞激素的作用，使黑素减少。脑垂体中叶分泌促黑素细胞激素，可以使黑素增多。其他性腺、甲状腺可使黑素增多，肾上腺可以使黑素减少。

(七)皮肤的免疫功能

皮肤是有着独特免疫作用的组织器官，其免疫作用是由皮肤免疫系统来完成的。皮肤免疫系统对机体起防御、自稳、免疫监视三方面的重要作用。完整的皮肤免疫系统是由细胞成分和分子成分两部分组成。

1. 细胞成分

(1)朗格汉斯细胞:主要位于表皮，具有抗原呈递、合成分泌细胞因子、免疫监视等功能。朗格汉斯细胞为表皮中重要的抗原呈递细胞，此外还可调控 T 淋巴细胞的增殖及迁移，并参与免疫调节、免疫监视、免疫耐受、皮肤移植物排斥反应以及接触性超敏反应等。

(2)角质形成细胞:主要位于表皮,具有合成分泌细胞因子、参与抗原呈递等功能。角质形成细胞具有合成与分泌白介素、干扰素等细胞因子的作用,同时还可通过表达 MHC-Ⅱ类抗原、吞噬及粗加工抗原物质等方式参与外来抗原的呈递。

(3)淋巴细胞:主要位于真皮,具有介导免疫应答的功能。皮肤内的淋巴细胞主要是 T 淋巴细胞,其中表皮内淋巴细胞以 CD8、T 细胞为主,是皮肤淋巴细胞总数的 2%。T 淋巴细胞具有亲表皮特性,而且能够在血液循环和皮肤之间进行再循环,传递不同信息,介导免疫反应。

2. 分子成分

(1)巨噬细胞:主要位于真皮浅层,有创伤修复、防止微生物入侵等功能。

(2)内皮细胞:主要位于真皮血管,具有分泌细胞因子、参与炎症反应、组织修复等功能。

(3)肥大细胞:主要位于真皮乳头血管周同,具有 I 型超敏反应功能。

(4)成纤维细胞:主要位于真皮,具有参与维持皮肤免疫系统白稳的功能。

(八)上皮角化作用

角化是表皮细胞的最重要功能之一。角质细胞是由基底细胞逐渐移行到角质层时形成的由圆锥形细胞演变成扁平形细胞,没有细胞核,这个演变所需的时间为生长周期(需 3~4 周),各层细胞转换时间是不同的,故又称为表皮换新率。角质细胞的胞质呈网眼状,其中含有大量的角蛋白。角蛋白可以分为:①硬角蛋白:主要存在于毛发,指(趾)甲处;②软角蛋白:主要存在于皮肤角质层内。用 X 线衍射仪检查,根据角蛋白的空间结构形式,可分为 α 角蛋白及 β 角蛋白。影响角化的因素有环磷腺苷、环鸟腺苷、前列腺素、表皮生长因子、表皮抑素、维生素 A 等,都可以影响角朊细胞的增殖与分化。

(九)皮肤的再生功能

皮肤具有再生功能。皮肤受损伤后其再生过程和修复时间因受损的面积和深度而有很大的差别。小而浅的损伤由于表皮细胞的迁移和增殖数天就能愈合,也不形成瘢痕。较大而深的损伤其再生过程则较长。创伤后首先是凝血和止血,并出现炎症反应,众多的中性粒细胞进入局部清除细菌,随后出现许多巨噬细胞清除损坏的组织，并释放几种生物活性物质促进成纤维细胞增殖和毛细血管生长生成肉芽组织。肉芽组织是细嫩的结缔组织，其中有较多的成纤维细胞和巨噬细胞，纤维少，毛细血管丰富。创伤后不久伤口周围的表皮细胞增殖并迁移到伤面。伤面残留的汗腺和毛囊的上皮也能增殖，形成覆盖伤面的上皮小岛，参与表皮再生。最后伤面全由新生的表皮覆盖，并渐形成正常的表皮。肉芽组织也渐由纤维致密的结缔组织替代，如创伤面积大，常需在伤面移植皮肤，以协助修复。

四、中医对皮肤生理功能的认识

中医学认为"五体"即皮、肉、筋、骨、脉。皮即皮肤，它被覆在体表，通过经络与内在脏腑相联系，并同脏腑在生理、病理上有密切联系。同时，作为"五体"的一部分，皮肤在结构和功能上有其相对的独立性。

（一）皮肤的结构

中医学认为，皮肤是由肤、革、分肉、肌、腠理、玄府、毛发和爪甲组成。

1. 肤　身体之表也，如《杂病源流犀烛》所述："皮也者，所以包涵肌肉，防卫筋骨者也。"可见，在中医学中，对皮肤的结构和功能已经有了较清楚的认识。中医中的"肤"近似于现代医学的表皮。

2. 革　丹波元坚说："疏云：革，肤内厚皮。"革是皮肤较坚韧的一层结构，为肤内的厚皮，近似于现代医学的真皮。

3. 分肉　肌肉外层为白肉，内层为赤肉，亦白相分，故名。白肉指皮下脂肪，赤肉即肌肉组织。分肉大概包括革（真皮）内的肌肉和革下的皮下脂肪组织。

4. 肌　指体表连于皮肤的肌肉。肌肤，泛指位于体表的肌肉和皮肤。

5. 腠理　是指皮下肌肉之间的空隙和皮肤的纹理。腠指皮下肌肉之间的空隙，又称肌腠，而理则指皮肤的纹理。唐代王冰在注释《素问·皮部论》时指出："腠理，皆谓皮空即纹理也。"皮肤与肌肉通过腠理以沟通、联系。同时，腠理也是气血、津液的中转站，使皮肤得以濡养。《金匮要略·脏腑经络先后病脉证》说："腠者是三焦通会元真之处，为血气所注。"故腠理也是外邪入侵人体的门户。

6. 玄府　又名气门、鬼门和元府。《素问·水热穴论》曰："所谓玄府者，汗空也。"即指汗孔而言。据现代理解，玄府应包括现代医学的皮脂腺、大小汗腺及其开口。

7. 毛发和爪甲　《杂病源流犀烛》说："毛发也者，所以为一身之仪表也"。毛发包括头发、毫毛等。爪，手足甲也。无论是毛发还是爪甲，均与气血的盛衰、脏腑的强弱关系密切，故毛发、爪甲是机体重要的外征。

(二) 皮肤的生理功能

1. 卫气固表　皮肤是人体最外层的器官，也是外邪入侵人体的第一道屏障，皮肤、腠理覆于表，卫气贯其中，卫气强则腠理密、肌肤紧，外邪不得而入；卫气弱则腠理疏、毛孔开，邪气乘虚而入，导致疾病的发生。故《灵枢·百病始生》曰："是故虚邪之中人也，始于肌肤，皮肤缓则腠理开，开则邪从毛发入，入则抵深。"

2. 调节体温，代谢津液　人的正常生理功能是阴阳保持协调平衡的结果，机体的阴阳平衡是通过五脏、六腑、五体协调、平衡来进行调节，皮肤、腠理、毛孔亦起着重要作用。当内热或外热郁于肌腠则腠理疏、汗孔开，同时热郁肌肤，灼津为汗，热随汗出；相反，寒袭肌表，则腠理密、汗孔闭，卫气得以温煦肌表，从而保证机体阴阳得以平衡。

3. 呼吸功能　肺合皮毛，主呼吸，所以毛孔的开阖亦有助于肺气的升降和宣泄。中医学把汗孔称作"气门"，即汗孔不仅排泄由津液所化之汗液，实际上也是随着肺的宣发和肃降进行着体内外的气体交换，所以，唐容川在《医经精义》中指出，皮毛亦有"宣肺气"的作用。

(三) 皮肤与气血、脏腑、经络的关系

1. 皮肤与气血的关系　气血是维持皮肤正常生理功能的基础，气是构成人体和维持人体生命活动的最基本物质，也是脏腑功能活动的能力，包括元气、宗气、营气、卫气等四种，其生理功能是固表、充身、泽毛。血是脉管内流动着的红色液体，源于先天之精和后天食物之精华，有润肤、濡毛、泽甲之功能。

2. 皮肤与脏腑的关系　在中医学中，人体是一个完整的整体，皮肤的生理和病理变化与五脏、六腑紧密联系。故《洞天奥旨》指出："有诸中必现于外……况疮疡之毒，皆出脏腑。"

(1) 皮肤与肺：皮肤与肺的关系十分密切，《素问·阴阳应象大论》曰："肺主皮毛。"主要表现在以下方面：①肺输布津气，营养肌肤：《素问·经脉别论》指出："食气入胃，浊气归心，淫精于脉，脉气流经，经气归于肺，肺朝百脉，输精于皮毛。"正是由于肺的输布、精的濡养，毛发肌肤才得以润泽；②宣发卫气，卫外固表：卫气运行，赖于肺的宣发。卫气具有三个方面的作用：一是温养肌肤；二是抵御外邪；三是调节毛孔的开阖；③皮肤感邪，常传于肺：正是由于肺合皮毛，一旦外邪入侵，常传于肺。

（2）皮肤与心：心主血脉，其华在面。血液在心气的推动之下，通过经脉运行于周身皮肤，皮肤得到血液的营养，才能保持其润泽柔韧的特性。又由于心主血脉，皮肤脉络失疏则痛，皮肤脉络血液不充则痒，故《素问·至真要大论》说："诸痛痒疮，皆属于心。"由于面部的血脉较为丰富，所以心气的盛衰可以从面部的色泽反映出来。如心气旺盛，面色红润光泽；心气不足，面色无华；心血瘀阻，面色晦暗青紫。故有"其华在面"的说法。心藏神 这里指人的精神、思维等神志活动为心所主。心藏神与皮肤的关系主要是通过血脉反映出来的。如《灵枢·本神篇》说："心藏脉，脉舍神。"神志活动以血液为主要物质基础。若心绪烦扰、产生心火，火热随血脉壅于肌肤，则起红斑（如神经性皮炎）或瘙痒（如皮肤瘙痒症）；也可由精神紧张，血热郁于毛窍，因而突然出现斑秃。心开窍于舌 舌体是血脉较多的部位之一。舌面由黏膜覆盖。心经的别络上行于舌。心血不足则舌质淡，心血瘀阻则舌质紫暗或有瘀斑点，这对辨证十分有用。此外，舌黏膜易溃烂，舌尖红而有糜烂者，表明是心火上炎所致，可见心开窍于舌在皮肤科中具有一定实际意义。

（3）皮肤与脾：脾主运化，主肌肉，为后天之本、气血生化之源，脾气健运、气血充足则肤韧肌坚。脾主湿而恶湿，脾气健运，水湿化为津液，输布正常，肌肤润泽。脾统血，脾气充盛统摄有权，血不溢出脉外。

（4）皮肤与肝：肝藏血、主筋，其华在爪。肝血充足，筋强力壮，爪甲坚韧光泽；肝血虚弱，筋弱无力，爪甲软薄，枯而色夭，甚至变形、脆裂。

（5）皮肤与肾：卫气"循皮肤之中，分肉之间"，卫气和津液在维持皮肤正常生理活动中起重要作用，而卫气和津液的化生和输布与肾息息相关。"卫出下焦"，卫气根源于肾，肾为元气之本，寓真阳存命门火，为人体阳气之根，对各脏腑组织包括皮肤起着温煦化生作用，故卫气温煦功能禀受于肾；其次，卫气运行始于足少阴，肾气充盛则卫气"温分肉、充皮肤、肥腠理、司开阖"功能正常。

《灵枢·本脏》篇说："肾合三焦膀胱，三焦膀胱者，腠理毫毛其应也。"《素问·逆调论》说："肾者水脏，主津液。"在肾中阳气的熏蒸之下，分别清浊，清者为津敷布润养皮肤黏膜，浊者通过皮肤和膀胱，以汗、尿的形式排出体外。肾气虚，津液化源不足，则皮肤黏膜失润而干萎。肾主藏精，其华在发，发为血之余，为肾之外候。发的生长与脱落、润泽与枯槁，均与肾的精气盛衰有关。肾精充沛，毛发光泽；肾气虚衰，毛发变白而脱落。

3. 皮肤与经络的关系　经络分布于人体各部，内络属脏腑，外通于体表，把脏腑、组织、器官联络成一个有机整体。经络又是运行气血的通路。脏腑化生的气血津液由经络运行体表，保持皮肤的营养供应，因此，经络的疏通与否对保证皮肤的正常生理功能至关重要。《素问·皮部论》说："皮有分部，脉有经纪……凡十二经脉者，皮之部也。"意思是说皮肤在体表的各个部位是不同的，经脉在体内的循环是有一定规律的，那么十二经脉在体表的分布也是有一定部位的。一般来说，每条经脉在体表的分布与其经脉的循行路线基本上是一致的，但没有严格界限。

第二节　古代医家对痤疮的认识

痤疮是一种毛囊、皮脂腺的慢性炎症，多发于面部、胸背部，皮损可见针尖或米粒大小的丘疹，或见黑头、脓疱、结节甚至囊肿，青春期多发，具有一定的损容性。

《说文解字》："痤，小肿也"。中医古籍中早有痤疮治疗的相关记载，中医称为"粉刺""肺风粉刺""酒刺"。古籍所载的"痤"类似于现代痤疮中的脓疱、结节、囊肿、粉瘤等较重的基本损害，而"粉刺""面粉皶""面皶""粉花疮""酒刺"等概念与今基本上相似，类似于现代痤疮中的白头粉刺、黑头粉刺、丘疹等较轻的基本损害，其中古籍中的"粉刺"叫法最为普遍。

一、战国时期

中医对本病的认识早在《黄帝内经》中就有比较详细的论述。《素问·生气通天论第三》中说："汗出见湿，乃生痤痱……劳汗当风，寒薄为皶，郁乃痤。"《黄帝内经·素问直解》中对本句的注释为："若夏月汗出，而见水湿之气，皮肤湿热，生疖如痤，生疹如痱……若劳碌汗出当风，寒薄于皮肤而上行，则为粉刺，寒郁于皮肤而外泄，则为小疖。痤、痱、皶乃血滞于肤表之轻症。"

二、先秦时期

西周时，医生始分疡医。据《周礼》记载，损容性皮肤病由专门的医生治疗。主要采用外治法。长沙马王堆汉墓出土的医书已有损容性疾病及美容方剂的记载，《五十二病方》中就有治疗痤疮的方剂。

三、两晋、南北朝时期

两晋南北朝时期，随着中医美容学的慢慢形成。痤疮也有了新的称谓，治疗痤疮的方剂名就有提及"粉刺""酒皶""皶疮"等。

1.《刘涓子鬼遗方》是我国现存最早的外科专著，其中就有粉刺的治方。

2.《神农本草经》记载"悦泽""美色""头不白"等作用的药物，上经54种，中经27种，下经19种，有一部分药物具有治疗各种痈肿、恶疮的作用。

3. 晋代葛洪《肘后备急方》曰："年少气充，面生皶疮。"指出年轻人因血气方刚，气血充盈，乃生此病。书中"治面皶发秃身臭心惛鄙丑方"中记载了治疗粉刺的方药，如去面上粉刺方。

四、隋唐五代时期

1. 隋朝巢元方《诸病源候论》曰："面疮者，谓面上有风热气生疮，头如米大，亦如谷大，白色者是。"

2.《备急千金要方》和《千金翼方》两本书中专门记有《面药》和《妇人面药》章节，收载美容方剂百余首。书中记载了去粉滓的方剂，如白膏、千金涂面方等。

3.《外台秘要》一书中开辟美容专篇，载有"面部面脂药、头膏、发鬓、衣香、澡豆等三十四门"200余首方剂。书中载有治疗肺风粉刺的方剂，如白附子膏等。

五、宋金元时期

1.《圣济总录》书中亦载有大量美容方。书中有治面皯皶方7首，如赤膏治粉刺很有效，书中云："面皯皶者，风热相搏而生；盖诸阳在于头面，风热乘之，结而不散，故成皯皶。"亦记载："因虚而作…虚肌使之然也"。

2.《御院药方》卷十洗面药方，记有治疗粉刺的良方，如玉容散。

3.《太平圣惠方》中治疗头面疡的方剂有187首，其中有治面皶诸方13首，治面皯皶诸方10首，治粉刺诸方10首。

六、明朝时期

1. 明代申东垣《外科启玄》曰："肺气不清，受风而成，或冷水洗面，热血凝结而成。"治法上提出："粉刺属肺，……总皆血热瘀滞不散。宜真君妙贴散加白附子敷之，内服枇杷叶丸、黄芩清肺饮。"

2. 明代陈实功《外科正宗》曰："肺风属肺热，粉刺、酒渣鼻、酒刺属脾经。此四名同类，皆由血热瘀滞不散。又有好饮者，胃中糟粕之味，熏蒸肺脏而成。经所谓有诸内形诸外，当分受于何经以治之。"

3.《普济方》被后人称为中医美容方的大汇总。该书辑录有大量的美容方，涉及面皯、面疮等方面的美容治疗或保健方。

七、清朝时期

1. 清代吴谦《医宗金鉴·外科心法要诀》记载不少损容性病证及治疗方药，书中记载："肺风粉刺，此证由肺经血热而成，每发于面鼻，起碎疙瘩，形如黍屑，色赤肿痛，破出白粉汁，日久皆成白屑，形如黍米白屑。直内服枇杷清肺饮，外敷颠倒散，缓缓自收功也。"还有常服犀角升麻丸可治一切粉刺、酒刺。

2. 清代许克昌《外科证治全书》曰："肺风粉刺，面鼻起碎红疙瘩，形如黍屑，破出白粉汁，宜用硫黄膏，洗面后涂之，数日愈。"

3. 清代冯鲁瞻《冯氏锦囊秘录》曰："肺风，是肺生紫赤刺，隐疹。"

4. 清代祁坤《外科大成》曰："肺风酒刺，……由肺经血热瘀滞不行而生酒刺也，宜枇杷清肺饮，或由荷叶煮糊为丸，白滚水服；外用白矾末酒化涂之。"

5. 清代陈士铎《洞天奥旨·粉花疮》认为："此疮妇女居多，盖纹面感冒寒风，以致血热不活，遂生粉刺，湿热两停也。"

第三节 近代医家对痤疮的认识

1. 赵炳南对痤疮的认识 赵炳南认为，本病多因饮食不节，过食肥甘厚味，致肺胃湿热，复感风邪而发病。治以清肺胃湿热，佐以解毒，方以枇杷清肺饮加减，主要药物有枇杷叶、桑白皮、黄芩、栀子、野菊花、黄连等。

2. 张志礼对痤疮的认识　张志礼除遵循古代医家的经验外，亦根据自己多年临床经验总结，加以发扬、创新，认为冲任失调也是痤疮的致病因素之一，其将痤疮分型增加冲任不调和阴虚火旺两型，前者使用自拟金香菊方治疗，主要药物有益母草、香附、黄芩、栀子、制大黄（熟军）各10g，金银花、野菊花、桑白皮、地骨皮、生地黄、牡丹皮各15g，后者采用滋阴泻火的名方知柏地黄丸为主方加减治疗，同时指出痤疮的诊断须具备丘疹、粉刺或结节。

3. 贺普仁对痤疮的认识　贺普仁认为，本病发生多与肺、脾、胃、肝功能失调，营卫不和有关。肝失疏泄、脾胃蕴热或肺气失宣，均可引起营卫之气失和、腠理疏松、开阖不利、复受外邪侵袭，面部络脉瘀滞不通，发为痤疮。治疗上应予调和营卫、清热利湿解毒。后背为督脉和足太阳膀胱经循行所过之处，督脉主一身之阳，膀胱主一身之表，故选取后背放血拔罐，既能调和营卫，又能活血化瘀、清热利湿解毒。配合毫针点刺阿是穴，能直接调和局部气血，濡养肌肤，重者加用火针，更能助阳通络、消脓散结。

4. 朱仁康对痤疮的认识　朱仁康将痤疮辨证分型为肺风型、痰瘀型，认为肺风型病因为过食油腻，肺胃积热，上熏于肺，外受于风，治以清理肺胃积热，方用枇杷清肺饮加减，主要药物有生地黄、牡丹皮、赤芍、枇杷叶、桑白皮、知母、黄芩、生石膏、生甘草等。痰瘀型证属痰瘀交结，治以活血化瘀、消痰软坚，方用化瘀散结丸，主要药物有当归尾、赤芍、桃仁、红花、昆布、海藻、炒三棱、炒莪术、夏枯草、陈皮、制半夏等。

第四节　当代医家对痤疮的认识

1. 禤国维教授对痤疮的认识　禤国维教授认为，痤疮（粉刺）的产生主要是肾阴不足、冲任失调、相火妄动以及肾之阴阳平衡失调，导致女子二七和男子二八时相火亢盛，天癸过旺，此为痤疮发病的根本原因，加之后天饮食生活失调，肺胃火热上蒸头面，血热瘀滞而面生粉刺，采用滋肾育阴、清热解毒、凉血活血之法进行治疗，取得满意的疗效。药用女贞子、旱莲草、桑葚、生地黄、土茯苓、丹参、桑白皮、侧柏叶、白花蛇舌草、甘草等。方中女贞子、旱莲草、桑葚滋肾阴，使肾水足而相火平，此谓"调理阴阳，以平为期"，桑白皮、侧柏叶清肺热，土茯苓、白花蛇舌草清热解毒，生地黄、丹参凉血活血，甘草调和诸药。

2. 薛伯寿教授对痤疮的认识　薛伯寿教授认为，痤疮病因与素体禀赋偏于阳热体质，饮食不节致食火内生，情志内伤致五志过极化火，或劳心过度而耗阴伤血有关，痤疮俗称"壮疙瘩""青春痘"，多发于青壮年，尤以青春期发病为多，身体素质多较强壮，发病亦以面背部为主，病机多属阳证、实证、热证。由于禀赋、饮食、劳倦、七情等原因，引起脏腑功能失调而生火、生热、生痰、生湿。治疗痤疮时十分重视脏腑辨证，认为痤疮虽表现于外，但与五脏六腑均有密切的关系。

3. 朱文元教授对痤疮的认识　朱文元教授根据行医多年经验认为，痤疮的发生与肺热血热、肠胃湿热、脾虚痰湿、瘀血阻滞、肾阴不足、情志不节、肝火上炎等方面有关，并提出女性患者除上述原因外，还与肝失疏泄、冲任失调有关，在辨证方面应首辨热、郁、痰。其中热又分血热、湿热、风热，郁包括毒郁、血瘀，痰则指病久脾胃失调，运化失健，酿生湿浊，湿聚成痰，凝滞肌肤而致。临床分型论治分为肺经风热、胃肠湿热、肝经郁热、痰热瘀结、肝肾阴虚、冲任失调五型。肺经风热治以宣肺清热，方用枇杷清肺饮加减；胃肠湿热治以清热利湿通腑，方用黄连解毒汤加减；肝经郁热治以疏肝解毒，方用丹栀逍遥散加减；痰热瘀结治以化痰祛瘀散结，方用六君子汤加减；肝肾阴虚、冲任失调治以滋养肝肾、调摄冲任，方用二至丸加减。

4. 艾儒棣教授对痤疮的认识　艾儒棣教授认为，痤疮多发于青春期的男女，青年人生机旺盛，血气方刚，若因素体原因，阳热偏盛，营血日渐偏热，血热外涌，体表脉络充盈，气血郁滞，发为本病。正如《肘后备急方》所谓："年少气盛，面生皰疮。"或因过食醇酒厚味、辛辣刺激之品，使脾胃湿热内生，熏蒸于面部、胸背。胃属阳明多血多气，其经脉起于颜面而下行过胸，肺属太阴多气少血，其经脉起于中焦而上行过胸。或因防护失宜，感受风热之邪及不洁尘境附着，或冷水洗面，气血遇寒冷而郁滞，以致粟疹累累。

5. 程桂英教授对痤疮的认识　程桂英教授认为，从经络循行来看，痤疮不仅责之肺经和胃经，而且与肝经亦有密切的联系。《灵枢·经脉》篇曰："肝足厥阴之脉，起于大趾丛毛之际……上入颃颡，连目系，上出额，与督脉会于巅。其支者，以目系下颊里，环唇内。其支者，复从肝别贯膈，上注肺。"肝经有分支循行至面颊、口周、前额，肝上注于肺，两者相通，肺经之病与肝经之病相互影响，故痤疮的发生发展与肝密切相关。从肝的功能来看，其主疏泄、主藏血。如果肝失疏泄，影响脾胃运化，食积胃肠易助湿生热，上熏肌肤可致痤疮；如果气机不畅、情志失调，郁久化热，灼烧津液，煎炼成痰，湿热痰瘀凝滞肌肤，也易生痤疮，这在女子月经来潮之前表现的比较明显，如果肝血亏虚，肝经失于濡养，面部肌肤亦无所养，又血虚而血流运行无力，日久则致瘀化热，结于面部而成痤疮。

6. 许连需教授对痤疮的认识　许连需教授认为，痤疮的形成源于上、中、下三焦，属于实证或实中夹虚，病位在气分、血分。源于下焦者，多因素体阳热、生理亢盛之火的遗传素质使营血偏热，此为内因；源于中焦者，多因嗜食肥甘辛热，阳明多气多血助湿化热；源于上焦者，为外感六淫之火侵袭肌表，太阳多气少血助毒热上行，蕴郁头面、胸背肌肤而成。热毒日久，耗炼津血则致瘀，湿热与瘀血互结，常为本病的病理基础，治疗当以清火解毒为主，兼以消肿散瘀之法。药用黄芩、黄连、金银花、连翘、丹参、地丁、桑白皮、生甘草。方中重用黄芩清上焦心肺之火，除肠中湿热为君；黄连、山栀清心胃中焦之火，消肿解毒除烦；金银花、连翘消肿散结，清解气分之毒；地丁、丹参凉血散瘀解血分之毒，透营转气，共为臣；桑白皮引药入经清利肺经湿热为佐；生甘草调和诸药为使。有家族史者加黄柏以清肾经亢盛之火，清阴虚阳盛之热，伴结节囊肿者加当归、酒大黄（酒军）助清三焦诸火，散瘀通经。

7. 郭长贵教授对痤疮的认识　郭长贵教授根据"肺主皮毛""肺与大肠相表里"的理论，认为痤疮系风热上攻所致，因皮毛属肺，肺经风热熏蒸，蕴结肌肤，乃成面疮，治疗上采用通腑泄热、祛风活血之法，使腑气通，肺热随之而泻，热去皮毛方可洁净润泽。药用枇杷叶、桑白皮、石膏、羌活、防风、赤芍、牡丹皮、大黄、火麻仁、郁李仁等。方中枇杷叶、桑白皮、石膏清肺热而散邪；羌活、防风、赤芍、牡丹皮等祛风活血，大黄、火麻仁、郁李仁通腑泄热。诸药合用，则肺热清，风邪去，气血活而粉刺消。

8. 刘复兴教授对痤疮的认识　刘复兴教授认为，本病多因饮食不节、过食肥甘厚味、酿生肺胃湿热而致，治疗当宜清肺泻火、解毒燥湿、凉血活血，以枇清汤为基础方，据痤疮临床分型之不同而随症加减。枇清汤药用枇杷叶、桑白皮、黄连、枯芩、生地黄、牡丹皮等，方中枇杷叶、桑白皮清肺泻火化痰，使肺气肃降，热从小便而出；黄连、黄芩清热解毒燥湿、清肺胃湿热；生地黄、牡丹皮凉血活血化瘀。并指出，虫类药蜈蚣能通十二经，长于祛风散结。无论何型，加入蜈蚣可助化痰消瘀之功，从而使湿去热清、痰化瘀散而诸证自清。

9. 赵纯修教授对痤疮的认识　赵纯修教授将痤疮分为痰湿蕴热、痰湿结节、热毒炽盛三个证型。赵老认为，皮脂腺过度溢出中医辨证为湿热，湿热为痤疮发病的根本原因，治法则采用健脾利湿、淡渗利湿和化痰散结利湿之法，常用药物有白术、苍术、山药、薏苡仁、土茯苓、炙枇杷叶、浙贝、远志、全瓜蒌等，诸药合用使脾健、湿除、痰消。对于热毒炽盛者，当辨其为脏腑热或为热毒。脏腑热多源自肺、心、肾经，源于肺者多为肺经血热，当以黄芩、枇杷叶、全瓜蒌清肺热，生地黄、牡丹皮、紫草清血热，以大黄通腑气；心经热者多因欲念旺盛化火，治宜清神明之心火，常用黄连、栀子、莲心；相火旺者以黄柏苦寒入肾而坚阴泻火。热毒为患，其病机多为风热蕴结于面，外邪郁久或脏腑瘀滞化生热毒。治疗时以金银花、蒲公英、紫花地丁、败酱草清解外邪化热之热毒，以黄芩、栀子、黄连、黄柏清脏腑蕴热之毒邪。病久痰阻而致湿痰血热瘀结者宜活血化瘀，药用桃仁、赤芍、穿山甲、山慈菇、三棱、莪术，同时辅以行气散结或化痰散结之剂。

10. 庄国康教授对痤疮的认识　庄国康教授认为，本病多因年轻人为阳盛之体，阳常有余，多伴热象，加之进食发热之品或精神紧张，易出现热毒袭于上部而发痤疮。并指出在本病过程中，热毒贯穿始终，随着热毒入侵，病情加重，而致热毒阻滞经络，生瘀生痰，热痰瘀结而致囊肿结节。将痤疮分为四个证型：肺胃蕴热、热毒夹瘀、痰瘀互结、脾虚湿热。治疗上证属肺胃蕴热者，当以轻清之剂清肺降火、泻胃除热，以七叶汤化裁。七叶汤基本方：枇杷叶、桑叶、侧柏叶、荷叶、竹叶、大青叶。证属热毒夹瘀者为热毒入里、壅遏气血而成瘀血，治疗当宜清热解毒、活血化瘀，以二黄石膏汤或五味消毒饮加减，痰瘀互结者，当化痰清热、活血化瘀。庄老认为热易清而痰难去，且瘀阻日久，故其用药重在化痰开瘀通络，药用全瓜蒌、胆南星、陈皮、半夏、昆布、生牡蛎软坚化痰，三棱、莪术、桃仁、红花络逐瘀，脾虚湿热者当以健脾清热利湿，以四君子汤加黄芩、黄连、金银花、连翘等。

11. 范瑞强教授对痤疮的认识　范瑞强教授认为，本病的根本原因是素体肾阴不足，肾之阴阳平衡失调相火过旺，治宜滋肾泻火、清肺解毒。以自拟消痤汤治疗，方用丹参、女贞子、墨旱莲、鱼腥草、生地黄、蒲公英、连翘、知母、甘草加减。阴虚内热者表现为粉刺丘疹，以消痤汤为主；瘀热痰结者症见红色或暗红色结节、囊肿、瘢痕为主，以桃红四物汤合消痤汤；冲任不调者发病多与月经不调有关，以柴胡疏肝散合消痤汤。

12. 陆德铭教授对痤疮的认识　陆德铭教授认为，阴虚火旺为发病之本，肺胃积热、血瘀凝滞为发病之标。治以养阴清热、活血化痰。其基本方：生地、玄参、麦冬、天花粉、女贞子、枸杞子、生首乌、蛇舌草、虎杖、丹参、茶树根、生山楂。

唐汉钧教授对肺脾肾症状兼有、证型交叉者，以自拟经验方治疗：茯苓、白术、白花蛇舌草、鹿含草、丹参各15g，枇杷叶、仙灵脾、桑白皮各12g，黄芩、菊花、陈皮、半夏、女贞子、生山楂各9g。

13. 李领娥教授对痤疮的认识　李领娥教授认为，痤疮病机特点以血热为主，外邪为辅，其邪包括气滞、血瘀、湿阻、痰凝。近几年李主任又提出了"肝郁"，不同年龄段因学习、工作压力的增大，对肝郁气滞引起的痤疮患者日渐增多，提出了以"龙胆泻肝汤"加减为主进行治疗，临床收到了很好的疗效。近几年作者根据临床经验，研制出了口服中药"痤疮净胶囊"，将清热、健脾、通便融于一体，起到清热解毒、健脾安神的功效。中药面膜粉"痤疮净粉"用于针清或火针术后痤疮的治疗，通过中药口服和中药面膜治疗，大大缩短了痤疮的疗程，临床有效率达到了98.87%，临床无不良反应。

近年有学者提出，痤疮的发病与肾气旺盛，阳气有余，心火炽盛，感风伤湿有关；也有人提出相火旺盛说，认为相火旺则三焦之火上炎，使营气壅遏、卫气瘀滞、血结气聚于头面肌腠而成痤。

纵观古今医家的观点，认为本病多从肺经论治，其发生与五脏中的"肺"关系最为密切，与六腑中的脾胃、大肠功能异常有关。病因病机方面与热、痰及血分证有关，认为病性多为实证。辨证多为肺风肺热、血热瘀滞。立法总以清肺胃热为主，方以枇杷清肺饮加减。

第五节　现代医学对痤疮的认识

一、定义

痤疮(acne)是一种累及毛囊皮脂腺的慢性炎症性皮肤病，好发于皮脂溢出部位，以青年男女多见，可表现为粉刺、丘疹、脓疱、结节、囊肿及瘢痕等皮肤损害，青春期过后往往会自然减轻或痊愈，个别患者可迁延至 30 岁以上。

二、分型

1. **寻常性痤疮** 可以某种单一类型为主，如粉刺、丘疹、脓疱、结节或囊肿等。除寻常性痤疮外尚有许多特殊类型的痤疮。

2. **聚合性痤疮** 多累及男性青年，表现为严重的结节、囊肿、脓肿、窦道及瘢痕。

3. **暴发性痤疮** 表现为患轻度痤疮数月或数年后，病情突然加重并出现发热、关节痛、贫血等全身症状。

4. **药物性痤疮** 常由溴碘类药物引起。

5. **婴儿痤疮** 常有遗传史，表现为粉刺、丘疹或脓疱等。

6. **化妆品痤疮** 用于皮肤的清洁剂、化妆品等中的某些成分（如皂类、脂肪酸盐等）也可能导致皮脂腺导管内径狭窄、开口处机械性堵塞或毛囊口炎症，从而发生化妆品痤疮。

7. **坏死性痤疮** 又称痘疮样痤疮，皮损为褐红色，成簇的毛囊周围丘疹或脓疱，常形成脐窝状并迅速坏死，愈后形成瘢痕。

第六节 痤疮的流行病学

一、总体患病率

近年针对痤疮发病率研究结果差异较大，不同地区、不同民族、不同年龄发病率不同。在美国，每年有 4000 万～5000 万人患寻常痤疮，年度总治疗费用在 25 亿美元以上。发病率高峰出现在青少年，约 85% 的 12～24 岁年轻人患此病，使之在这组人群中成为一种生理现象；伊朗针对 1002 名 16 岁左右的高中生作为研究对象，痤疮的发病率为 93.3%，男生为 94.4%，女生为 92.0%，中重度痤疮患病率为 14%，高中生中度痤疮的发病率为 19.9%，其中 9.8% 无家族病史；新加坡某学者针对 1045 名 13～19 岁的青少年的调查研究显示，88% 证明自己有过痤疮，其中 806 人接受皮肤科医生检查，51% 患轻度痤疮，40% 患中度痤疮，8.6% 患重度痤疮；评价马来西亚、印度尼西亚、澳门、广州四地区中学生痤疮患病率，四地区痤疮总患病率是51.13%，男性53.35%，女性46.65%，男女患病率差异无显著性意义。四地区中学生痤疮患病率分别为65.24%、58.26%、45.47%和32.81%，地区间患病率差异有显著性意义；王德进等1995年调查了国内5972例中学生，发现男性患病率为45.6%，女性为38.50%；针对冀南地区城乡青少年痤疮患病率研究显示，青少年痤疮患病率为39.1%。其中城市和农村的发病率亦不同，城市痤疮患病率为45.0%，农村痤疮患病率为32.8%，城市患病率高于农村；针对珠海地区10～18岁年龄组痤疮患病率研究显示，痤疮患病率为53.5%，其中男54.9%，女51.6%，痤疮后瘢痕发生率为7.1%，12岁年龄组瘢痕发生率为0.5%，其后瘢痕发生率逐年增加。中国东北地区青少年痤疮的流行病学研究显示，青少年痤疮的总体发病率为51.30%（男性发病率为52.74%，女性的发病率为49.65%）。性别差异具有统计学意义（$P < 0.05$），有家族病史的青少年痤疮发病时间早。一度痤疮和二度痤疮的发病率分别为22.50%和7.19%。青少年一度痤疮的遗传可能性为（78.47±2.05）%，二度痤疮的可能性为（75.05±3.18）%。

痤疮也可发生于婴儿，但非常少见。部分患者发病较晚或病程持续时间较长，超过25岁仍可存在痤疮表现，临床上一般称为青春期后痤疮。一项针对25岁以上痤疮患者进行的调查显示，男女患者之比为：（3～7）∶1。>30岁的人群中，女性患病率显著高于男性。痤疮的患病率在45岁后显著下降，只有2%的女性和1%的男性患病。

二、发病年龄

儿童痤疮发生在出生后到8岁，发病率可高达50%；寻常痤疮发生在7～46岁，发病率为96%，初发年龄以14～19岁最多，在11～30岁青年中痤疮发病率80%，12～24岁高达85%，25～34岁为80%，35～44岁为3%；化妆品痤疮发生在18～52岁，发病率为28%。

三、痤疮的发病部位和皮损类型

痤疮的常见发病部位主要为面颊和前额，高达60%以上，其次为下颌、前胸、后背、颈部、肩部。皮疹类型以粉刺为主（79.77%），其他依次为丘疹、脓疱、囊肿、结节、瘢痕。

四、危险因素

调查发现，痤疮发病与遗传关系很大，有痤疮家族史的人群痤疮发病率要比无家族史的人群发病率显著升高，其他危险因素包括精神紧张、失眠、焦虑、抑郁、压力、月经失调、油腻、辛辣食品、性别、熬夜、油性皮肤等。

综上所述，痤疮是一个呈世界性分布的常见疾病，发病率较高，但不同地区发病率不一样，通常首发于青少年时期，皮脂分泌期开始出现可早至 8～10 岁，女性发病年龄早于男性，但男性严重病例比女性高出 10 倍，发病趋势在青春期持续增加，到成年期则降低。

第二章　痤疮发生的生理学基础

　　痤疮是一种毛囊皮脂腺的慢性炎症性皮肤病。皮脂腺多开口于毛囊口，一旦毛囊口阻塞，皮脂代谢产生的过多脂肪酸刺激，以及封闭环境中过度增殖的痤疮丙酸杆菌的作用，使皮肤产生了炎症反应，因此痤疮的表现从轻到重是白头黑头粉刺、炎性丘疹和脓疱、囊肿和结节，而发红和化脓的痤疮有细菌感染存在。研究证实，痤疮丙酸杆菌在痤疮的多个致病环节中起核心作用。

　　痤疮丙酸杆菌是寄生于皮肤与黏膜上的一种革兰阳性无荚膜厌氧细菌，可作为机会性致病菌，引起内源性感染。痤疮丙酸杆菌的分布和数量在不同年龄人群的不同部位有差异，在头、面部等皮脂腺丰富的部位最多，而躯干中部、下肢和上臂最少。痤疮丙酸杆菌通过释放脂酶，使机体产生大量的游离脂肪酸，游离脂肪酸刺激毛囊及毛囊周围发生非特异性炎症反应。同时也能诱导单核细胞及角质形成细胞分泌肿瘤坏死因子、白介素－1、白介素－8等细胞因子，这些细胞因子可以趋化炎症细胞到毛囊周围，引起炎症损伤。

　　现已明确痤疮的发生与皮脂分泌过多、毛囊皮脂腺导管开口处角化过度、痤疮丙酸杆菌繁殖及炎症反应四大因素有关，但这些因素在发病过程中的作用以及痤疮真正的启动因素目前仍不清楚。尽管认为痤疮丙酸杆菌可能参与痤疮的发病，但仍有不少证据提示痤疮丙酸杆菌只引发痤疮的炎症而不是导致痤疮发生的真正原因。目前的研究倾向：痤疮的早期启动主要与一些内源性因素（如遗传基因）等有关，而不是痤疮丙酸杆菌。因为在粉刺和早期炎性丘疹中常常没有痤疮丙酸杆菌，但从痤疮丙酸杆菌培养液中分离纯化出来的酯酶可水解多种三酰甘油，产生多种碳链长度为 12～22 个碳原子的游离脂肪酸，这些游离脂肪酸可以引起粉刺并产生炎症刺激。

　　痤疮丙酸杆菌胞壁上存在表面纤维膜，故可抵抗机体吞噬细胞的吞噬作用,使其不会在吞噬后被杀灭,给痤疮的治疗带来了困难。抗生素可针对细菌表面的特殊结构杀灭细菌,能够有效地治疗中度和重度痤疮。所以对于中到重度炎症性损害如丘疹、脓疱和结节等需通过全身或局部应用抗菌药物治疗,干扰其生长和代谢,减轻局部的炎症反应,避免瘢痕形成。尽管 β 内酰胺类抗生素在体外具有对痤疮丙酸杆菌的良好杀伤力,但是临床上 β 内酰胺类抗生素治疗痤疮无效。四环素类、克林霉素、红霉素或过氧苯甲酰的局部应用可减少痤疮丙酸杆菌的数目。抗生素的应用并不能使已发生的皮损消退,但可以阻止新损害的产生。四环素可通过杀灭痤疮丙酸杆菌从而减少皮脂腺中脂肪酸的浓度增加疗效,但需要持续用药。除针对痤疮丙酸杆菌药物治疗外,利用痤疮丙酸杆菌主要寄居于皮肤的毛囊皮脂腺并产生和聚集内源性卟啉(主要是粪卟啉Ⅲ)的特性,当前多采用光动力疗法治疗痤疮。蓝光是激活痤疮丙酸杆菌代谢产生内源性卟啉的最佳光源,其效力是红光的 40 倍。但红光的穿透性较蓝光强,能更好地作用于毛囊皮脂腺,达到杀灭痤疮丙酸杆菌、抑制皮脂腺分泌和破坏皮脂腺结构的治疗目的。

第三章　皮肤病及痤疮的中医病因及病机

一、皮肤病的病因病机

皮肤的正常生理活动受到破坏，就会发生皮肤病。破坏皮肤正常生理活动的各种致病因素称为病因。各种致病因素作用于人体所引起的病变机制，称为病机。皮肤病是多种多样的，致病因素和病变机制也是异常复杂的。

中医皮肤病的病因虽然复杂，归纳起来为外因及内因，外因是风、寒、暑、湿、燥、火、虫、毒，内因为七情内伤、饮食劳倦、湿热瘀血等内生之邪及禀赋。病机主要有气血失和、脏腑功能失调，而生风、蕴湿、化热、化燥、致虚、致瘀等。

（一）病因

导致皮肤病发生的原因是多种多样的，如六淫、七情、饮食、劳逸、虫毒及外伤等，在一定条件下都能使人发生皮肤病。从整体观出发，病因关系到两个方面：一是人体本身抗病能力相对减弱，所谓"正虚"；二是致病因素相对旺盛，所谓"邪实"。一般来说，六淫、虫毒等常直接浸淫皮肤而发病，七情、饮食等影响脏腑功能后可间接引起皮肤病。

1. 六淫　风、寒、暑、湿、燥、火（热）是自然界六种正常的气候变化，无致病作用，称为六气。当六气反常，有致病作用，如六气过盛超越机体抵抗力或机体抵抗力下降，六气侵袭机体，六气均变为不正之气，称为六淫。此外，由于体内脏腑功能失调而产生的或从体内产生的诸邪气的性质、致病特点颇多相似，而且主要作用于皮肤，故一并论述。这里重点介绍诸邪的性质、皮肤损害的一般情况。

（1）风：外风为春季的主气，但一年四季均可发生；内风多由肝功能失调产生。风邪所致的皮肤症状主要为风团、鳞屑和瘙痒。其性质与致病特点如下。

1）风性善行而数变：表现在风团发无定处，时起时消，变化无常；瘙痒发无定时，速痒速止，如荨麻疹就具有此特点。

2）风性升发向上：风邪侵袭体表，由于升发特性，使皮损易于扩散增多；又因其性趋向上，故皮损好发于体表上半部，如玫瑰糠疹好发于胸背部。皮疹由一个母斑而后扩散增多，又如面部脂溢性皮炎，多与风邪有关。

3）风为阳邪：外风侵袭体表，皮肤易偏干燥，出现细薄鳞屑，如单纯糠疹；内风外发体表，皮肤干燥失润，易出鳞屑，尤其经反复搔抓，致使皮肤粗糙或肥厚，如皮肤瘙痒症。风为阳邪，风胜化燥，所以鳞屑多干燥。

4）风为六淫之首：风为六淫的主要致病因素，寒、热、湿、燥等邪易依附风邪而侵犯人体。所以，许多皮肤病与风邪有关。

（2）寒：外寒为冬季的主气，寒邪在秋冬季均可发生；内寒主要由脾肾阳虚所产生。寒邪所致的皮肤症状为皮肤温低、皮损色白或青紫、结节、结块及疼痛。其性质与致病特点如下。

1）寒性收引：外寒侵袭，腠理毛窍闭，寒则肝胆凉少汗，络脉收引、气血不充则皮疹色白，其证为表实，如荨麻疹风寒证。内寒外发，四肢不温，手足青紫或发绀，其证为里虚，如硬皮病。

2）寒性凝滞：易使气血凝滞，阻于经脉，不通则痛，如肢端动脉痉挛病；由于寒凝气血，肌肤失养，以致皮肤板硬，肢端青紫或发绀，如硬皮病；寒凝气血，久郁不化，局部则出现结节或结块，如硬红斑。

3）寒为阴邪：若寒邪偏盛，易伤阳气，所以像硬皮病患者，冬季手足症状加重，冷激性荨麻疹患者触及寒凉易发病。寒性属阴，遇热寒性减弱，故症状减轻，如硬皮病、肢端动脉痉挛病、冷凝性荨麻疹等，均有得暖病情缓解的现象。

（3）暑：为夏季的主气，暑邪独见于盛夏，而无内暑。暑邪所致的皮肤症状为丘疹、水疱等。其性质与致病特点如下。

1）暑性炎热：暑为夏季的火热之气所化，浸淫皮肤后，易出现红斑、红丘疹，多见于夏季皮炎、红痱子。

2）暑性升散：暑为阳邪，性升散，故皮疹方面好发于上半身，如红痱子；性升散易伤津耗气，故常伴咽干、口渴、倦怠等症。

3）暑多挟湿：表现在皮疹方面，如小水疱，多见于白痱子；表现在全身症状方面，口渴但不多饮、身热不扬、纳呆。

(4)湿：外湿为长夏的主气，湿邪既来源于夏季又可从居住潮湿、接触水湿、涉水淋雨等而来；内湿多由脾失健运产生。湿邪所致的皮肤症状有丘疱疹、水疱、大疱、浸渍、糜烂、渗出及水肿性红斑、浸润性风团等。其性质与致病特点如下。

1)湿性重浊：伤于湿者下先受之，故有些皮肤病多发于下肢、外阴、双足，如小腿湿疹、急性女阴溃疡、阴囊湿疹、糜烂型足癣等。当然，有泛发性湿疹、天疱疮、脂溢性皮炎等也发于上半身，这是湿与风、热邪相兼有关。

2)湿性黏滞：湿性黏腻，瘀滞难除，故所致皮肤病往往缠绵难愈，病程较长，易反复发作，如湿疹，易由急性转成亚急性、慢性。此外，油腻性鳞屑多与此有关。

3)湿为阴邪：有两方面特征：①由阴转化为阳：即湿邪久郁，可以化热，使内热内蕴，所以湿邪所致皮损不单是水疱、大疱，尚有红斑、红丘疹相随出现，如湿疹、多形红斑等；另外，湿易与其他邪气相兼，如风湿、湿毒、寒湿等，因此使皮肤病常出现复杂多变的证候；②湿易阻遏阳气：临床上可出现头晕、肢困乏力、胸腹痞满、纳呆等全身症状。

(5)燥：外燥为深秋的主气，燥邪多见于秋季，但肥皂、洗衣粉及其他化学物品也可致燥；内燥每因体内津血亏虚所化生。燥邪致病的皮肤症状有皮肤干燥、粗糙、鳞屑干燥等。其性质与致病特点如下。

1)燥性干涩，易伤津液：由于燥邪的这种性质，常出现上述提到的皮肤症状。外燥所致者，症状轻，易恢复；内燥所致者，症状重，不易改善，如手足皲裂症、鱼鳞病。

2)燥为阳邪：有时可从风、热转化而来；此外，由于内燥明显，常使黏膜干燥失养，如干燥综合征，可伴口咽干燥、唾液减少等症。

(6)火：与热只是程度不同，火为热之甚，热为火之渐。外火热，多是直接感受温热邪气所致；内火热，常由脏腑阴阳气血失调而成。此外，风、寒、暑、湿、燥等各种外邪，或精神刺激即所谓"五志过极"，在一定条件下均可化火，所以又有"五气化火""五志化火"之说。火热之邪所致的皮肤症状有红斑、红丘疹、紫斑、脓疱等。其性质与致病特点如下：

1)火性炎上：表现在两方面：①火热上腾：使有些皮肤病好发于身体上半部位如头面、上肢，如面部丹毒、黄水疮、神经性皮炎、痤疮等；②火热外发：使红斑、丘疹、脓疱等出现在各处皮肤。

2）火性暴烈：火热所致皮肤病多发病急，病程短，皮疹发生快，消退也快。

3）火为阳邪：比其他阳邪刚烈，火热有燎原之势，因此可外伤皮肤，内伤脏腑，使有些皮肤病出现危笃病情。如系统性红斑狼疮毒热燔营证。

2. 七情　喜、怒、忧、思、悲、恐、惊称为七情，这是中医学对人体精神情志思维活动的高度概括。在一般情况下，人不能没有正常的精神神志思维活动。在某些情况下，促使七情超越了正常活动范围，就成了致病因素。七情是以脏腑为基础的，七情骤变也会影响脏腑的功能活动，如《素问·阴阳应象大论》说："人有五脏、化五气，以生喜怒悲忧恐。"并指出怒伤肝、喜伤心、思伤脾、忧伤肺、恐伤肾等情志变化与五脏的关系。七情异常变化，可引起脏腑功能紊乱、气血阴阳失调，从而导致皮肤病的发生。如心绪烦扰，心火内生，促使火热伏于营血外发肌肤，而出现红斑、丘疹、鳞屑等症，多见于银屑病、神经性皮炎；突然精神刺激，使血热生风，风动发落，常见于斑秃；暴怒伤肝，肝气郁结，则面部黄褐斑加重。

3. 饮食　饮食不节导致皮肤病或加重病情，在临床上是屡见不鲜的。饮食不节主要是通过损伤脾胃功能而导致皮肤病的发生。大致有几个方面：①过食生冷或暴饮暴食，脾虚运化不周，产生内湿，湿邪外发肌肤，而发生湿疹，亦可见脾虚湿盛证的带状疱疹；②过食或偏嗜鱼虾海味腥发之物，脾运失常，内生湿热，致使皮肤出现红斑、丘疹、水疱等皮损，常见病如湿疹、过敏性皮炎等；③过食或饮食辛辣油腻肥甘食物，脾运失常，生湿化热，湿热上蒸，熏于颜面，而生痤疮、酒渣鼻、脂溢性皮炎等病。此外，也有脾胃素虚，气血化生不畅，皮肤失养，而出现皮肤角化增生一类疾病。

4. 疫疠虫毒　疫疠是一类具有强烈传染性的致病邪气。在皮肤科，疫疠所致疾病就是麻风。虫毒致病，一方面是指疥虫、虱子直接引起的皮肤病，如疥疮、虱病等；另一方面是指昆虫类叮咬刺伤皮肤而引起的皮肤病，如各种叮咬皮炎。还有，皮肤科常提到的毒，可由体内脏腑功能失调，产生内火内热，郁久化毒，此为内毒；外毒既包括现代医学所产的细菌、病毒、真菌等，又包括接触或服食的某种药物及其他有毒物质。毒邪致病在皮肤科颇多，不赘述。

5. 劳倦外伤　由于劳倦直接引起皮肤病的少见，然而过度疲劳或房事过度，可削弱机体的抵抗力，加重皮肤病病情，如红斑狼疮、硬皮病一类皮肤病，应当休息，免于劳累，节制房事。

外伤则可使皮肤直接破损，毒虫可乘隙入侵而发生皮肤病，如丹毒、痈、疥等。长途跋涉可引起胼胝、鸡眼。

6. 先天禀赋　是一种特殊的致病因素。它包括禀赋遗传和禀性不耐两种。禀赋遗传所致的皮肤病，如鱼鳞病。禀性不耐即禀赋不能耐受，也就是过敏体质。某些物质少数人天生不耐受，而对大多数人则无害。禀赋不耐者易患药疹、接触性皮炎、瘾疹等过敏性皮肤病。药疹、过敏性皮炎、接触性皮炎及湿疹等，均与禀性不耐有关。

(二)病机

《外科启玄》说："疮虽生于肌肤之外，而其根本原于脏腑之内。"又说："凡疮疡皆由五脏不和，六腑壅滞，则令经络不通而所生焉。"反映了古人对疮疡病变机制的基本观点，为我们进一步探讨皮肤病变机制提供了理论依据。

皮肤的正常生理活动是脏腑产生的营卫气血津液，通过经脉输布来维持的。在脏腑、气血、经络中，无论哪一部分功能失调，都会影响和破坏皮肤的正常生理活动而发生皮肤病。

1. 脏腑失调　皮肤与正常活动的脏腑存在生理关系。在病理上，脏腑对皮肤的影响最大，可以说脏腑功能失调是发生皮肤病的根本。脏腑功能偏盛偏衰是多方面原因造成的。一般来说，年龄长幼、体质强弱或患其他疾病，都对脏腑功能有一定影响，然而六淫、七情、饮食等对脏腑功能影响较大。在这些病因的异常损伤下使脏腑功能失调，主要表现在两方面：一方面脏腑阴阳平衡失调，出现阴阳偏盛偏衰各种证候，如心气虚弱、心阳不足、心火炽盛、肺气虚弱、肺阴不足、风邪犯肺、脾虚血弱、脾不统血、脾虚湿盛、湿热蕴脾、肝气郁结、肝血不足、肝经湿热、肾阳不足、肾阴亏虚等；另一方面，脏腑功能失调而产生内风、内寒、内湿、内燥、内火(热)等。

2. 气血失和　由于气血在生理上与脏腑息息相关，在病理上也是相互影响的。气血失和之根源在于脏腑，在前面已经说明。这里扼要介绍气血失和引起皮肤病的一般机制。气血失和可以概括虚、实两方面：气虚、气血两虚、气不摄血等均属虚，虚则经脉空虚，肌肤失养，出现相应的皮肤症状和全身症状；气滞、血瘀、血热等均属实，实则络脉阻滞，肌肤失养，也会出现相应的皮肤症状和全身症状。

3. 经络失疏　经络是运行气血的通道，也是皮肤与脏腑保持密切关系的桥梁。经络疏通与否，既受脏腑功能的调节，又受气血变化的影响，脏腑功能失调所产生的内寒、内湿、内热等对经脉的影响尤为明显。如内寒偏盛，体表络脉收缩，而使肤温降低、四肢不温、手足发凉甚至发绀，见于硬皮病、红斑狼疮等病；内湿通过经脉，外发肌肤，轻则发生水疱、大疱，重则湿邪郁阻经脉而发生结节，多见湿疹、天疱疮、结节性红斑等病；内热偏盛，体表络脉充盈而出现红斑，见于湿疹、皮炎及各种红斑性皮肤病。气血失和也能使经脉失疏。

经络纵横交错，入里出表，其络脉网络分布体表各处。当外邪侵袭体表，邪毒过重，也可通过经脉内传脏腑，使某些皮肤病如同重症、危症。

4. 六淫侵肤　皮肤病发生的机制主要是脏腑失调、气血失和、经络失疏，但是六淫浸淫皮肤也是不可忽视的机制之一。皮肤病由于皮肤受损，表现在外，直观可见。皮肤损害有多种表现，如红斑、丘疹、丘疱疹、风团、水疱、大疱、糜烂、鳞屑、痂皮等。这些皮损是在六淫作用下产生的。外感六淫（也包括虫毒疫疠）常直接浸淫皮肤而发病；内六淫来自体内，最终也是外发体表而损伤皮肤。

二、痤疮发生的病因病机

"痤"首见于《素问·生气通天论》，主要论述人的阳气对人体的重要作用以及阳气功能失常可能导致的一些症状。《素问》认为，"痤"的病因为"汗出见湿"，病机为"劳汗当风，寒搏为皶，郁乃痤。"《诸病源候论·面疮候》中说："面疮者……头如米大，亦如谷大，白色者是。"中医对本病的病因病机的认识主要依据其发病的部位和皮损的性质，认为多与肺、脾、胃、心经关系密切，面鼻属肺，肺经血热，外感风邪，邪热外犯肌肤，上熏头面而起疹；过食肥甘厚味，脾胃受纳运化失常，湿热内生，溢于肌肤，出现脓疱、囊肿，或脾失健运，水湿内停，溢于肌肤，出现结节、丘疹或聚集性斑块；"诸痛痒疮皆属于心"，女性经前发病，多因冲任失调，气血不和。现代的中医学家在继承传统中医的学术思想上又有新的创新，如大龄青年的痤疮，多认为与肝气郁结，冲任失调，进而痰火郁结，湿毒内蕴引起较严重的囊肿性痤疮；同样对于冲任失调的基本原因多责之于肾阴不足。总之，痤疮的发病是十分复杂的。

　　本病的发生，涉及先天、后天两方面的因素。一是先天禀赋特殊，自父母所受的体质、皮肤性质决定，先天素体的肾阴不足，肾之阴阳平衡失调，一旦到了青春期，肾气开始充盈，女子天癸至，男子相火旺，循经上蒸头面而致病发；二是多因肺胃蕴热、熏蒸肌肤或过食辛辣油腻之品，以致体内生湿生热；或肺热下移大肠，结于肠内，不能下达，反而上逆，阻于肌肤而致；或忧思伤脾，水湿内停成痰，郁久化热，湿热痰邪凝滞肌肤而致；或情志内伤，肝失疏泄冲任失调而致；或天癸相火太旺而致本病反复不愈。总之，素体血热偏盛，是粉刺发病的根本，饮食不节、外邪侵袭是致病的条件，血痰瘀结使病情复杂深重。归纳为以下几个方面。

　　1. 肺经风热　多由于热邪侵犯肺经，风热之邪熏蒸皮毛，或嗜食辛辣油腻之品，滋生肺热，肺主表，外合皮毛，肺经郁热，肺卫失宣，皮毛被郁，热毒内蕴，故致颜面、胸部起丘疹、脓疱或瘙痒。

　　2. 胃肠湿热　手太阴肺经起于中焦而上行过胸，足阳明胃经起于颜面而下行过胸，故肺胃积热，则循经上熏，血随热行，上壅于胸面，故胸、面生粟疹且色红。偏嗜辛辣之品，助阳化热，或多食鱼腥油腻肥甘之品，或酗酒，使中焦运化不畅，均可化生火热，使肺胃积热上壅，诱发或加重粉刺。

　　3. 痰瘀结聚　不洁尘埃或粉脂附着肌腠，使玄府不通，气血凝塞，或冷水洗面，气血遇寒凉而郁塞，以致粟疹累累。粉刺日久，毒热之邪直接侵入，或热邪、湿热之邪郁久化毒，毒热之邪互结于粉刺部位，导致化脓，红肿热痛，即形成脓肿型、囊肿型痤疮。

　　4. 肝郁气滞　情志不畅，肝气郁结，郁而化火，木火刑金，子病及母，牵及肺、脾胃，循经上行于面，引发面部痤疮的产生。

　　5. 冲任失调　女性患者常在月经前后痤疮发作或加重，或者伴有月经失调、痛经等，此即与冲任失调有关。常因抑郁烦躁，以致肝郁化火，夹冲任失调，血热上攻，火郁于面则为痤疮。

　　6. 肾阴不足　由于肾阴不足，相火过旺，导致肺胃血热，上熏面部而发痤疮。青少年生机勃勃，阳气旺盛，若素体肾阴不足，易致肾之阴阳平衡失调，会导致女子二七、男子二八时相火亢盛，天癸过旺，过早发育，而生粉刺。又因青少年多喜食煎炸香口之品，又常勤读废寝，更易耗伤肾阴，致肾阴不足，相火过旺。

　　在临床实际中发现，痤疮的证候并不仅仅局限于传统的风热、肺热和血热，各医家在脏腑辨证的基础上，提出了从心、肝、脾、肺、肾论治，及湿热、血瘀、气滞、痰结、热毒、阴虚、冲任失调、肝脾两虚等的新观点、新理论。这些新观点、新理论，不仅补充和完善了中医对痤疮的病因病机的认识，同时发挥了中医辨证的特色，充实了辨证分型，对临床治疗有重要的指导意义。

第四章 痤疮的现代病因及发病机制研究

第一节 痤疮的现代病因

尽管到目前为止，对痤疮的病因尚未完全搞清楚，多认为由于人体内雄性激素及皮脂腺分泌功能亢进、皮肤毛囊导管角化过度及毛囊内微生物如痤疮丙酸杆菌大量繁殖等三个主要因素和一些其他因素有关。

一、体内雄性激素及皮脂腺分泌功能亢进

人体进入青春期后，体内性激素分泌增多，如果其中雄性激素分泌增多，就刺激皮脂腺细胞使皮脂腺增大，分泌活动增强，产生大量皮脂，积聚在皮脂腺内。

二、皮肤毛囊导管角化过度

雄性激素又可促进毛囊口的上皮细胞角化过度，使毛囊漏斗部及皮脂腺导管被角质阻塞，导致皮脂排泄障碍，以致堆积在皮脂腺内，形成粉刺。

三、毛囊内微生物繁殖

原寄生于毛囊内的痤疮丙酸杆菌大量繁殖，产生溶酯酶、蛋白分解酶及透明质酸酶溶酯酶将皮脂内的三酰甘油分解为游离脂肪酸。游离脂肪酸、蛋白分解酶及透明质酸酶刺激毛囊漏斗部及粉刺囊壁，引起海绵状变性，甚至形成微小裂隙。粉刺内容物通过微小裂隙进入真皮引起毛囊周围炎，形成炎性丘疹或脓疱，俗称白头粉刺。毛囊周围炎进一步扩大，炎症波及真皮结缔组织，引起炎症性肉芽肿反应，形成结节。当痤疮露出皮肤表面时被尘埃污染或空气氧化后成为黑色点状，俗称黑头粉刺。重症者愈合后留有色素瘢痕。

另据最近的研究证明，痤疮患者100%会感染螨虫，这是因为螨虫以剥脱的角化细胞和皮脂为生，而不是感染了螨虫而导致痤疮的产生，是痤疮的产生提供了螨虫的寄生场所，螨虫的存在会使痤疮的视觉症状和自觉症状加重。

四、其他有关因素

1. 某些药物或化妆品，如碘化物、溴化物、卤化物可产生或加重痤疮。激素可刺激皮脂腺分泌增加而产生或加剧痤疮。油性化妆品可以阻塞毛孔，使皮脂排泄发生障碍而产生痤疮。

2. 物理精神因素。湿、热及精神紧张均可使痤疮加重。

3. 过量食用糖、脂肪、淀粉类食物及过量饮酒，均可使皮脂腺分泌增加，诱发或加重痤疮。

4. 缺锌可使正常人产生痤疮。有人用0.5%硫酸锌溶液治疗痤疮，剂量为30mL/d，分3次口服，连用4~8周。95例痤疮患者中痊愈36例（37.89%），有显著疗效者36例（37.8%），好转者19例（20%），无效4例（4.21%），总有效率95.79%。说明锌能通过直接或间接途径使炎症消退，皮脂腺分泌量减少，改善机体的免疫状态和新陈代谢，使痤疮好转以至痊愈。

5. 消化不良、便秘可诱发痤疮。当人消化不良或便秘时，残留在肠道的食物残渣被细菌发酵分解后产生有毒物质，这些毒素长时间滞留在肠腔，一方面刺激肠黏膜，另一方面被肠壁吸收，再经血液循环到人体的各个器官及组织，不但损害健康，还容易发生肠癌，而且易引发痤疮、色素沉着、面色不华、肤色灰暗发黄、口臭等症状。

6. 遗传因素也可影响痤疮的程度、范围和病程。有人研究结果表明，82%的痤疮患者中有一个同胞患有痤疮，60%患者的父母一方或双方患过痤疮，同卵双生者发生痤疮的部位和严重程度也差不多，甚至连痤疮发生的年龄也差不多，这些足以说明痤疮的发生与遗传有关。有人为了解痤疮患者体内性激素的异常情况，分别抽取患者及正常人的血标本，结果发现有一半以上的女性痤疮患者，其血中雄激素含量高于正常人，并常伴有月经周期紊乱，甚至有轻度多毛和乳房发育较差的表现；而男性患者中，有1/3的人血中雌激素高于正常人，这些患者除有痤疮外，胡须和腋毛都很少，足以说明痤疮的发生与内分泌紊乱有着举足轻重的作用。

第二节　痤疮的现代发病机制

一、性激素与痤疮

1. 雄激素　20 世纪 40 年代初，Hamilaton 第一次提出男性激素物质参与了痤疮的发病。到了现在，雄激素在痤疮发生、发展和持续状态中的重要作用已经得到了公认。

皮肤是雄激素重要的靶器官，皮肤中有许多细胞均表达雄激素受体（AR），其中皮脂腺细胞的 AR 表达水平最高，并随着细胞分化而增强。研究表明，雄激素使皮脂溢出增加的机制主要是：在细胞水平上，皮脂腺细胞和毛囊角化细胞的代谢常需雄激素的刺激，而毛囊和皮脂腺细胞中存在一些特异性还原酶，特别是 5α – 还原酶和 3β、17β – 羟甾类脱氢酶。这些酶可使循环中较弱的雄激素转化为活性较强的二氢睾酮和睾酮，后者与高亲和力的雄激素受体蛋白结合，进入细胞核，调控基因表达，进而影响毛发生长和皮脂腺的增生及功能。在这一系列环节中雄激素水平升高、特异性还原酶活性增强，以及靶细胞受体亲和力增强等，均可引起皮脂腺的分泌亢进。

（1）血清雄激素：尽管国内外对痤疮患者的雄激素水平检测结果报道不尽一致，但总的显示痤疮患者的血清雄激素水平是升高的，尤其是女性患者升高更显著。

多数学者认为，痤疮在青春期的发病率高与此期肾上腺功能活跃，雄激素分泌多有关；青春期后的痤疮患者多数为职业女性，推测慢性紧张刺激垂体 – 肾上腺轴，导致肾上腺源性雄激素分泌增多，进而促使痤疮的发生。其他研究还发现，绝经后痤疮与雌激素水平下降，雄激素相对增多有关。婴儿痤疮的发生与胎儿性腺和肾上腺产生的雄激素有关，表现为痤疮发生时间与血清中雄激素水平增高一致，一般 6 个月到 1 岁可消退。

（2）痤疮皮损局部的雄激素：另有学者发现痤疮患者皮肤组织中二氢睾酮较正常对照组明显增高，而血清中雄激素水平升高不明显，认为痤疮的发生很少是因血液循环中雄激素过多，而是外周皮肤组织中雄激素的代谢紊乱所致。即由于皮脂腺本身对雄激素敏感性增加，导致皮肤组织内二氢睾酮（DHT）合成增多是痤疮发病的主要原因。

　　巫毅等对35例年龄在13～35岁的男女痤疮患者研究发现，痤疮患者血中睾酮和雌二醇水平变化不显著，而损害区及无损害区皮肤组织中二氢睾酮的含量明显高于正常对照组，这也进一步证实了以上说法。

　　虽然雄激素是引起痤疮的一个重要因素，但许多痤疮患者并无明显内分泌异常，故痤疮的发生仍需其他因素共同发挥作用。

　　2. 雌激素　研究认为，育龄期女性痤疮患者除睾酮增高外，其促黄体生成素和促卵泡刺激素均明显降低，并有雌二醇的增高。促黄体生成素、促卵泡刺激素均为垂体激素，其分泌与卵巢激素（睾酮、雌二醇）形成反馈性调节，垂体激素可受精神及情志变化的影响和控制，当精神过度紧张或情绪变化剧烈时，均可抑制其分泌。这是育龄期痤疮患者发病时表现的重要特点。另有报道更年期女性痤疮患者的性激素变化特点是以睾酮/雌二醇比值增高为主，即因卵巢功能减退而使雌激素水平降低所致。

二、毛囊皮脂腺导管角化异常

　　毛囊皮脂腺导管角化异常是毛囊皮脂腺导管过度角化，其导管口径缩小，致上皮细胞和皮脂积聚于毛囊，从而也会引发痤疮。目前，引起毛囊皮脂腺角化异常的原因主要有以下两点：①脂质转变：皮脂分泌率高也是痤疮的主要致病因素之一，其会导致亚油酸浓度降低，毛囊上皮细胞缺乏亚油酸可致表皮角化过度，形成粉刺并降低表皮的防御功能。皮脂主要成分角鲨烯在常温下呈油状液体，吸收空气中的氧后转变成亚麻仁油状的黏性液体，难以从毛囊口排出而引发痤疮。皮脂中的蜡脂排泄并被部分分解成高级脂肪酸和蜡醇，也会使皮脂熔点升高引发痤疮；②细胞因子：是另一诱导角质形成细胞增生的重要因素。在粉刺的皮损中发现，高水平的毛囊角质形成细胞表达白介素1a（IL－1a）。IL－1a通过与其受体结合或刺激其他生长因子的释放而引起了毛囊皮脂腺导管的角化过度。因此，将IL－1a加至培养的毛囊皮脂腺导管时会引起粉刺的形成，加入IL－1a阻断剂则抑制粉刺的发生。

　　1. 毛囊角化过度与粉刺形成　在痤疮患者中，毛囊角质形成细胞的角化物质变得致密，细胞更新周期加快，引起皮脂腺导管上皮细胞层不断增厚、管径变小、通畅度减弱，最终导致毛囊皮脂腺导管急性闭塞，毛囊隆起而形成粉刺。

　　2. 毛囊皮脂腺角化过度与脂肪代谢　免疫组化研究证实，痤疮患者皮肤基底层的角质形成细胞和毛囊角质细胞异常分化，这些异常能导致皮脂中的亚油酸降低，而亚油酸是毛囊上皮细胞生长的必需脂肪酸。

若亚油酸缺乏可使角质形成细胞变致密，形成粉刺；另外，毛囊过度增殖也和异常皮脂包涵物有关，这可能导致细胞异常分化或皮脂从毛囊皮脂腺腔中主动流出。

3. 毛囊皮脂腺角化过度与雄激素　雄激素作为一个痤疮的病因早已被许多学者所认可，在痤疮的发病机制中主要是增加皮脂腺的活性，但是也有研究表明其在控制毛囊皮脂腺导管角化过渡中起重要的作用。在导管与腺体上分布着雄激素的受体，并且Ⅰ型5α-还原酶存在于毛囊皮脂腺导管内，它能使睾酮转化成组织活性更高的二氢睾酮（DHT），促进皮肤细胞内核蛋白的合成及可供合成脂类所需能量的糖酵解通路，刺激皮脂腺细胞周转及脂质合成。

4. 毛囊皮脂腺角化过度与细菌感染　大约在50%痤疮患者的皮损中可分离到痤疮丙酸杆菌。丙酸杆菌能产生蛋白酶、透明质酸酶和一些趋化因子，诱导产生抗体及激活补体，使毛囊漏斗部角化增强而形成粉刺及引起毛囊炎症。皮脂的过多分泌，皮脂排泄不畅和皮肤防御功能减弱也导致其他条件致病菌，如金黄色葡萄球菌、表皮葡萄球菌、大肠杆菌、马拉色菌等的繁殖，并在繁殖过程中释放溶脂酶。在该酶的作用下，皮脂中的三酰甘油被逐步分解释放出游离脂肪酸，刺激并破坏毛囊上皮细胞，直接或间接促进毛囊角化过度。

三、局部细菌微生物感染

痤疮不是感染性疾病，但其发生可能与痤疮丙酸杆菌、表皮葡萄球菌、马拉色菌等有关。

1. 痤疮丙酸杆菌　是一种兼性厌氧革兰阳性棒状短杆菌，是人体皮肤表面的正常菌群，主要寄居在皮肤毛囊和皮脂腺内，其大量繁殖是诱发痤疮的因素之一。侵入皮脂腺的痤疮丙酸杆菌释放脂酶、蛋白酶和透明质酸酶等多种具有生物活性的酶，这些酶可以分解皮脂中的三酰甘油生成游离脂肪酸和低分子多肽。其中，游离脂肪酸可刺激毛囊壁引发炎症，同时刺激毛囊皮脂腺导管增生和过度角化，导致皮脂分泌受阻，排泄不畅，从而增加痤疮发生率；低分子多肽可释放水解酶和多种炎症介质，诱导局部炎症反应，皮脂腺被破坏，形成痤疮。

2. 表皮葡萄球菌　属于葡萄球菌属，革兰阳性球菌，是广泛存在于皮肤表面的一种条件致病菌。Nishjima 等从 30 例痤疮患者皮损中分离的菌株中，主要是表皮葡萄球菌。另有研究表明寻常痤疮患者面部皮肤及粉刺标本中，表皮葡萄球菌较正常人皮肤有显著差异，证明表皮葡萄球菌在粉刺的形成中起重要作用。

3. 马拉色菌　又称糠秕孢子菌，属双相型嗜脂酵母菌。由马拉色菌引起的毛囊炎，常合并于痤疮患者中。马拉色菌在痤疮发病中的作用尚不清楚，但有人发现，在出现 1 天的炎症性痤疮皮损中，有 52% 可能找到马拉色菌；而在出现 3 天的炎症性皮损中找到此菌则增多至 68%，故这种皮肤的常驻菌在痤疮的发病中也可能起到了一定作用。

四、炎症损害和免疫失常

目前，对痤疮的炎症损害及免疫失常的认识仍不全面。多数学者认为，痤疮早期炎症损害不是毛囊皮脂腺导管的破裂，而与炎症前的细胞参与有关，在血管与导管周围导管壁的细胞、内皮细胞和浸润细胞均有人白细胞（位点）DR 抗原（HLA－DR）的高表达；另外，痤疮丙酸杆菌大量增殖后，进入真皮引起内源性感染，并诱导一系列的免疫应答。

1. Toll 样受体（TLR）　TLR 是一类重要的模式识别受体，在机体抵抗外来病原生物入侵中起关键作用，在机体的天然免疫和获得性免疫中起着桥梁作用。TLR－2 能够识别构成痤疮丙酸杆菌细胞壁的主要成分肽聚糖，并可在 CD14 参与下与 TLR－6 形成异二聚体，通过下游的炎症因子传递信号，激发级联效应，启动炎症免疫反应。同时，角质形成细胞和皮脂腺细胞都可表达 TLR－2 和 TLR－4，诱导产生 IL－8、IL－2 和干扰素 γ 等细胞因子，启动炎症细胞趋化活动，引发炎症反应。

2. 核苷酸结合寡聚化结构域（NOD）样受体　NOD 样受体是细胞内模式识别受体，与 TLR 类似的识别病原微生物感受器。NOD1 和 NOD2 均能识别细菌肽聚糖的降解产物。因此，痤疮丙酸杆菌也可能通过 NOD 途径来启动机体的免疫反应。

3. 免疫失衡　痤疮丙酸杆菌可能为刺激细胞因子产生的主要病原菌。细胞免疫和体液免疫均可能参与痤疮炎症发展过程中的免疫应答，而免疫失衡可能是痤疮由粉刺、脓疱向结节囊肿发展的重要机制。

五、饮食与基因易感

饮食因素诱发或加重痤疮，主要是通过胰岛素及胰岛素样生长因子（insulin – like growth factors, IGFs) 调节 PI3k – Akt – mTORC1 信号通路。胰岛素可促进游离的雄激素合成,还刺激肝脏分泌 IGF – 1,IGF – 1 除了能促进雄激素合成,还能影响雄激素受体的信号转导,使二氢睾酮增多,刺激皮脂腺细胞增殖,促进脂质合成及炎症因子生成。

目前认为高糖、碳水化合物及高乳制品饮食可促进胰岛素及 IGF – 1 的分泌增加,引起胰岛素抵抗,导致痤疮发生。Melnik 等认为摄入高糖、高脂饮食使血糖升高,进而胰岛素分泌增加导致高胰岛素血症及胰岛素抵抗,并且使 IGF – 1 及雄激素分泌增加,诱发或加重痤疮。高胰岛素血症降低胰岛素样生长因子结合蛋白 3(insulin – like growthfactor binding protein – 3,IGFBP – 3)水平,刺激游离 IGF – 1 分泌增加,而游离 IGF – 1 是一个强有力的有丝分裂原,使毛囊皮脂腺导管角化过度来促进痤疮的发生,而低糖饮食可增加胰岛素敏感性,从而可以改善痤疮病情。Agamia 等研究发现,痤疮患者血清中 IGF – 1 及 mTOR 水平明显高于正常组,FoxO1 在痤疮患者的胞质中表达明显,而正常组则更多在细胞核中表达,高糖饮食与胞质中 FoxO1 及 mTOR 的表达明显相关。

近来研究发现,牛奶是痤疮发生的高风险因素之一,牛奶中的 20% 蛋白是乳清蛋白,可促进胰岛素分泌,80% 是酪蛋白,可促进 IGF – 1 的分泌,摄入牛奶可增加 IGF – 1/IGFBP – 3 的比例,游离的 IGF – 1 增多,加重痤疮皮损。而且牛奶含有活性的 IGF – 1 和 IGF – 2 及雌激素、孕激素、雄激素前体和 5α 还原酶类固醇,也能诱导痤疮发生。牛奶的摄入破坏了基因守护者 – 转录因子 P53 和 DNA 甲基转移酶 1(DNMT1)的基因表达,影响转录活性,细胞存活及凋亡。牛奶中的 miRNAs,尤其是 miRNA – 125b,直接靶向作用于 TP53 及其依赖的基因调控网络,影响细胞稳态的关键基因的表达,例如 FoxO1、PTEN、SESN1、SESN2、AR、IGF1R、BAK1、BIRC5 和 TNFSF10 等。牛奶和乳脂中 miR – NA – 148a 直接靶向 DNMT1,降低的 DNMT1 表达进一步减弱了参与调节染色质结构和获得转录的组蛋白脱乙酰酶 1(HDAC1)的活性。牛奶介导 miRNA – p53 – DNMT1 途径以生存素(BIRC5)的启动子调节为例,为牛奶摄入与寻常痤疮之间的流行病学关联提供了新的解释。研究认为,持续摄入牛奶能够减弱 p53 – 和 DNMT1 信号传导的乳源性 miRNA,可能成为促进寻常痤疮的一种被忽视的风险因素。

六、遗传因素

国内外研究表明,痤疮属多基因遗传皮肤病,与遗传因素密切相关。一项研究发现在过去 20 年里,有家族史的个体发生痤疮的年龄更小且病情更重。为了研究遗传因素在痤疮发生中的作用,国内外多个团队相继利用候选基因策略开展了基因多态性与痤疮相关性研究,发现多个痤疮相关易感基因,主要涉及天然免疫及炎症相关细胞因子,如 TNF - α、TNFR1、TLR2、IL - 1α、CYP1A1、CYP21 和 AR。但研究仅解释了痤疮的部分遗传易感性。

国内的何黎团队长期致力于痤疮遗传易感性研究,开展了从痤疮遗传模式到重型痤疮全基因组关联分析的系列研究。团队开展的痤疮遗传模式分析发现痤疮患者一、二级亲属加权平均遗传度为 88%,提示痤疮具有多基因遗传病的特点。利用候选基因策略,本团队针对痤疮发病的启动因素 - 雄激素受体及雄激素代谢通路 8 个基因开展了系列研究。首次发现等位基因 CYP17 - 34C 可能是男性重型痤疮的遗传易感因子之一。AR 基因第一外显子 CAG 重复片段多态性与男性痤疮相关,并发现 HSD3B1 基因 rs6428829 位点的多态性与高原地区汉族痤疮尤其是女性重型痤疮有相关性。为了进一步挖掘重型痤疮的遗传易感基因,团队开展了中国汉族重型痤疮的首个全基因组关联分析(genome - wide association study,GWAS),在国际上率先发现中国汉族重型痤疮 2 个新的易感基因 DDB2 及 SELL。通过易感基因的表达及功能的深入研究发现 DDB2 基因可影响角质形成细胞增殖并参与重型痤疮的炎症过程,SELL 基因可能通过募集炎症细胞到痤疮皮损处而参与痤疮的发生,探讨了 DDB2、SELL 基因在重型痤疮发病中可能的作用机制。团队在此基础上,利用 Logistic 回归对中国汉族人群 GWAS 初筛中 SNP 位点在 2916 例重型痤疮及 4716 例健康对照中开展了基因 - 基因相互作用模式分析,发现在重型痤疮中存在显著的基因 - 基因相互作用:SELL × MRPS36P2,TP63 × DDB2,DDB2 × CACNA1H,ADAM19 × GNAI1 × CDH13,ADAM19 × GABRG2 × GNAI2 × CDH13 等 SNP 所在基因间存在显著相互作用,结果有助于进一步了解重型痤疮的遗传易感性。

七、其他

研究还表明,环境因素和心理因素等也会引起痤疮,使用某些化妆品、工业用油和多氯联苯等也可能引发痤疮。

第五章　痤疮的临床表现

第一节　痤疮基本皮损表现

　　痤疮的基本损害以粉刺、炎性丘疹为代表，初起常为黑头粉刺或白头粉刺，加重后形成炎性丘疹，顶端可有小脓疱；继续发展可形成大小不等的暗红色结节或囊肿等，因此，痤疮也是呈现多形性皮疹的皮肤病。

　　基本损害如下。

　　1. 白头粉刺　毛囊漏斗部被角质细胞堵塞，角化物和皮脂充斥其中，而顶部由表皮覆盖，与外界不相通，成为封闭式粉刺，看起来为稍稍高起的白头。

　　2. 黑头粉刺　毛囊漏斗部完全被堵塞，毛囊皮脂腺内均为角化物和皮脂，开口处与外界相通，形成开放性粉刺，表面看起来为开大的毛囊口内有黑色角化栓。

　　3. 丘疹　是痤疮的基本损害，在毛囊漏斗部闭塞的情况下，形成皮脂腺内缺氧环境。痤疮丙酸杆菌在厌氧环境中大量繁殖，分解皮脂，产生化学趋化因子、白细胞聚集而发生炎性丘疹。

　　4. 脓疱　痤疮炎性丘疹进一步发展、加重，毛囊皮脂腺内大量中性粒细胞聚集，吞噬痤疮丙酸杆菌发生炎症反应，大量脓细胞堆积即成脓疱。

　　5. 结节　在脓疱的基础上，毛囊皮脂腺内大量角化物、皮脂、脓细胞存贮，使毛囊皮脂腺结构破坏而形成高于皮肤表面的红色结节，基底有明显的浸润、潮红。

　　6. 囊肿　在结节的基础上，毛囊皮脂腺结构内大量脓细胞、细菌残体、皮脂和角化物聚集，又有炎症浸润，毛囊皮脂腺结构完全被破坏，触摸起来有囊肿样损害，挤压可有脓血溢出。

　　7. 瘘管　结节、囊肿位于较深的部位，其囊腔内容物逐渐向皮肤表面移动，最后穿破皮肤、排出内容物，其排出物所经过的通道形成纤维化的管道，此乃瘘管，从里向外流出脓、血和分泌物。

8. 瘢痕　炎性丘疹以上的严重损害，因真皮组织遭到破坏，愈合后结缔组织修补而形成瘢痕。该瘢痕可分为萎缩性瘢痕和增生性瘢痕。

第二节　痤疮的类型

狭义的痤疮只限于痤疮皮损本身，随着医学的发展，出现了许多新的痤疮类型，较为广义的痤疮分型见表 5 - 1。

表 5 - 1　广义的痤疮分型

痤疮	寻常性痤疮 聚合性痤疮 化脓性汗腺炎 反常性痤疮 口周皮炎 面部脓皮病
痤疮亚型	表皮剥脱性痤疮 机械性痤疮 热带痤疮 夏季痤疮 暴发性痤疮 药物性痤疮 化妆品性痤疮 润发油性痤疮 职业性痤疮
与年龄有关的痤疮	新生儿痤疮 婴儿痤疮 学龄前痤疮 青春期痤疮 成人痤疮
痤疮样皮疹	玫瑰痤疮 颈项部瘢痕性痤疮 革兰阴性菌毛囊炎 坏死性痤疮 Favre - Racouchot 综合征

一、寻常性痤疮

各年龄段人群均可罹患，但多发于 15～30 岁的青年男女，男性多于女性。初发损害多为白头粉刺或黑头粉刺，挤压后可见头部呈黑色而体部呈黄白色半透明的脂栓，继而发现皮疹顶端出现小脓疱、破溃。严重时除黑头粉刺、丘疹、脓疱之外，尚可见豆大或指甲大的炎性结节或囊肿。

病程慢性，时轻时重，病程长短不一，部分患者至中年病情方逐渐缓解，但可遗留色素沉着、萎缩性或增生性瘢痕。皮损好发于颜面、胸部和背部，极少数可见于躯干，1% 的患者侵犯四肢和臀部。青春期后多数患者可以自愈或症状减轻。很多患者自愈后不留痕迹，但也有留有瘢痕者，自然缓解原因尚不明了，约 70% 女性在月经初潮前 2～7 天发作，至第 2 个月经周期则减轻，在妊娠期痤疮可有好转。

二、聚合性痤疮

与寻常性痤疮不同之处是发生的较晚、无缓解的过程，多发生在青年男性，很多患者发病前无寻常性痤疮，其发生的主要部位不是在面部，而多发生于颈部、背部、前臂部、腿部及臀部等处。本病非常顽固，其病程可达数年至几十年。常伴有瘙痒，严重病例可伴有免疫学异常（高球蛋白血症，IgM、IgG 高，细胞免疫低下）和中性粒细胞增多。

皮损呈多形性，包括大量黑头粉刺、丘疹、脓疱、结节、脓疱、脓肿和囊肿。以囊肿性皮损为主，特征性皮损是多头（常为 2 个或 3 个头）囊肿，表现为暗红色、柔软的半球状隆起性肿块，破溃后流出浓稠的脓、血混合性分泌物，可形成瘘管，愈合后留有凹陷性瘢痕或瘢痕疙瘩。

三、化脓性汗腺炎

本病又称逆向性痤疮，为慢性化脓性疾病。年龄从青春期至更年期均可发病，女多于男 2 倍，女性常见于腋窝、腹股沟及头部，男性多发生于肛门生殖器部位。

原发损害为深部炎症红色脓肿，可消退也可通向表面并流出脓及浆液脓性物质，与毛囊相连不明显，最后形成窦道、纤维化、瘢痕、肥厚性和痤疮性瘢痕及挛缩，也有少见的下肢水肿。触压损害有疼痛，并有脓液从窦道中流出，此起彼伏，反复发作。

四、反常性痤疮

反常性痤疮是近年来新提出的命名，是指化脓性汗腺炎、聚合性痤疮与头部脓肿性穿凿性毛囊周围炎，同时发生在一个患者身上，好发于中青年男性，血清中雄激素水平很高。

临床症状为面部、头枕部、颈、胸背部反复发生丘疹、结节、囊肿并伴有流脓及结痂，结节软化而形成脓肿，破溃后成为多数漏孔，有脓汁流出，漏孔与漏孔之间由于皮下组织侵蚀破坏，互相沟通，因此压迫结节可见在相近或距离较远的漏孔排出脓汁。慢性经过，常一处皮损痊愈留有瘢痕，但它处又有新的病损，如此绵延数年至数十年之久。

组织学：表皮棘层水肿、增厚、有大量中性粒细胞浸润，真皮汗腺腺体坏死，有急性炎症及成纤维细胞增生，毛囊皮脂腺周围炎症反应，见有较多的管腔，其周围可见慢性炎症细胞浸润。

五、口周皮炎

本病又名口周脂溢性皮炎或口周酒渣鼻，病因尚不清楚，可能涉及细菌、念珠菌、蠕形螨，刺激性或变应性接触物如化妆品、含氟牙膏，外用糖皮质激素、感情激惹等。好发于中青年女性，也可见于男性，皮损呈周期性发作，常伴有轻度的刺激或烧灼感，有时瘙痒。病程可持续 2～3 年，甚至可长达 10 年，也可自行消退。

皮损以口周为主，对称分布，面部皮肤油脂分泌旺盛，油腻、光亮，在红斑的基础上有丘疹、水疱、脓疱和结节。它们离口唇红线外 5mm 左右有一无皮损区。皮疹时轻时重，反复发作，慢性经过，不痒，无自觉症状。

六、面部脓皮病

本病发生在轻度或中度面部痤疮的患者，多见于壮年女性，年龄在 25～40 岁，常发生在某种刺激之后，突然在面部痤疮的基础上发生明显的红斑、深部脓肿表面覆有脓性分泌物和结痂以及囊肿性损害，皮损好发于面部正中和颊部，因破溃后在面部流脓、流血，尤似脓皮病，病情严重者又称暴发性酒渣鼻。

七、表皮剥脱性痤疮

本病又称少女人工性痤疮，可能是抑郁症的一种表现。原发痤疮损害很小甚至不存在，但患者有一个挖、挤的强迫性习惯，仔细检查可发现线状剥蚀，并发现比原发损害更明显的瘢痕与萎缩，这些患者倾向过于清洁，并常常采用放大镜去发现新损害去处理它，常不自觉地搔抓皮肤，使很小的原有的痤疮症状加重。患者常有精神症状，其临床表现只见痤疮发生在面部，出现搔抓引起的脓疱、结痂、色素沉着和皮肤剥脱性痤疮增厚等。

八、机械性痤疮

本病发病机制是机械性因素，如压迫、摩擦、牵拉等刺激和慢性轻微创伤，使局部皮肤角化过度、角质阻塞毛囊口，形成毛囊口角栓或小的角质囊肿。本病好发于慢性物理性损伤的部位，大多数患者有发生寻常痤疮的易感性，曾推测机械的外力引起毛囊皮脂腺上部的损伤激发毛囊的炎症反应而引起痤疮发疹。曾报道小提琴手在提琴接触的颈颏部发生痤疮与苔藓化，主要是颏部托琴处受机械性刺激所致，其他的例子包括：由头带、乳罩带、毛绒衣、足球与曲棍球头盔、矫形钉等所引起；某些患者有特殊摩擦习惯，好擦面部皮肤，或者将手支持在面颈部的一处，以及驾驶员背部皮肤和椅背的摩擦引起皮疹。

九、热带痤疮

本病为不常见的痤疮，它好发生在年轻时有过痤疮历史的、比较老年的患者，多发生在热带，或天气热而潮湿的季节，通常发生在驻扎在热带的军队中和背包族。皮损好发部位是背、颈项、臀部、大腿和前臂，皮损不累及面部是本病的特点。皮损为大而痛的囊肿、结节和脓疱，可引发皮肤瘢痕形成。患者转移至凉爽和干燥的环境后可自然缓解，也是本病的特点之一。

十、夏季痤疮

本病又称 Mallorca 痤疮，本病由 Hjorth 首报并命名，世界各地均有报道，国内已有报道。确切病因不清楚，可能与患者对光线过敏有关。临床表现为春季发病，夏季加重，秋季起逐渐消退。好发于 25～40 岁的女性，皮损分布于颜面、颈侧、前胸、前臂等暴露部位，对称分布，皮疹为 3～4mm 直径、暗红色圆顶稍硬，丘疹周围有红晕，很少出现粉刺和脓疱，密集或散发伴有瘙痒。

组织学表现为毛孔狭窄、毛囊扩大、角质层增厚、皮脂腺萎缩，血管周围有轻度淋巴细胞浸润。其病理机制 Mills 认为日晒后毛囊上皮被破坏，伴有中性粒细胞浸润，以后引起毛囊口闭塞，而形成丘疹。

十一、暴发性痤疮

本病为一种少见的急性发作及全身症状非常严重的囊肿性痤疮，其特点是原有轻度痤疮或数年痤疮的患者突然出现严重溃疡，疼痛的炎性结节及囊肿，主要累及面部、胸部、背部，少数累及头皮、大腿，并伴有全身症状，包括：体重减轻、贫血、C-反应蛋白增高、中性粒细胞增多、血沉增快、关节痛（以胸、肩解带、背部下方或大关节多见）、厌食以及局灶性溶解性骨损害，包括骨膜反应、膝周围轻度骨质疏松、骨髓炎，多见于青年男性，认为本病可能是患者对痤疮棒状杆菌的Ⅲ型或Ⅳ型变态反应。

十二、药物性痤疮

该病是由于药物代谢引起痤疮样皮疹。药物诱发痤疮的机制推测是药物损伤了毛囊上皮，使毛囊破裂后其内容物进入真皮所造成，继而发生炎症反应，开始出现炎症性丘疹。

1. 糖皮质激素痤疮（steroid acne）　是由口服糖皮质激素和同化类固醇所致，外用糖皮质激素也可引起，其表现可因用量和机体反应而有所不同，多在服药 2~3 周至 5~6 周之后出现，停用糖皮质激素后可逐渐消失。其机制是糖皮质激素刺激毛囊引起炎症，并破坏毛囊。其症状常为突然在服此药后发病，表现为红色丘疹和脓疱，可能见不到粉刺，皮疹周围红晕明显，除面部外也可侵及躯干上部。

2. 口服避孕药　避孕药是黄体酮和雌激素的复合物，黄体酮可为睾酮的前体，通过形成雄激素作用诱发痤疮，往往在服药停止后比在服药期间皮疹发生的更多，这可能是因为药物停服后 2~3 个月垂体促性腺激素代偿性的分泌过多所致。症状表现以红色丘疹和脓疱为主，常见不到粉刺，症状轻微。

3. 抗结核药（特别是异烟肼和对氨基水杨酸）　长期使用异烟肼可引起毛孔性痤疮样皮疹，其发病机制可能是：部分药物从毛孔排出，刺激毛囊；药物通过脑垂体促进皮脂腺的功能；此外，异烟肼的化学结构类似烟酸，可与之发生药理上的竞争，引起糙皮病样发疹；同时异烟肼可引起毛囊角化，由此形成痤疮样发疹。

4. 抗癫痫药物　此类药包括苯妥英钠，其他药物如海洛因衍生物、三甲双酮和苯巴比妥均可引起痤疮。其致病机制可能是苯巴比妥有促进皮脂分泌的作用。

十三、化妆品性痤疮

多发生在长期美容以及青春期之后的患者，一般在美容后 3~8 周出现。损害主要为深在性小结节。部分可见黑头粉刺，且易留有色素沉着，皮损好发于颊部、前额及下颏。

美容的方法多为面部按摩，据临床报道，27% 患者在第一次按摩后会发生深在小结节，1/3 患者在按摩后 3~6 周发疹。其发生机制可能是皮脂腺导管阻闭或破坏相关。此外，外用羊毛脂、凡士林、植物油、月桂醇(lauryl alcohol)、硬脂酸丁酯(butyl stearate)、油酸(oleicacid)能引起粉刺，可能与毛囊皮脂腺开口封闭有关。这些化合物在 20~40 岁的妇女面部能引起持续性低度闭合性粉刺。多数患者有痤疮的历史，停用后痤疮病情可以减轻、缓解，主要损害为多发性细小的白头粉刺，少数患者有丘疹和脓疱，好发于面颊部、下颌部、颧骨和口周。

十四、润发油性痤疮

该病应属于化妆品性痤疮的一种类型，主要发生于男性，多见于黑人。患者几乎都有用各种油脂护发的习惯，润发油流到额头、颞部、面部及后颈部，引发白头粉刺和黑头粉刺。在兔耳模型应用含羊毛脂、凡士林、某些植物油、月桂醇和油酸的化妆品可诱发粉刺。损害发生在用润发油部位，常出现闭合性粉刺，丘疹较少。有人发现每天使用发蜡或头油一年以上者，约 70% 会发生痤疮。

十五、职业性痤疮

几种工业用的切割油、柴油、润滑油、石油、煤焦油以及沥青均可引起毛囊炎和痤疮，多发生在男性成人。皮损为开放性黑头粉刺、丘疹、脓疱及结节。皮损多发生在接触最多的部位，如面部以及致病物质可从衣服浸透而接触皮肤的部位。关于油疹的发生机制，可能是因为这些油类替代了皮肤的脂质并干扰了正常的角化过程，引起角化过度和毛孔的栓塞，继而发生毛囊皮脂腺的炎症。

十六、新生儿痤疮

新生儿痤疮的发病可能与妊娠过程中内分泌的变化相关。新生儿的肾上腺相对较大，能够产生 β - 羟化激素，它能刺激皮脂腺增生。另外，一些新生儿睾丸生成雄激素增加，主要生成睾酮，因此新生儿痤疮与新生儿本身激素的变化有一定的关系。新生儿痤疮发病于出生后数天至 4 周，男婴多见。皮损好发于面部，以颊部和额部及颏部最常见，也可侵犯后背和腹股沟。皮损以丘疹和脓疱为主，偶见黑头粉刺，少见结节和囊肿。发病一般较轻，一般在数周内消退。

十七、婴儿痤疮

婴儿痤疮的病因不清，有些患儿伴黄体生成素、卵泡刺激素和睾酮水平升高。因此婴儿痤疮可能与下丘脑功能异常有关。最近的研究表明，肾上腺源性的雄激素增高可导致女婴痤疮，婴儿痤疮发生在 6 ~ 16 个月大的婴儿，多发于 6 ~ 9 个月，男婴多见。皮损通常局限于面部，以颊部最明显。皮损除粉刺外，可发生丘疹、脓疱、结节和囊肿。愈后遗留瘢痕。痤疮炎症明显者，持续时间长，一些患儿痤疮 1 ~ 2 岁后消失，多数持续到 4 ~ 5 岁，极少数可以持续到青春期。患过婴儿痤疮的患者一般在青春期时痤疮比较严重，父母也可能有重度痤疮的病史。

十八、学龄前儿童痤疮

学龄前儿童痤疮发生于 1 ~ 7 岁，临床上罕见，应注意患儿是否有高雄激素血症。鉴别诊断包括库欣综合征、先天性肾上腺增生、性腺或肾上腺肿瘤、青春期提前。临床上应测定骨龄、生长图、血总睾酮、游离睾酮、脱氢表雄甾酮、硫酸脱氢表雄甾酮、黄体生成素、卵泡刺激素、催乳素等指标。有时需要与颊部的毛发角化和粟丘疹鉴别。

十九、青春期前痤疮

青春期前痤疮是一种在青春期体征出现以前发生的痤疮，具有明显的遗传倾向，最常侵犯部位是前额中部、鼻部和颏部，表现以粉刺性损害为主，进入青春期后皮损增多，炎症加重，多形成重度寻常性痤疮。

二十、成人痤疮

本病又名青春期后痤疮、迟发性痤疮。近 10 多年来年龄 > 25 岁的痤疮患者就诊者增多，迟发性痤疮(定义为 25 岁后发病)患者，多数为职业女性。胡晓莉等对女性迟发性痤疮发病的研究发现，女性迟发性痤疮患者血清睾酮水平明显高于同年龄组正常女性，而与青春期女性痤疮患者比较差异无显著性，表明女性迟发性痤疮仍是雄激素过多的一种表现。推测女性迟发性痤疮患者体内雄激素水平高的原因，可能与慢性紧张刺激垂体 - 肾上腺轴，导致肾上腺源性雄激素分泌增多，进而促使痤疮的发生。

二十一、高雄性激素性痤疮

本病系指多囊卵巢综合征性痤疮、月经前加重性痤疮、迟发性或持久性痤疮，亦可因先天性肾上腺皮质增生而发生。研究表明，这一类痤疮患者的血清睾酮明显增高，而雌二醇和黄体生成素明显降低。本病的特征是痤疮发病早(在 12 ~ 13 岁)、病期长、严重而顽固难治，患者皮脂溢出、皮肤粗糙、毛孔粗大，有白头、黑头粉刺、鼻唇沟及鼻翼两侧持续性潮红，表现为男性化皮肤，其皮损好发于面部下 1/3，即双侧面颊、鼻部、下颏、颌部、颈部及额部。皮损以炎症性丘疹为主，常伴有结节、囊肿、粉刺，可破溃溢脓血，并形成瘢痕。持续到 25 ~ 40 岁病情仍不改善。一直到绝经期，卵巢纤维化、萎缩后痤疮方消退，其病程可达 30 ~ 40 年。此外常伴有多毛，女性雄激素脱发，肥胖以及女性初潮早，月经周期紊乱，月经期痤疮爆发性加重，这种患者患有多囊卵巢综合征痤疮(polycystic ovary syndrome，PCOS)，多发的卵巢囊肿分泌大量的雄激素，导致患者出现高雄激素血症。当把多囊的卵巢切除后，临床上高雄激素血症的症状会全部消失，皮肤油脂减少，痤疮减轻。

二十二、玫瑰痤疮

本病又名酒渣鼻，多见于 30 ~ 50 岁成年人，女性多于男性，但男性多为严重性。皮损好发于额部、眉间、面中部、下颏部、面颊。因经常侵犯鼻部，故称酒渣鼻，俗称红鼻头，也常累及双眼睑、眼缘。皮肤油腻，有较多的红丘疹、脓疱。反复发作后形成毛细血管扩张，较少发生白头粉刺、黑头粉刺。

二十三、颈项部瘢痕性痤疮

好发于项部，皮损开始为丘疹、脓疱、结节、囊肿，后形成肥大性、增生性瘢痕。由于瘢痕形成，毛囊皮脂腺结构破坏，毛乳头也被破坏而发生脱发。病情反复，呈慢性经过。

二十四、革兰阴性菌毛囊炎

本病主要发生在有慢性炎症性寻常性痤疮，并长期口服四环素类抗生素的青壮年患者，以男性多见，年龄分布在 18～30 岁，他们有过痤疮加剧，已被很好的控制。皮损发生在鼻唇沟两侧及口周、下颏部。表现为丘疹、脓疱，少数患者会发展成为结节、囊肿。反反复复发生，呈慢性经过。此病在临床上分为Ⅰ型、Ⅱ型，这两型均由对常规抗生素耐药的革兰阴性菌群代替毛囊正常菌群所引起的。

第Ⅰ型损害为很小的脓疱围绕着鼻和口，培养可产生典型的产气肠杆菌（enterobacter aerogenes）、肺炎杆菌（klebsiella pneumoniae）或大肠杆菌（escherichia coli）。

第Ⅱ型损害是深部结节，是由毒性更强的微生物奇异变形杆菌（proteus mirabilis）所引起。

二十五、坏死性痤疮

本病又称脓疱性毛囊周围炎，好发于 30～50 岁壮年男性。皮损分布于头面部，为红色炎性小丘疹、脓疱、结节、囊肿、毛囊炎，发于面部者愈后会留下瘢痕，发于头部者易导致脱发。有时会出现轻度的穿掘性情况。皮疹瘙痒明显。

二十六、Favre – Racouchot 综合征

本病又称结节性弹性变性痤疮、日光粉刺、群集性眶周粉刺，其特点是在颞部、鼻、眼眶周围、颊部、前额出现多数开放或闭合性粉刺，其原因是过度的日晒并伴有明显的日光弹力纤维病，发病高峰是在 60～80 岁，但也可发生在受到紫外线照射的年轻人。此病在我国农民、渔民、经久日晒的工作之下的老年人可以见到，在眶周的鱼尾纹的皱褶处见到较大的黑头粉刺，颧骨处有群集的毛囊口开大，周围皮肤呈菱形，有明显的光损伤改变。

第三节　痤疮的分级

一个较好的分级标准，应当具有以下几个方面的特点：①准确和可重复；②相对简单，便于医生在临床中记忆和应用；③不用繁杂的计算或照相；

④能够有效指导治疗。目前常见的分级方法如下。

一、Cunliffe 教授痤疮 12 级分级法

见表 5 - 2。

表 5 - 2　Cunliffe 教授痤疮 12 级分级法

1	0.1	少数炎性和非炎性损害
2	0.5	面颊和额少数活跃的丘疹
3	0.75	面颊极多不活跃的丘疹
4	1.0	广泛的活跃与较不活跃的丘疹分布于面部
5	1.5	面部有较多的较活跃的丘疹
6	2.0	很多活跃的炎性损害,但无深层损害
7	2.5	广泛的活跃与不活跃的损害,并开始延伸到颈部
8	3.0	活跃和不太活跃的损害虽较少,但有较多的深部损害,应加强触诊
9	3.5	明显较多活跃的丘疹和有深部结节性损害
10	4.0	以活跃的丘疹为主,差不多蔓延到全面部,触诊时至少能触到2个结节
11	5.0	以活跃的丘疹为主,差不多蔓延到全面部,触诊时有较多的结节性损害
12	7.0	很多的结节、囊肿性损害,若不及时治疗将会发生瘢痕

Cunliffe 教授 12 级分级法非常详细,但过于烦琐,级别之间无明确的定量,故临床上不好实施,实用性差。

二、Gollnick 和 Orfanos 痤疮四级分类方法

见表 5 - 3。

表 5 - 3　Gollnick 和 Orfanos 痤疮四级分类方法

严重度	粉刺	丘疹/脓疱结节	结节、囊肿	窦道	炎症	瘢痕
轻	< 20	< 10	—	—	—	—
中	> 20	10 ~ 20	—/ +	—	+	—
重	> 20	> 20	> 10	– / < 5	+ +	+
非常重	融合	> 30	> 20	> 5	+ + +	+

　　注: + + + :非常重; + + :重; + :中度; – :无。Gollnick 和 Orfanos 痤疮四级分类方法虽然有一定的数量标准,但由于烦琐,不便于临床推广。

三、改良 Pillsbury 的痤疮四级分类方法

见表 5 - 4。

表 5 - 4　改良 Pillsbury 的痤疮四级分类方法

严重度	症状及分布部位
Ⅰ度(轻)	散发至多发的黑头粉刺有少数散发的炎症损害
Ⅱ度(中)	Ⅰ度加上浅在脓疱,炎症损害 >20～50 个,限于面部
Ⅲ度(重)	包括Ⅱ度加上深在炎性皮损,发生在面、颈、胸及背部
Ⅳ度(重～集簇性)	Ⅲ度加上囊肿、瘢痕,发生在上半身

Pillsbury 的痤疮四级分类方法简单可行,目前在临床上被广泛采用。

四、整体评分法

此方法将皮损部位分为 6 区,即经典的面部 5 区:额、左颊、右颊、鼻、下颌,再加上前胸及后背共 6 区,并根据各区面积及皮损好发率给各区评分,额、左颊、右颊各 2 分,鼻、下颌各 1 分,前胸及后背 3 分。同时将皮损严重程度分为 4 级:0 为无皮损;1 为 ≥1 个粉刺;2 为 ≥1 个丘疹;3 为 ≥1 个脓疱;4 为 ≥1 个结节囊肿,将每一区最严重的皮损类型的分值与分区评分相乘,再总和相加得一分值,此总分值分级为 0 为无;1～18 为轻度;19～30 为中度;31～38 为重度;>39 为极重度。

此方法较为新颖,与经典方法区别较大,其优点是:①占用临床时间少;②不同观察者及同一观察者在不同时间评分产生的偏倚小;③不需要特殊设备;④花费低。其缺点是:①客观性不够高,对于皮损数量多但分布局限的患者,评分会偏低,而对于结节囊肿型但皮损数量少、分布分散的患者,评分会偏高,此方法只能对痤疮严重程度做一个概括评价,不能区分具体某种皮损的变化;②敏感性低。

第六章　痤疮的诊断与鉴别诊断

第一节　痤疮的诊断

一、常见皮肤病的中医辨证方法

（一）八纲辨证

八纲是指阴、阳、表、里、虚、实、寒、热，八纲是辨证的总纲领，皮肤疾病亦不例外。阴证与阳证、表证与里证、虚证与实证、寒证与热证，是四对既互相对立而又互有联系的基本证候。八纲是从各种具体证候的个性中抽象出来的带有普遍规律的共性，常作为辨证施治的基本法则，其着眼点是对疾病大体的病理分类，而非完整而具体的证，突出反映了中医学的整体观和辩证法思想。在八纲辨证中阴阳为总纲，也就是把疾病分为两大类，其中表证、实证、热证是阳证，里证、虚证、寒证是阴证。

1. 辨表里证　表里是辨别病变部位内外和病势深浅的一对纲领。表里是相对的概念。一般而言，从病位上来看，皮毛、腠理、经络相对是外；脏腑、骨髓相对为内。从病势上看，外感患者中病邪由表入里，是病势递增为重；由里出表，是病势减退为轻。

（1）表证：即六淫邪气从外侵袭机体造成的位于体表的轻浅证候。主要见于外感疾病的初起阶段。临床表现为发热恶寒或恶风，头身疼痛，或见鼻塞流涕、喷嚏、咽喉痒痛不适等症，舌苔薄白，脉浮。可见于风瘾疹（急性荨麻疹）之风寒外束、卫外不固证。

（2）里证：是指疾病深入脏腑、气血、骨髓所产生的证候，多见于外感病中、后期阶段或内伤疾病之中，具有无新起恶寒发热并见，以脏腑病症为主要表现，病情较重，病程较长。多有舌质及舌苔的改变等。里证成因有三：①表证不解，病邪入里；②外邪直中脏腑；③情志、饮食等损伤脏腑、气血津精受损。

2. 辨寒热证　寒热是辨别疾病性质的一对纲领。寒热是阴阳偏盛偏衰的具体表现。阴盛、阳虚表现为寒证；阳盛、阴虚则表现为热证。所谓"阳盛则热，阴盛则寒"，"阳虚则外寒，阴虚则内热"，即是此意。

(1)寒证：指由阴盛或阳虚所导致的以寒冷为主的一类证候，临床表现为恶寒或畏寒喜暖，面色㿠白，手足厥冷，口淡不欲饮，分泌物清稀量多，小便清长，大便稀溏，舌淡苔白质润，脉迟或紧。在皮肤科疾患中可表现为皮损颜色暗淡，肤温偏低，或自觉疼痛得温则舒，可见于冻疮、手足厥冷(肢端动脉痉挛症)、皮痹(系统性硬皮病)等。

(2)热证：是感受热邪，或阳盛阴虚，机体功能活动亢进的表现的一类证候。多因外感热邪，或素体阳虚，或寒邪入里化热或情志内伤，郁而化火，或过食辛辣，蓄积为热，而使体内阳热过盛所致。热证的主要症状有：恶热喜凉，口渴饮冷，面红目赤，烦躁不宁，痰、涕黄稠，小便短赤，大便秘结，舌质红、苔黄而干，脉数。

3. 辨虚实证　虚实意在辨别邪正盛衰，主要反映疾病过程中人体正气与邪气的盛衰变化及力量对比。人体正气包括气、血、精、津液等多个方面，故虚实也可表现为多种证候。

(1)虚证：可表现为阳虚、阴虚、气虚、血虚等多种证候，临床可见精神萎靡，四肢不温或五心烦热，骨蒸盗汗，心烦失眠或畏寒自汗，倦怠嗜卧或面色㿠白、唇色淡白。临床中可见于慢性迁延性疾病，如鬼脸疮(慢性盘状红斑狼疮)、皮痹(系统性硬皮病)。

(2)实证：可表现为气滞、血瘀、痰凝、虫积等多种证候，临床可见胀满、闷痛或疼痛拒按，唇色紫暗或痰核、瘿瘤等。皮肤科中可见于紫癜风(扁平苔藓)、瓜藤缠(结节性红斑)、白疕(银屑病)等疾患。

4. 辨阴阳证　阴阳是概括病证类别的一对纲领。阴阳是八纲的总纲，它概括了其他三对纲领，表、热、实属阳；里、寒、虚属阴。因此，不管证候多复杂变化，疾病的性质不外阴阳两大类。

(1)阳证：临床中凡是明亮、兴奋、躁动之象均属阳证。皮肤科疾患中可表现为发病急剧，病情进展迅速，皮肤颜色鲜艳明润，肤温偏高，分泌物稠厚、量多，如中药毒(药物性皮炎)、丹毒、溻皮疮(剥脱性皮炎)。

（2）阴证：临床中凡是晦暗、沉静、抑郁之象均属阴证。皮肤科疾患中可表现为病情迁延不愈，皮肤颜色暗淡、肤温偏低，分泌物稀薄，如皮痹（硬皮病）、黧黑斑（黑变病）、冷流肿（成人硬肿病）。

（二）脏腑辨证

1. 心与小肠　心居胸中，为君主之官。主血脉，藏神，开窍于舌，其华在面。手少阴心经其支脉下络小肠，与小肠互为表里。因此，心病的临床症状常有心悸、怔忡、心痛、心烦、失眠、多梦、健忘、神昏、脉结代或促等症状。小肠具有分清泌浊，化物之功。因此，小肠病变常有小便色质的改变。

心主血脉，即指心脏具有推动血液在经脉中运行的生理功能。心脏能够正常搏动以推动血液的运行，依赖于心气的作用。若心气不足则会导致血行障碍出现皮肤青紫、寒冷，如手足厥冷（雷诺病）、脱疽（血栓闭塞性脉管炎）；另外《外科全生集》录有"痈疽二毒，由于心生，盖心主血而行气，气血凝而发毒"，"心火偏旺，热入血分则血热肉腐"，心火亢盛易转移入血，生成皮损红肿热痛甚或造成鲜红色出血斑、血疱等，可以清心凉血之法治之。

心在液为汗。汗为津液所化生，血与津液同出一源，均为水谷精气所化生，因此有"血汗同源"之说，心主血，故有"汗为心液"的说法。异常出汗常与"心"有关，可因心阳虚衰、心气不足所致。临床上见到的多汗症，若同时伴有胸闷气短、神疲乏力、面色㿠白等全身症状，可用补气养心敛汗的办法治疗。

心与小肠相表里，心火可下移小肠，引起小肠实热证，症见心烦失眠，口舌生疮，溃烂灼热，小便赤涩，尿道灼热甚或尿血，舌红苔黄，脉数，如单纯疱疹、生殖器疱疹等。

2. 肝与胆　肝居右胁下，与胆互为表里，其华在爪，开窍于目。肝主疏泄，其性升发，喜条达恶抑郁，调畅气机，主藏血，主筋。肝的病变主要反映在肝主疏泄功能失常，致气机逆乱，精神情志异常，消化功能障碍；肝不藏血，全身失养，筋脉失濡及肝经循行部位经气受阻等多方面的异常。其病变的常见症状有精神抑郁，烦躁，胸胁、少腹胀痛，头晕目眩，肢体震颤，手足抽搐，视物模糊，月经不调等。肝病证候有虚、实两类，但以实证为多见。虚证多见肝血虚证、肝阴虚证；实证多见肝郁气滞证、肝火炽盛证、肝阳上亢证、肝风内动证及寒滞肝脉证等。胆的病变主要反映在影响消化和胆汁排泄、情绪活动等的异常。常见证候有肝胆湿热证等。

肝主疏泄。所谓肝主疏泄，泛指肝脏疏通、宣泄、条达升发的生理功能，对全身气血具有重要的调节作用。肝主调畅气机，肝的疏泄功能正常，则人体气机调畅，异常则会出现气机的瘀滞不畅，引起情志的异常变化，表现为肝火炽盛证，症见急躁易怒，心烦不寐，耳鸣如蝉，口苦咽干，或肝郁气滞证，症见抑郁寡欢，多疑善虑、沉闷欲哭，胸胁胀满窜痛等。异常的情绪变化，如暴怒、抑郁可造成皮肤的异常变化，如黄褐斑等，常常伴有上述症状，从肝论治，调畅气机，往往收到很好疗效。

肝主通利血、水。人体血液的运行、津液的输布代谢有赖于气的升降出入。气行则血行，气滞则血瘀；气行则水行，气滞则水停。若肝失疏泄，则导致血、水运行失常，形成血瘀、痰饮，在皮肤上可表现为滋水淋漓或肿块、瘰疬等。湿邪久蕴即可生热，形成肝经湿热证。

胁肋部胀满疼痛，可见红斑水疱，厌食腹胀，口苦恶心，或阴囊湿疹，睾丸胀痛，女子带下黄臭，外阴瘙痒，舌红、苔黄腻，脉弦数或滑数。

3. 脾与胃　脾主运化，胃主受纳、腐熟水谷。脾胃具有消化吸收饮食物中的水谷精微并将其转输至全身的生理功能。运化功能包括运化水谷精微和运化水液两方面。

运化水谷精微。水谷精微的正常转运全赖于脾气。只有在脾气充足的情况下，水谷才能得到正常的消化吸收，为化生精、气、血、津液提供足够的养料，维持正常的生理功能。若脾气虚损，气血生化不足，则可见纳差腹胀，日久皮毛筋肉失养则肌肉了消瘦，皮肤菲薄，毛发萎黄不生，在皮肤病中可见四弯风(特应性皮炎)、鱼鳞癣(鱼鳞病)等。

脾主湿，《黄帝内经》曰："诸湿肿满，皆属于脾。"脾运失常，运化水湿功能减退，则水液代谢障碍，产生痰饮、湿浊、水肿等病变，可使皮肤糜烂，浸淫滋液；水液凝滞成痰，则可见斑块、结节、囊肿等皮肤损害，如湿疹、皮肤结核等。

脾主统血，指脾具有统摄血液在经脉中运行，防止血液溢出脉外的功能。若脾虚失去统血之力，则可出现出血症状，其出血特点是：出血时间长，颜色淡，多发生于身体下部，同时伴有疲乏、气短、面色无华等脾气亏虚的症状，如过敏性紫癜、色素性紫癜性皮病等。

4. 肺与大肠　肺居胸中，居五脏六腑之最高位，故有"华盖"之说。上连气道，与喉相通，开窍于鼻，下络大肠，与大肠互为表里。肺主气，司呼吸，吐故纳新，生成宗气，灌注心脉，助心行血；即又主宣发肃降，通调水道，输布津液，为水之上源。肺在体合皮，其华在毛。大肠则主传导，排泄糟粕。肺气不足，导致风邪外袭，可见风团迭起，色淡瘙痒，时隐时现如荨麻疹。肺阴不足则皮肤干燥粗糙，脱屑无汗，毛发枯槁，如毛囊角化症、毛发红糠疹等。

肺开窍于鼻，肺通过鼻窍与外界直接相通。鼻或鼻周围发生的皮肤病以及一些部位偏上，位于颜面的皮肤病可因外邪犯肺所致，见于热疮（单纯疱疹）、肺风粉刺（痤疮）等病证。

5. 肾与膀胱　肾左右各一，位于腰部，其经脉与膀胱相互络属，故两者为表里。肾藏精，主生殖，为先天之本，主骨生髓充脑，在体为骨，开窍于耳，其华在发。又主水，并有纳气功能。膀胱具有贮尿排尿的作用。

肾藏元阴元阳，为人体生长发育之根，脏腑功能活动之本，如有耗伤，则诸脏皆病，故肾多虚证。膀胱多见湿热证。肾的病变主要反映在生长发育、生殖功能、水液代谢的异常方面，临床常见症状有腰膝酸软而痛，耳鸣耳聋，发白早脱，齿牙动摇，阳痿遗精，精少不育，女子经少经闭，以及水肿，二便异常等。膀胱的病变主要反映为小便异常及尿液的改变，临床常见尿频、尿急、尿痛、尿闭，以及遗尿、小便失禁等症。

（三）卫气营血辨证

卫气营血辨证是由清代叶天士所倡导，常用于辨证治疗外感温热病，相当于现代医学的急性发热性疾病。卫气营血是古人用来代表温热病发展过程中深浅轻重不同的四个阶段。叶天士说："大凡看法，卫之后方言气，营之后方言血"就是指病邪由卫入气、由气入营、由营入血，标志着疾病的发展与转归的过程。许多皮肤病发病及演变过程非常符合卫气营血发病规律，按此种辨证方法治疗往往取得较好的疗效。

1. 卫分证　《黄帝内经》曰："卫气者，所以温分肉，充皮肤，肥腠理，司开阖也。"人体卫外功能失常，肺卫失宣，则风热之邪侵犯肌表，其主症为发热，微恶寒，咽红，头痛，咳嗽，皮疹以红色丘疹、斑疹、风团为主，脉浮或数。可见于急性荨麻疹、急性点滴状银屑，本证常见于疾病的初期。

2. 气分证　卫分证不解，病邪内入气分，正盛邪实，阳热亢盛所致，其主症为高热，烦渴，不恶寒反恶热，脉数，苔黄。热入气分后，因所处脏腑部位不同，临床表现又各不相同。如热郁在肺，症见皮肤郁热不透，丘疹、痒感颇重，如过敏性皮炎；邪热壅肺，肺失清肃，肺气上逆，可见大片弥漫性红斑，并可兼见咳喘，胸痛，痰黄稠等症，如剥脱性皮炎；热在阳明，症见壮热，心烦，面赤，肤色红，可见于药疹。

气分证具有病变范围广、兼症繁杂的特点。凡温热病邪不在卫分，又不在营分、血分的一切证候，均属于气分证。故辨证时除抓住主症外，还必须依据兼症的特点，进一步判断病变所在的脏腑。

3. 营分证　是温热病发展过程中病邪内陷较为深重的阶段。《黄帝内经》曰："营气不从，逆于肉里，乃生痈肿。"温邪内陷，热邪稽留于营分，热盛则肉腐，肉腐则为脓，故皮肤表现为疮疡脓肿。

热邪劫伤营阴，心神被扰则见身热午后较重，口不甚渴或不渴，心烦不寐，甚或神昏谵语，斑疹隐现，舌质红绛无苔或少苔，可见于亚急性或系统性红斑狼疮活动期、剥脱性皮炎等疾病。

4. 血分证　指营分证不解，热邪深入血分，热盛动血、耗阴、动风所表现的证候。热入血分是温热病发展过程中的最后阶段，也是最深重的极期阶段。病变涉及心、肝、肾三脏，病证有热盛动血，迫血妄行，症见皮肤瘀血斑，色紫或黑，吐血、便血、尿血，皮肤灼热，躁扰不安，夜间较甚，舌质深绛，少苔或光苔，可见于过敏性紫癜等。

血分证还可见烦热躁扰，甚则昏狂、谵妄，兼见抽搐，颈项强直，角弓反张，目睛上吊，牙关紧闭等；或见持续低热，夜热早凉，五心烦热，口干咽燥，神疲，耳聋，形瘦；或见手足蠕动，瘛疭等，可见于系统性红斑狼疮脑病期。

（四）气血津液辨证

气血津液辨证，是运用脏腑学说中气血津液的理论，分析临证错综复杂的证候，以辨别气、血、津液病变的一种辨证诊断方法。

气血津液与脏腑有着密切的关系。气血津液是脏腑功能活动的物质基础，其属于五脏六腑，它们又是脏腑功能活动的产物，其生成以及运行等新陈代谢过程，都必须依赖于脏腑的功能活动。因此，如果脏腑发生病变，必然会影响到脏腑的功能。所以，气血津液的病变和脏腑是密切相关的，在学习和运用气血津液辨证时都应与脏腑辨证互参。通常把气血津液病证划分为气病辨证、血病辨证、气血同病辨证、津液病辨证四个方面。

1. 气病　《素问·举痛论》说的"百病生于气也"，指出气病的广泛性，不论外感内伤，最先波及的便是气，导致气的异常，由此再影响到血、津液、脏腑、经络，所以，气病也就最广泛。气病临床常见的证候，概括为气逆、气滞、气虚、气陷四种。

（1）气逆证：是指气机升降失常，逆而向上所引起的证候。临床以肺胃、肝胆之气上逆的证候较为多见。主要临床表现：肺气上逆，则见咳嗽、喘息；胃气上逆，则见呃逆、嗳气、恶心、呕吐；肝气上逆，则见头痛、眩晕、昏厥、呕血等。

（2）气滞证：是指人体某一部分、某一脏腑气机阻滞、运行不畅所表现的证候，多由情志不舒，邪气内阻，阳气虚弱、温运无力等因素造成，主要表现以闷胀、疼痛、疼痛攻窜或阵阵发作为主症。

（3）气虚证：是指全身或局部气的减少，而导致脏腑组织功能减退的证候。多由久病体虚、劳累过度、年老体弱、营养不足等原因引起。主要表现少气懒言，神疲乏力，头晕目眩，自汗，活动时诸症加剧，舌淡、苔白，脉虚无力，其中乏力、无力是主要症状。

（4）气陷证：是指气虚无力升举而反致下陷的证候，常由气虚证进一步发展而来，或者劳动用力过猛，过久损伤某一脏气所致，主要表现气虚证加上下陷证，即头晕眼花，少气倦怠，久泄久病，腹部有坠胀感，脱肛或子宫脱垂等。舌淡、苔白，脉弱。

2. 血病　血行脉中，内流脏腑，外至肌肤，无处不到，血对全身各组织器官起营养、滋润的作用。如果外邪侵袭，脏腑失调，使血的生理功能失常，就会出现寒热虚实的变化。根据临床表现，可概括为血寒、血热、血瘀四种。

（1）血寒证：是指寒邪客于血脉，阻碍气机，血行不畅所引起的证候。多由感受寒邪或机体阳虚阴盛所致。主要表现手足或少腹疼痛，喜暖恶寒，得温痛减。手足厥冷色青紫，妇女月经愆期，经色紫暗夹血块。舌紫暗、苔白，脉沉迟涩。

（2）血热证：是指脏腑火热炽盛，热迫血分所表现的证候。多由外感火热之邪，饮酒过度，过食辛辣，恼怒伤肝，房事过度等因素引起，主要表现咳血、吐血、尿血、衄血，兼见心烦、口干不欲饮，身热入夜尤甚，舌红绛，脉数。妇女可见月经先期，量多。总之，以出血和伴见热象为诊断要点。

（3）血瘀证：凡离开经脉的血液不能及时排出和消散，而停留于体内，或血液运行不畅，淤积于经脉或脏腑组织器官之内的均称为瘀血。由瘀血内阻而引起的病证，称为血瘀证。引起血瘀的原因有寒凝、气滞、气虚、外伤等,主要表现疼痛如针刺刀割,痛有定处而拒按,常在夜间加剧。肿块在体表者,色呈青紫;在腹内者,坚硬按之不移,又称之为疤积。出血反复不止,色泽紫暗或大便色黑如柏油。面色黧黑,肌肤甲错,口唇爪甲紫暗或皮下紫斑,或肌肤微小血脉丝状如缕,或腹部青筋外露,或下肢青筋胀痛。妇女常见经闭。舌质紫暗或见瘀斑、瘀点,脉象细涩,总之以痛、紫、瘀、块、涩为特点。

(五)辨皮疹及皮肤症状

1. 辨皮疹及其他客观症状

(1)原发损害

1)丘疹

急性红色	风热或血热
慢性血痂性丘疹	血虚阴亏
慢性苔藓性丘疹	脾虚血燥或寒湿所致

2)斑

红斑	血热或湿毒
瘀斑	气滞血瘀
白斑	气滞

3)水疱

急性红色水疱	湿热或热毒
慢性深在水疱	脾虚湿盛或受寒湿

4)脓疱:湿热(毒炽盛)

5)风团

色红,伴口干,遇热加重	风热
色白,怕冷、怕风,遇冷加重	风寒

6)结节

红色	血瘀
皮色不变或暗红	寒湿凝滞

7)齿燥:热邪炽盛或津枯液涸

8)发槁:气血俱虚,血不能荣发或气滞血瘀,发失所养

(2)继发损害

1)鳞屑

急性病后	风热或毒热未消

慢性病	血虚风燥

2）糜烂

急性糜烂	湿热
渗出结脓痂	湿毒

3）痂：热毒或湿热

4）抓痕：风盛或内热

5）皲裂：血虚、风燥或寒胜

6）苔藓样变：血燥、血虚或风热

7）慢性浸润性皮损：寒湿

8）溃疡

急性	热毒
慢性	气血虚弱、阴寒凝滞

9）渗出

黏液	湿热
清液	湿
腥臭味渗液	湿毒

2. 辨皮肤症状

（1）瘙痒

1）湿痒：有水疱、渗出、糜烂。伴有头沉重，口不渴，口淡无味，不思饮食，脉滑或沉缓，舌质淡，苔白腻或薄白，如湿疹。

2）风痒：发病急，游走性强，变化快，兼恶风或遇冷后加重，脉浮、数，苔薄白，如荨麻疹。

3）燥痒：阴血不足，老年体虚，皮肤干燥，肥厚革化或脱屑，或久病伤阴，如老年性皮肤瘙痒、冬季皮肤瘙痒。

4）热痒：皮损潮红，肿胀灼痒，烦热，遇热更加重。伴有口渴、大便干，尿赤，舌质红，苔黄，脉滑数，如接触性皮炎。

（2）麻木：气虚则麻，血虚则木。可因本身血虚——血脉运行不畅或疠气（如麻风）或风湿寒痰阻滞经络（如痹证）。

（3）疼痛：气血壅滞，经络阻隔所引起，“不通则痛”。①寒痛、虚痛：得热得按则减，痛有定处，遇寒则剧；②热痛：与寒痛相反；③气滞之痛：痛无定处；④血瘀之痛：痛有定处，病有其他血瘀症状。

（4）酸胀：多反映湿之存在。

（5）灼热：热邪。

（六）辨经络及部位

依照皮肤病所在部位，按经络、三焦等分类，从而指导临床治疗。

头顶：正中　　　　　　　　　督脉

　　　两侧　　　　　　　　　足太阳膀胱经

面部：　　　　　　　　　　　足阳明胃经

目部：　　　　　　　　　　　足厥阴肝经

耳部：前　　　　　　　　　　足少阳胆经

　　　后　　　　　　　　　　手少阳三焦经

　　　内　　　　　　　　　　足少阴肾经

鼻部：　　　　　　　　　　　手太阴肺经

口唇部：　　　　　　　　　　足太阴脾经

舌部：　　　　　　　　　　　手少阴心经

颈部：　　　　　　　　　　　足厥阴肝经

胸胁部：　　　　　　　　　　足厥阴肝经

乳部：乳房　　　　　　　　　足阳明胃经

　　　乳头　　　　　　　　　足厥阴肝经

背部：　　　　　　　　　　　总属阳经　督脉

腹部：　　　　　　　　　　　总数阴经　任脉

手心：　　　　　　　　　　　手厥阴心包经

腿部：外侧　　　　　　　　　足三阳经（胃、胆、膀胱）

　　　内侧　　　　　　　　　足三阴经（脾、肝、肾）

足心：　　　　　　　　　　　足少阴肾经

外阴：　　　　　　　　　　　足厥阴肝经

辨三焦：

　　　上焦　　　　　　　　　多风盛

　　　中焦　　　　　　　　　多肝郁或热重

　　　下焦　　　　　　　　　多湿盛

二、痤疮诊断

1. 发病年龄　多为青春期始发，也有青中年持续或迟发者，好发于15～

30 岁的青年男女。

2. 发病部位 多发于皮脂腺分布较多的部位，如头面、颈部、前胸与后背部，多为对称分布。

3. 皮损特点 皮损具有多样性，常见黑、白头粉刺、丘疹、脓疱、囊肿和结节等，少见的有窦道、瘘管、瘢痕疙瘩等，常伴皮脂溢出。

4. 自觉症状 一般无自觉症状或仅有轻微痒感，继发感染时疼痛。

5. 病程 属慢性病程，易反复发作，可持续数年或十余年。

第二节　鉴别诊断

一、酒渣鼻

酒渣鼻是一种主要发生于鼻子及其周围的红斑和毛细血管扩张的慢性炎症性皮肤病，尤以鼻头及其两侧最为明显，又称红鼻头、酒渣鼻、玫瑰痤疮。患者多见鼻及面部出现大量的痤疮样丘疹、脓包，甚至结节，亦有鼻部正常、面部常有皮脂溢出、毛孔扩大者。男、女均可发病，但多见于青壮年。本病常反复发作，经久不愈，影响美观，患者苦不堪言。西医学认为，本病为毛囊虫所致，亦与家族遗传有关。

二、毛囊炎

毛囊炎是指葡萄球菌侵入毛囊部位所发生的化脓性炎症，主要是不洁感染引起的，基本损害成与毛囊一致的红丘疹，其中心有毛发贯穿，部分丘疹顶端可有脓头，周围绕以红晕，好发于有毛发和易受摩擦的部位，特别是头皮、后项及背部。

三、职业性痤疮

职业性痤疮有长期接触煤焦油、石蜡、机油史。此病的发病通常与职业有关，共同工作的人员往往都发生相同的损害，损害除面部外常侵犯手背、前臂、肘膝附近等接触部位，多数皮损密集，伴毛囊口角化。

四、颜面播散性粟粒狼疮

颜面播散性粟粒狼疮好发于成年人，损害多为半球形或略扁平的丘疹或小结节，与毛囊并不一致，呈暗红色或略带棕黄色，触之柔软，中心坏死，对称分布，在眼睑、鼻唇沟及颊部为多，在下眼睑往往融合成堤状。玻片压诊可见苹果酱色改变。

五、溴、碘所引起的痤疮样药疹

溴、碘所引起的痤疮样药疹有服药史，没有典型的黑头粉刺，皮疹为全身性，发病无年龄的限制。

[附]

中国医师协会《中国痤疮诊治指南》
(2008 年)

一、初诊

患者主因面和胸、背部出现黑头粉刺、丘疹、脓疱、结节、囊肿等前来就诊。

二、询问病史

询问病史，饮食嗜好，生活习惯及使用化妆品情况，既往用药史，女性患者了解月经情况。对于 20 岁以上起病或难治性痤疮患者需查找潜在病因，如某些药物(皮脂类固醇)。了解与雄激素相关的病史，如肾上腺疾病、卵巢疾病、垂体肿瘤等及其他相关疾病。

三、查体

皮损的分布、类型，多见于面部、颈部、胸部和(或)背部，并查找雄激素过多的体征，性早熟，多毛，雄激素源性脱发等。

四、诊断步骤

1. 确定临床类型

(1)点状痤疮：以黑头和白头粉刺为主，无明显的局部炎症。

(2)丘疹性痤疮：以炎性坚硬的淡红至深红色小丘疹为主，丘疹中央可有一个黑头粉刺或顶端未变黑的皮脂栓。

（3）脓疱性痤疮：毛囊性脓疱或丘疹顶端形成脓疱，溃破后脓液较黏稠或有脓栓，愈后遗留浅的瘢痕。

（4）结节性痤疮：炎症较深时，脓疱性痤疮可发展成壁厚的结节，有显著隆起，呈暗红色或紫红色。它们可以长期存在或渐渐吸收，有的化脓溃破形成显著的瘢痕。

（5）萎缩性痤疮：丘疹或脓疱破坏腺体，引起纤维变性，出现凹坑状萎缩性瘢痕。

（6）囊肿性痤疮：为大小不等的皮脂腺囊肿，常继发化脓感染，破溃后流出带血的胶胨状或稀薄脓液，可形成窦道，愈合后出现瘢痕。

（7）聚合性痤疮：最严重的一种，皮损多形，有很多的粉刺、丘疹、脓疱、脓肿、囊肿、窦道、瘢痕、瘢痕疙瘩集簇发生。

（8）恶病质性痤疮：多见于身体虚弱的患者，损害为青红色或紫红色丘疹、脓疱或结节，含有脓血，长久不愈，痊愈后遗留瘢痕。

2. 评估严重程度　痤疮分级是痤疮治疗及疗效评价的重要依据，根据痤疮皮损性质及严重程度可将痤疮分为4级。

Ⅰ级：轻度痤疮。痤疮的最轻形式，仅有粉刺，没有炎症性丘疹。多见于青少年，前额是好发部位。在痤疮的早期阶段进行干预可以防止进一步发展，如果不进行治疗，可能进展为Ⅱ级。

Ⅱ级：中度痤疮。除粉刺外还有炎性丘疹。青少年痤疮可以由前额扩展至面部的其他部位，胸部、肩部、背部也可出现皮疹，男性尤为突出。成年女性的皮疹多位于面颊部和下颌，在月经前或经期尤为严重。Ⅱ级痤疮在不当挤压或挑刺后可以发展为Ⅲ级。

Ⅲ级：重度痤疮。除有粉刺、炎性丘疹及脓疱外还出现少量结节、囊肿和瘢痕。Ⅱ级和Ⅲ级的主要区别是炎症的程度。Ⅱ级皮肤显著变红，出现脓疱或结节。Ⅲ级常在累及其他部位（包括颈肩部、前胸、后背）的基础上，出现囊肿和遗留瘢痕。

Ⅳ级：痤疮的最严重形式，通常指结节囊肿型或囊肿型痤疮。皮肤表现为大量的丘疹、脓疱、结节和囊肿，患处常伴疼痛。除面部外，常累及整个背部、胸部、肩部。感染部位往往较深且广泛，几乎所有的囊肿型痤疮均可产生瘢痕。

第七章 痤疮的中医治疗

第一节 辨证施治

临床中常将痤疮分为 6 个证型，即肺经风热证、肠胃湿热证、痰瘀互结证、肝气郁滞证、冲任不调证、肾阴不足证，其中肺经风热证，病位主要在肺，与风邪、热邪有关；肠胃湿热证，病位在脾、胃、肠，与湿邪、热邪有关；肝郁气滞证和冲任不调证，病位在肝，与气、血有关；痰瘀互结证，病位在肺、脾、胃，与湿邪、痰饮、血瘀有关；肾阴不足证，病位在肾。处方中的药物归经以入肝、胃、肺经为主，对应了将痤疮主要定位于肝经、胃经、肺经、肾经。或因先天禀赋血热之体，或因后天饮食不节致湿热阻滞中焦为其根本，故治疗以清肺降火、清利肝胆、脾胃湿热为先，中焦湿热得清，才能运化药物直达病所。虽将痤疮分为以上 6 型治疗，但临证时常因人、因时、因地而灵活用药，不拘泥于一方一证，按个体症状表现及四诊资料合参后处方用药，因此突出了中医整体观和辨证论治的原则。

一、肺经风热证

1. 临床表现　颜面、胸背部散在或密集分布帽针头至粟米大小红色、丘疹色红，或有痒痛，或有脓疱，皮疹多分布于前额、面颊及前胸、后背。口渴喜饮，小便短赤，大便秘结。舌质红、苔薄黄，脉浮数。

2. 辨证思路　温病学派中有"斑出阳明，疹出太阴"之说，痤疮初起为高出皮面的粟米粒大小丘疹，可按太阴肺经风热辨证治疗。《黄帝内经》："伤于风者，上先受之"。本型多由素体阳热偏盛，或风热外袭，风热阳邪，其性善动炎上，肺居上焦，为娇脏，不耐寒热。故外感风邪犯肺，开合失司，腠理郁闭，邪气不能外达，结聚于上焦之颜面、胸背肌肤而发为痤疮。此证多见于青春发育期之少男、少女。常见于发病初期。皮损散在分布于面部、背部，多集中在双面颊。

3. 治疗　宜疏风宣肺清热，方用枇杷清肺饮加减。

4. 处方　枇杷叶 10g，桑白皮 10g，金银花 10g，连翘 10g，野菊花 10g，白茅根 30g，天葵子 15g，生地 20g，薏苡仁 30g，黄芩 10g，赤芍 10g，甘草 10g。

方解和加减：枇杷叶、桑白皮、金银花、连翘等清宣肺热，野菊花、天葵子清热解毒，白茅根、生地、赤芍清热凉血解毒，甘草调和诸药。诸药合用，共奏疏风宣肺清热之功效。皮损瘙痒属风热上攻，可加白鲜皮、桑叶、菊花以疏风清热止痒；油脂多者可加生侧柏叶、荷叶以凉血疏风；便秘者可加草决明、生大黄以通腑泻热；脓头较多者可加白花蛇舌草、山慈菇；有脓疱加蒲公英、地丁加强清热解毒之力；脾胃偏虚寒者，加红景天佐诸药寒性。

中成药：新癀片，每次 2～4 片，每日 3 次；或银蒲解毒片，每次口服 4 片，每日 3 次。

二、肠胃湿热证

1. 临床表现　颜面、胸背散在或泛发皮疹，皮损多为黑头粉刺、炎性丘疹或脓疱、囊肿，红肿疼痛，颜面油亮光滑；伴口臭，便秘，尿黄。舌质红、苔黄腻，脉滑数。

2. 辨证思路　《素问·生气通天论》："高粱之变，足生大丁"。此型患者多平素喜食辛辣、鱼腥油腻肥甘之品，或酗酒，使大肠积热，不能下达，上蒸肺胃，肺主皮毛，与大肠相表里。手太阴肺经起于中焦上行过胸，足阳明胃经起于颜面下行过胸，故肺胃炽热，火性炎上则循经上熏，血随热行，上壅于胸、面，故胸部、面部生粟疹且色红。

3. 治疗　清热利湿解毒，方选用茵陈蒿汤加减。

4. 处方　茵陈 30g，栀子 10g，黄芩 10g，生地 20g，连翘 10g，石膏 30g，大黄 6g，薏苡仁 30g，黄连 10g，甘草 10g。

方解和加减：茵陈、黄连、黄芩清热利湿，连翘、大黄清热解毒、散结消肿。肉食者多加焦山楂消化油腻肉食积滞，喜食淀粉类食物者可加生麦芽、生谷芽以消米曲薯蓣食滞，兼有腹胀、嗳气吞酸可加炒莱菔子以消食除胀、降气化痰，兼有外感而见恶心欲呕者可加焦神曲、炒麦芽消食和胃解表，疼痛较剧烈者可加白芷、皂刺，散结止痛，有脓疱加鱼腥草或败酱草清热排脓，口臭加淡豆豉、知母清胃热，脾虚加白术、茯苓健脾利湿，脾胃偏虚寒者加红景天佐诸药寒性。

中成药：甘草锌颗粒每次 1 袋，每日 3 次；新癀片，每次 2~4 片，每日 3 次；或银蒲解毒片，每次 4 片，每日 3 次；大黄䗪虫丸，每次 1 丸，每日 2~3 次；丹参酮胶囊，每次口服 3~4 粒，每日 3 次。

三、痰瘀结聚证

1. 临床表现　此证男性多见，皮疹以囊肿为主，表现为颜面、下颌部皮疹反复发作，经久不消，渐成黄豆至蚕豆大小肿物，肿硬疼痛或按之如囊，日久融合，结成囊肿，头皮、颜面油脂多，可伴见纳呆，便溏。舌质淡胖、苔滑腻，脉濡或滑。

2. 辨证思路　囊肿为痰瘀结聚之象，本型多由脾虚湿蕴证发展而来。由于脾虚失运，聚而成湿，久而酿湿成痰，痰湿互结，阻滞经络；或肝胆湿热日久，湿热久蕴不解，水液运化失常，炼液成痰，进而造成痰湿蕴结，凝滞于颜面，产生囊肿结节。

3. 治疗宜祛湿化痰软坚，方用海藻玉壶汤加减。

4. 处方　半夏 10g，陈皮 10g，海藻 6g，皂刺 6g，夏枯头 15g，白术 10g，茯苓 10g，蒲公英 15g，紫花地丁 10g，桑白皮 15g，黄芩 10g，丹参 15g。

方解和加减：陈皮、半夏消痰，昆布、海藻软坚，蒲公英、紫花地丁清热解毒散结，夏枯草活血化瘀散结。治疗此型多加桃仁、皂刺以活血化瘀、祛痰散结。皮脂溢出多者加芡实、荷叶、生侧柏叶等以祛湿收涩；大便干结者加枳实化痰消积，加瓜蒌清热化痰、润肠通便，瘀症明显者，加三棱、莪术或益母草活血化瘀；结节囊肿较多者，加昆布清热散结。

中成药：大黄䗪虫丸，每次 1 丸，每日 2~3 次；丹参酮胶囊，每次口服 3~4 粒，每日 3 次。

四、肝郁气滞证

1. 临床表现　面部散在丘疹或脓疱、结节，色红或暗红，多伴有疼痛，部分患者伴发黄褐斑；多因工作压力大，或情绪紧张、劳累而发病，兼见失眠、易怒、胁肋胀痛，或伴月经不调，经前加重，经后减轻，或月经量少，舌红或暗红、苔黄，脉弦或数或滑。

2. 辨证思路　此型好发于青年女性患者。多因平素情志不遂，忧思恼怒伤肝，肝失疏泄，气滞日久化火，火毒郁于颜面而发痤疮。女子以血为本，肝体阴而用阳，经前阴血下注血海，全身阴血相对不足，以致肝失血养，气血运行乏力。女性患者多表现为每次月经来潮前痤疮症状加重。

3. 治疗　宜疏肝解郁，以丹栀逍遥汤加减。

4. 处方　白术 10g，白芍 10g，当归 10g，茯苓 10g，柴胡 10g，黄芩 10g，菊花 10g，夜交藤 30g，煅牡蛎 20g，香附 10g，甘草 10g。

方解和加减：方中柴胡疏肝解郁；白芍、当归养血和血、柔肝缓急，养肝体而助肝用；白术、茯苓、甘草健脾益气，非但能实土抑木，且能使营血生化有源；香附疏散郁遏之气。若兼气滞血瘀而成，可加玫瑰花、月季花、红花疏肝解郁、活血止痛；肝郁日久化热，火盛者加虎杖、白花蛇舌草清热解毒；经前乳房胀痛明显者，加延胡索、川楝子、王不留行以行气止痛，经前加重或月经不调者加郁金、益母草活血理气；腰膝酸软者加女贞子、旱莲草以补肾精；大便秘结者加大黄泻热通便；口干口臭者加生石膏、知母泻胃热；结节较硬者可加夏枯草、浙贝、牡蛎以散结；不寐或多梦者，加合欢皮、茯神等。

中成药：逍遥丸、加味逍遥丸或柴胡疏肝散，每次 1 丸，每日 3 次，亦可服用龙胆泻肝片。

五、冲任不调证

1. 临床表现　此证多见于青中年女性患者。颜面皮疹坚实，色红或暗，久治难愈，或兼面色晦暗、皮肤粗糙、毛孔粗大、油脂泛溢，或痒或痛；伴见头晕乏力、腰膝酸软。舌淡、苔白腻，脉沉。

2. 辨证思路　患者多先天肾水不足，不能上滋于肺可致肺阴不足。另外，肾阴不足，肝失疏泄，使女子冲任不调，而使痤疮随月经周期而发。所以肾阴不足，冲任失调，天癸相火过旺为发病之本，肺胃血热为发病之标。月经前阴血下聚于胞宫，阳热虚火浮越于上，而致经前痤疮皮损增多加重。总由肾阴不足，阴不制阳，虚火内生而成。

3. 治疗　宜滋肾阴泻相火、调理冲任、清肺解毒，用六味地黄汤合二至丸加减。

4. 处方　女贞子 10g，旱莲草 10g，当归 10g，生地 15g，茯苓 10g，泽泻 10g，薏苡仁 30g，黄芩 10g，柴胡 10g，牡丹皮 10g，丹参 10g，甘草 10g。

方解和加减：方中女贞子甘苦清凉、滋肾养肝、墨旱莲甘酸微寒、养阴凉血，两药共同起到滋阴清肝的作用；六味地黄丸补肾阴，柴胡、丹参疏肝、清热、凉血，诸药合用，共奏滋阴清肝、凉血解毒、调理冲任之功效。月经不调或经前皮疹加剧者，加红花、益母草养血活血；皮脂溢出多者加生侧柏叶、生山楂利湿化痰散瘀；皮疹较红者，可加盐知母、盐黄柏以坚肾阴，泄相火；皮疹按之疼痛者可加野菊花、金银花；月经量多者，加牡蛎；经期疼痛者加元胡；月经量少者加阿胶(烊化)冲服。

六、肾阴不足证

1. **临床表现**　皮损以面部痤疮色赤粒小，色泽鲜亮，有瘙痒感，伴口渴心烦，失眠多梦，五心烦热，小便短赤，口干多饮，口舌生疮，女性经前加重，或兼经前烦躁、乳胀、痛经，舌红、苔少，脉细数。

2. **辨证思路**　肾阴和肾阳是一身阴阳之根本。肾阴，即是真阴，又称元阴，亦即是命门之水；肾阴不足，多是久病伤阴所致。而午后及夜间均属于阴盛阳衰阶段，因此，皮疹表现为午后及夜间颜色加重，晨起是阳气渐涨阶段，故晨起减轻。五脏之火、五志过极、邪热久留化火，不仅可损耗各脏之阴，日久必耗肾阴而致肾阴亏虚，则肾阳(命门之火)失制，相火亢盛，以至阴热、阴虚火旺。也可由于失血耗液，或过服温燥壮阳之品，或房劳过度而火妄动，进而耗损肾阴，而致阴虚火旺。当阴虚内热和阴虚火旺时，可见五心烦热、骨蒸潮热、颧红、盗汗以及舌红苔少，脉细数等病理表现。

3. **治疗**　治宜滋肾清心，解毒消疮。方用知柏地黄汤加减。

4. **处方**　生地 20g，茯苓 15g，泽泻 10g，山药 20g，地骨皮 10g，知母 10g，桑白皮 15g，淡竹叶 6g，薏苡仁 30g，甘草 10g，盐黄柏 6g。

5. **方解和加减**　方中选用生地黄滋肾阴、益精髓，山药滋肾补脾，两药补脾肾之阴以收补肾之本功效，亦即王冰所谓"壮水之主以制阳光"之义。本方配伍的另一特点是"补中有泻"，即泽泻配生地泻肾降浊，茯苓配山药渗脾湿。地骨皮、知母取其滋阴清热之效，桑白皮、淡竹叶入肺经清宣肺热，薏苡仁健脾除湿，甘草调和诸药。如此配伍，虽是补泻并用，但配"泻"是防止滋补之品产生滞腻之弊，实际还是以补为主。女性患者可酌加益母草、红花、路路通。舌根干少津或经期刚毕者，加女贞子、墨旱莲补肾阴；口干者，加沙参、麦冬滋阴生津；情绪烦躁不安者，加生龙牡安神、滋阴潜阳。

中成药：大黄䗪虫丸，每次 1 丸，每日 2~3 次。丹参酮胶囊，每次口服 3~4 粒，每日 3 次。

第二节　外治疗法

一、离子喷雾法

离子喷雾法是采用喷雾方式治疗，药液通过离子喷雾器以离子状态渗透皮肤进入体内，改善血液循环，有利于药物吸收，增强药效，同时蒸汽喷雾可使皮肤表面升温，使皮肤毛孔开放，既能起到疏通腠理、解毒止痒的作用，又能将体内新陈代谢产物、炎性递质等排出体外，改善局部和全身功能，还能有利于药物的渗透、吸收，增强药效。临床上往往与中药面膜结合运用于临床。

操作方法：将药液倒入雾化罐，接通电源，打开开关，待雾化罐内药液沸腾后将喷嘴移至皮损上方（距皮损 25cm 左右），开始计时，喷雾 15 分钟，1 次/日，6 次为 1 个疗程。

二、中药面膜法

中药面膜法是在将面部皮损中脂栓和脓液清除后，将中药直接涂于面部作为面膜，再涂以石膏面膜，通过中药直接作用于局部，达到清热解毒祛湿的作用。

操作方法：患者取仰卧位，先用离子喷雾器熏蒸面部 10~15 分钟，使面色潮红、毛孔张开，用偏酸性洗面奶彻底清洗面部，再用 1：1000 新洁尔灭消毒面部，用痤疮针清除皮损内的皮脂栓及脓液，有脓头者，用无菌针头挑出脓头，并用负压吸出脓栓，清理完毕后将调好的中药面膜涂于面部，继用温热水将石膏面膜粉调制成糊状，均匀涂于患者面部，待面膜干后（约 40 分钟），用温热水洗净，外涂护肤霜即告完成。每周 1 次，4 次为 1 个疗程。

三、刺络拔罐法

刺络拔罐法是利用针灸针、罐为工具，利用针灸针点刺放血，然后利用燃烧方法排出罐内气体，造成罐内负压，在点刺放血处拔罐。通过刺络拔罐结合刺激局部皮肤，达到疏通经络、泄热祛风作用。它能造成局部充血，使毛细血管扩张，通过机体的调整，以通畅气血、疏邪散郁，达到治疗疾病的目的。治疗痤疮主要取督脉和足太阳膀胱经穴位刺络拔罐进行治疗。

操作方法：患者取卧位，先进行局部的消毒处理后，用三棱针背部腧穴（如大椎、肺俞、心俞、胃俞、肝俞等）进行放血，然后选择合适火罐，检查罐口有无损坏，用血管钳夹取酒精棉球，点燃后在罐内中段快速环绕 1～2 圈后，迅速退出，立即将火罐扣在所选部位。在拔罐过程中随时观察罐口吸附情况和局部皮肤表现，询问患者有无不适感，留罐时间大约为 10 分钟。起罐时，一手扶住罐体，另一手以拇指或示指按压罐口皮肤，待空气进入罐内即可起下，并将拔出的渗出物擦拭干净。

四、中药熏蒸法

中药熏蒸法是用中药煎汁后注入面部熏蒸仪中熏蒸面部，或通过中药熏蒸治疗仪熏蒸全身的一种外治方法。

操作方法：如治疗痤疮患者可用金银花、丹皮、土茯苓等，水煎成 200mL 药液，滤渣后分早晚 2 次使用。每次以 100mL 药液注入熏蒸器中熏蒸患部，每次 10 分钟，10 天为 1 个疗程。若 1 个疗程后疗效不明显或为巩固疗效，可在停药 5 天后行第 2 疗程治疗，痊愈者可停药。

五、刮痧疗法

刮痧疗法用边缘光滑的嫩竹板、瓷器片、小汤匙、铜钱、硬币、玻璃，或头发、苎麻等工具，蘸食油或清水在体表部位进行由上而下、由内向外反复刮动，用以治疗有关的疾病。此种方法有宣通气血、发汗解表、舒筋活络、调理脾胃等功能，而五脏之腧穴皆分布于背部，刮治后可使脏腑秽浊之气通达于外，促使周身气血流畅，逐邪外出。

六、火针疗法

使用火针，借火力强开其门，引动火热毒邪直接外泄，同时可以使血管扩张，血流加速，腠理宣通，能迅速消除或改善局部组织水肿、充血、渗出、粘连、钙化、挛缩、缺血等病理变化，通过加快循环，旺盛代谢，使受损组织和神经重新恢复。

操作方法：暴露皮损部位，局部以 75% 酒精常规消毒，将针尖在酒精灯上烧红，迅速刺入皮损组织，随即迅速出针，连续 3～5 次，以消毒干棉签擦拭针眼，每周 1 次，4 次为 1 个疗程。

七、针刺疗法

1. 毫针刺

（1）主穴：百会、尺泽、曲池、大椎、合谷、肺俞、委中、三阴交、足三里、内关、太阳。

（2）配穴：四白、颧髎、下关、颊车等病变局部四周穴。便秘者配天枢、支沟。

（3）方法：泻法，中等刺激，留针半小时，每天针1次10次为一个疗程，症状好转后改为隔日1次。穴位多为手太阴肺经、手阳明大肠经、足阳明胃经、足厥阴肝经、足太阴脾经之穴，适用于肺胃热盛证的Ⅰ、Ⅱ级痤疮的辅助治疗，及肝郁脾虚的痤疮辅助治疗。

2. 耳针

（1）主穴：耳尖、肺、皮质下、丘脑、神门、内分泌、肾上腺。

（2）配穴：脾、大肠、小肠、肝。便秘加大肠、直肠下段；脓疱加心；月经不调加内生殖器、卵巢。

（3）方法：每次均耳尖放血，甚者可局部穴刺血，其余主穴选2~3个，配穴选2~3个。毫针刺，留针15~20分钟隔日1次，10次为1个疗程。适用于肺胃热盛证的Ⅰ、Ⅱ级痤疮的辅助治疗。

3. 刺络放血　王明明用刺血法治疗面部痤疮，取尺泽、少商、合谷及身柱等穴，用三棱针点刺并挤出血液2~5滴，王明明认为刺血疗法具有调动人体免疫力及调整内分泌的功能，从而使体内激素保持在相对平衡水平，达到预防痤疮的目的。

4. 其他

（1）穴位埋线：根据不同证型辨证选药，将羊肠线经中药浸泡后，用一次性埋线套管针埋于肺俞、足三里、关元等穴，通过羊肠线的良好刺激，使肺气得以宣泄，肺热即清，痤疮自消。起到疏通经络、调和肺胃之气的作用，且能利用异性蛋白的吸收分解达到组织疗法作用，以促进细胞代谢，增强机体免疫力，达到治疗疾病的目的。每2周1次。

（2）蜂针疗法：周学志等用蜂疗法治疗痤疮，治疗前先做过敏试验。取穴：身柱、灵台、合谷、曲池、足三里、委中及面部痤疮上蜂针散刺。一般每次不超过10穴。每日治疗1次，10次为1个疗程。同时病变部位点涂10%的蜂胶酊及口服花粉蜜。

(3)耳尖点刺放血：在耳郭上选定耳尖穴，常规消毒后，用三棱针在耳尖穴上点刺(手法要准快)，然后在点刺部位挤出瘀血6~10滴，用消毒棉球按压。每周治疗1~2次。在耳部进行放血刺激可镇心安神，调整脾胃功能，促进气血运行，疏通经络，清泄上熏颜面之热毒。

(4)耳穴贴压：王不留行籽沸水烫洗后晒干，贮瓶中备用。取穴肺、内分泌、大肠、面颊、膈多用，耳前、耳后少用，局部消毒，将贴附于小方块胶布的王不留行籽，贴于穴位上，用示指、拇指捻压王不留行籽至酸沉麻木或疼痛为止，嘱患者每日揉按5~6次，每次30~60秒。以有痛为度，每穴留置2~3天，至下次治疗，更换穴位，更换王不留行籽，两耳交替进行。10次为1个疗程。

(5)经络环皮部快速接力挑治法：本法是北京第六医院已退休皮肤科主任李定忠教授创造的高效速效治疗方法，特别是对皮肤科疑难病症，取得了显著疗效。本法是应用一种专用针(圆体锥形针)沿经络环常用穴进行快速挑治，仅用针尖接触表皮，转腕一挑，针不进皮，不出血，当即发出"叭、叭"声，从头到脚依次挑治穴位是以百会(高度过敏、极度虚弱、高血压症或危重患者首次或初期不用此穴，避免发生晕针)、风池、大椎、肺俞、肾俞、命门、曲池、手三里、合谷、少府、中脘、关元、足三里、内庭、血海、三阴交、承山为经络环整体调整主穴，配合面部病变附近穴位。具体操作：从头到足，先病侧后健侧，或交叉对应取穴，快速接力挑刺表皮，每穴2次。

八、推拿按摩疗法

(一)基本方法

1. 按抚法　一般用于按摩的开始和结束。将两手掌搓热，贴于面部，如洗脸状上下摸搓面部，用手指或手掌在皮肤组织或穴位上施加压力，反复操作2~3分钟，可促进皮肤血液循环和皮脂腺的分泌功能，具有清醒头目、光润皮肤的功效。可使面色红润，面部皮肤柔嫩，并用于防治颜面衰老等。主要用于额、双面颊、下颏部。

2. 揉捏法　用手指捏起皮肤的同时，揉局部组织。揉法是用手指做轻推、滚动、摩擦等动作，捏法是用拇指和示指或中指捏起皮肤。具有疏经活络、祛风散寒、舒展肌筋、温煦皮部的功效，可促进新陈代谢，增强细胞再生能力，有放松肌肉、强健肌肤及渗透作用，主要用于双面颊部。

3. 叩抚法 多用于头部、肩部按摩，是按摩中最刺激的手法，不能用于按摩的开始。叩抚法包括点法、拍法、切法。操作时用力要均匀，要用指腹着力，强度适中，切忌暴力。具有疏风活络，促进血液循环，可营养经络，刺激皮肤弹性组织，增强面部皮肤光泽度，缓减肌肤疲劳，减少面部皱纹，延缓衰老，放松肌肉，消除疲劳，使肌肉坚实，增加皮肤弹性。

（1）点法：用于面部，点时用指头在面部上下移动，动作要快，手指放松、力度均匀。

（2）拍法、切法：用于额、头部、肩部、背部、手臂等处，用整个手掌拍打皮肤，或利用手腕和手掌边缘拍打。两手交替进行，动作要轻稳灵活快捷。

4. 震颤法 多用于面部按摩，是以手臂放松，利用前臂、手部肌肉收缩而形成震动感，由指尖传到按摩部位，以内功持续震颤，渗透深层肌肉组织，达到治疗的作用。具有舒经通络、祛瘀消积、活血止痛、温中理气及调节肠胃的功能，有深入皮肤、消除疲劳、增加皮肤弹性作用。

5. 捏按法 多用于面颊部、额部按摩，禁止在眼部操作。利用拇指和中指或其他手指快速提捏肌肉，并对局部组织施加适当的压力，不可挤掐，捏拿皮肤多少及用力大小要适中。有促进皮脂顺利排出，增加皮肤的吸收功能作用。

6. 颜面痤疮取穴按摩法

（1）如无脓疱且丘疹散在不多，可行全套面部美容经穴按摩常规手法。

（2）若丘疹密集有脓疱，仅点按面部穴位，如睛明、神庭、头维、印堂、攒竹、丝竹空、四白、迎香、地仓、颊车、听宫、听会、耳门、承浆等穴位，叩击头部并点按百会穴。耳穴加揉心、肺、内分泌、肝、交感、面颊等局部穴。体部点按合谷穴、阳陵泉、足三里；由指端到上臂，逆向叩击手太阴肺经3遍；由下而上点按足阳明胃经3次，叩击3次。

（二）禁忌证

皮肤深部炎症、皮肤外伤、传染性皮肤病，有尿血、呕血、便血等出血倾向者，妇女月经期、妊娠期，严重哮喘病发作期、活动性结核病、梅毒、癌肿、脑血管病昏迷期、长期服用糖皮质激素、极度疲劳、空腹；饭前或饭后半小时内不宜进行按摩。

（三）按摩要求

1. 术者按摩前须洗净双手，剪去指甲，摘掉戒指、手表等饰物。

2. 选经取穴须准确。按摩是以刺激经络穴位来达到治疗的目的，因此，术者须认真学习经络知识，以期达到选取经穴的准确。

3. 动作要熟练、手法须柔和，节奏要平稳。先慢后快，先轻后重，有深透性。按摩的手法多种，但总的原则是按摩方向与肌肉走行方向一致、与皮肤皱纹方向垂直(眼周、唇周肌肉呈环形，额部为横向，面部为从中间向两边斜向上的方向)。

4. 按摩时间不可过长，以 10~15 分钟为宜，整个按摩过程手法要熟练，连贯度好，手部与顾客面部一定要服帖。

5. 按摩环境应保持安静，注意保暖，保持空气流通。

(四)注意事项

按摩前一定要先清洁面部皮肤，最好在蒸汽喷雾后，毛孔处于张开状态时进行按摩；根据皮肤的不同状态、位置，注意调节按摩力度。特别注意眼周围按摩力度要轻；按摩过程中要使用足够的按摩膏，以免拉松皮肤。

第三节　常用外治方药

一、中药软膏

即将药膏直接敷患处，有解毒、消炎、促进消散的作用。

1. 银翘三黄膏(石家庄市中医院院内制剂)　适用于痈肿疔疮、红斑、丘疹等。

2. 化毒散软膏(北京中医医院院内制剂)　化毒散 20g，凡士林 80g。直接外用或摊纱布上贴敷。适于结节、脓肿者。

3. 黑布化毒膏(北京中医医院院内制剂)　将黑布药膏与化毒散软膏(化毒散 20g，祛湿药膏或凡士林 80g 混匀)等量混匀即成黑布化毒膏。适用于重症痤疮，皮损多以囊肿、结节为主。

4. 痤疮乳膏及其微制剂(微米痤疮乳膏)　该药是姚春海等研制治疗痤疮的纯中药外用制剂。药物组成包括生大黄、白花蛇舌草、茵陈、苍术、丹参、生地榆、生甘草、冰片。

5. 龙珠软膏　王新梅等外用龙珠软膏(麝香、牛黄、珍珠、琥珀、硼砂、冰片、炉甘石等)治疗痤疮，效果显著。

6. 黄连牡蛎膏　谷建梅等应用黄连牡蛎膏(黄连、煅牡蛎、丹参、薏苡仁、红花及紫草等)研究痤疮实验模型的抗角化作用，表明黄连牡蛎膏可减轻皮肤毛囊皮脂腺导管的过度角化，组织病理学改善呈剂量依赖性。

二、中药散剂

1. 痤疮净粉(石家庄市中医院皮肤科科研方)　生大黄、黄芩、土茯苓、牡丹皮等份研末，急性期用醋调成糊状，慢性期改用酒调成糊状，每天晚上涂擦患处。适用于局部丘疹、结节、囊肿皮损。

2. 颠倒散　大黄、硫黄等份研末，用凉开水或茶水调敷，每天 1～2 次；或配成 30% 的洗剂外擦。适用于鼻头部毛孔粗大，油脂溢出明显，局部炎性红斑、丘疹、丘疱疹、脓头及黑头粉刺皮损。每天晚上涂擦，次晨洗掉。

3. 化毒散　川黄连、乳香、没药、贝母各 60g，天花粉、大黄、赤芍各 120g，雄黄 60g，甘草 45g，牛黄 12g，冰片 15g。可用 10%～20% 的药粉直接掺入其他粉剂内扑撒，亦可和其他粉剂混合配成油膏或软膏外用。适于脓疱较多者。

三、中药面膜

将具有清热解毒、凉血散结作用的中药制成面膜，涂敷面部，可有效消除炎症，加速有效成分的吸收。根据皮肤情况，选用不同性质的中药面膜敷面。一般来说，硬膜用于痤疮、色斑、油性皮肤较好，痤疮、油性皮肤又以冷膜为佳。

1. 痤疮净面膜 1 号方(石家庄市中医院皮肤科科研方)　取黄芩、薏米、银花等量研细末，用蒸馏水调成糊状涂于面部成膜状，30 分钟取下，清水洗净，每周 1 次。适用于丘疹、结节、囊肿、黑白头粉刺清除术后的面膜治疗。

2. 痤疮净面膜 2 号方(石家庄市中医院皮肤科科研方)　当归、白僵蚕、薏苡仁等量研细末，用白醋和鲜奶调成糊状涂于面部成膜状，30 分钟取下，清水洗净，每周 3～4 次。适用于痤疮的鲜红、暗红色的痘痕。

3. 如意金黄散　用于较深在的炎性丘疹和结节囊肿。如意金黄散研细粉后蜂蜜调配成稀糊状，外用，每晚外敷于炎性皮疹处，范围略超过皮疹边缘，晨起用清水洗净，至炎性皮疹基本消退无肿痛为止。

四、中药酊剂

1. 痤疮酊剂　王景风等自制痤疮酊剂，主要成分为白鲜皮 100g、鱼腥草 50g，加 95% 乙醇 200mL、蒸馏水 300mL 浸泡 72 小时后过滤备用，水杨酸

5g、间苯二酚 5g、冰片 10g，用 95% 乙醇 100mL 稀释，使用前加备用液混匀，外用涂患处，治疗丘疹性痤疮。

2. 痤疮酊　李玉仙等配制的痤疮酊，组方：黄连 15g，黄柏 15g，黄芩 20g，地肤子 15g，苦参 15g，陈皮 15g，丹参 20g，冰片 10g，甲硝唑 2g，螺内酯 1g，维生素 B_6 2g，将中药饮片磨碎后放入大磨口瓶中，加入 40% ~60% 乙醇溶液浸泡 7 日后过滤，再将冰片及其他西药研粉后加入滤液，融化后外涂患处，治疗青年痤疮。

五、中药洗剂

1. 清热消肿水剂(石家庄市中医院)　金银花、黄芩、薏苡仁、牡丹皮等煎成水剂后，待凉后敷于面部，每次 30 分钟，每日 1 次。

2. 祛脂方　山豆根、桑白皮、石菖蒲、五倍子、透骨草、皂角刺各 15g。浓煎，加水 1000mL 洗面，每日 1 次。

3. 脱脂水剂　透骨草 30g，皂角(打碎)30g，水 2000mL。以上二药加水煮沸 20 分钟滤过冷却备用。外洗患处。

4. 洗面退油方(《普济方》)　牵牛、白及、甘松、三奈子、海金沙等份为末，用鸡蛋清调擦，每晚涂面。

六、其他方剂

1. 中药糊剂　任凤兰等用痤疮灵(胡桃仁、大枫子仁、桃仁、杏仁等)共同捣碎制成糊状，每晚涂于痤疮患部。

2. 中药霜剂　宋延生等用天然抗粉霜(主要成分为丹参酮、紫草素、丹皮酚、多糖、白僵蚕提取液)治痤疮。

第五节　外治现代疗法

一、光动力学疗法(PDT)

PDT 是近年来在皮肤科应用较多的光疗法，使用特定波长的光激活痤疮丙酸杆菌代谢的卟啉，通过光毒性反应、诱导细胞死亡以及刺激巨噬细胞释放细胞因子、促进皮损自愈来达到治疗痤疮的目的。目前临床上主要使用单纯蓝光(415nm)、蓝光与红光(630nm)联合疗法及红光联合 5 – 氨基酮戊酸

（ALA）治疗各种寻常痤疮。

1. 红光疗法

（1）基本原理：红光（660nm）比蓝光对卟啉的光动力效应弱，但能更深地穿透组织。暴露于低强度红光下，巨噬细胞会释放一系列细胞因子，刺激纤维原细胞增殖和生长因子合成，因而对痤疮发挥治疗作用。红光的穿透性和抗感染作用也可以对痤疮的治疗起到一定作用。红光对卟啉的光活化作用不大，但它对组织的穿透性更好。

（2）临床应用：红光较蓝光对组织有更强的穿透力，红光的穿透深度可达10~15mm，直接作用于皮下组织。其作用机制可能是红光增加细胞的新陈代谢，促进细胞合成，刺激成纤维细胞增生并产生生长因子，使纤维细胞数目及胶原的形成增加，从而加快损伤组织的修复过程，同时也增加白细胞的吞噬作用，提高机体的免疫功能。由于能更深地穿透组织和抗感染，对痤疮的治疗作用也就更为显著。单独使用红光照射同样具有治疗痤疮的作用，红光对人体皮肤无明显的不良反应。

2. 红蓝光联合疗法　主要利用红蓝光的作用机制，两者交替使用对人体皮肤无明显的不良反应，加强痤疮治疗的效应，同时改善皮肤质地，减少复发及复发后皮损减轻等特点，其联合治疗效果更有效。

3. 蓝光疗法

（1）基本原理：痤疮丙酸杆菌在代谢过程中主要产生粪卟啉Ⅱ，它对光的吸收峰值在415nm，处于蓝光的波长范围内，因此蓝光对该菌有抑制作用，可以诱导细胞内pH的改变，通过影响跨膜蛋白转运使细菌被破坏。由于蓝光穿透性较浅，故主要用于治疗轻、中度痤疮。

（2）临床应用：痤疮丙酸杆菌代谢产生的内源性卟啉主要为粪卟啉Ⅲ，粪卟啉类似色基（色基是指皮肤中吸收光能的分子，每种色基有其对应的吸收光谱）吸收波长峰值为415nm的蓝色可见光后被激活为高能量的不稳定卟啉，该物质与三态氧结合形成不稳定的单态氧和游离活性基团，单态氧与细胞膜上的化合物结合后损伤细胞膜从而导致细菌死亡，使痤疮的炎症皮损得以清除。最新研究，还发现蓝光可通过影响痤疮丙酸杆菌的跨膜离子的流入和改变细胞内的pH来杀灭细菌。高能窄谱蓝光不仅能在短时间内高能量、特异性杀死痤疮丙酸杆菌，而且能保护其他皮肤组织不受损伤。近年来用于治疗痤疮的新型蓝光设备在国内外得到推广。高强度、窄波谱蓝光治疗仪对轻、中度痤疮有较好的效果。其波长范围（415±5）nm，输出强度 40mW/cm²，标准剂量 48J/cm²，可使痤疮丙酸杆菌的数量减少，对大多数患者的痤疮皮损具有缓解作用。以色列 Elman 等使用高能量、窄谱的蓝光设备（405～420nm），每次 15 分钟，每周 2 次，连续 4 周治疗痤疮患者，总剂量高达 648J/cm²，80% 患者的炎症性皮损清除率达到 59%～67%。蓝光的不良反应少且轻微，仅有照射后引起局部干燥、瘙痒或出现皮疹的报道。

4. 红光联合 5－氨基酮酸（ALA）　5－氨基酮戊酸（ALA）是近年来国外首选新型光敏剂。ALA 可被毛囊皮脂腺单位和异常角质形成细胞吸收，经血红蛋白合成途径代谢为具有活性游离基团原卟啉区，后者被光线激活产生单态氧和自由基，导致细胞膜破坏，细胞死亡。光动力疗法还可不同程度地抑制皮脂腺分泌、减少粉刺和炎性皮损数量、促进组织修复。目前临床上主要使用红光联合 ALA 疗法治疗各种寻常性痤疮，光动力疗法可作为中重度或重度痤疮在系统药物治疗失败或患者不耐受情况下的替代选择方法。

二、激光疗法

多种近红外波长激光如 1320nm 激光、1450nm 激光和 1550nm 激光有助于抑制皮脂腺分泌及抗感染作用。强脉冲光通过滤光器发出广谱非相干光（400～1200nm），作用于黑色素、血红蛋白和水等目标靶色基。其较短波长的光（主要是 420nm 波长的可见光）通过对痤疮丙酸杆菌代谢产生的内源性卟啉进行激发，使其对游离态或单态氧离子进行释放，能够促进痤疮丙酸杆菌的有效杀灭，并且痤疮丙酸杆菌的生长在有氧条件下会受到抑制，从而有利于痤疮的显著改善。强脉冲光具有的热效应有利于痤疮皮损炎症的快速吸收，能够萎缩皮脂腺，促进油脂分泌的减少。另外，波长在 500～600nm 波长的光涵盖了血管蛋白的第二个和第三个吸收峰，对于痤疮遗留的红色痘印可以有效改善。585nm 的脉冲染料激光是专门治疗血管类疾病，针对痤疮遗留的红色痘印和强脉冲光一样有非常好的疗效。非剥脱性点阵激光（1440nm 激光、1540nm 激光和 1550nm 激光）和剥脱性点阵激光（2940nm 激光、10600nm 激光）对痤疮瘢痕有一定改善，均需要多次治疗。临床应用时建议选择小光斑、较低能量以及低点阵密度的多次治疗。

三、紫外线

痤疮皮损常常在暴露于阳光或人工紫外光源后获得临床好转，且有报道超过 70% 的痤疮患者在夏季日晒后获得明确疗效。究其原因，除了紫外线可产生红斑和色素沉着而表现出掩饰作用外，其疗效可能是因为对毛囊皮脂腺系统产生一定的生物学效应。除此之外，紫外线具有杀菌作用，其机制在于它能使细胞经辐射后产生光化学变化从而促进过氧化物毒性物质的生成、阻止 DNA 复制及转录和抑制酶的形成。体外实验已经证明，紫外线能有效杀灭痤疮丙酸杆菌。

国外在紫外线治疗痤疮方面做了较多的研究，常采用中波紫外线（290～320nm）和（或）长波紫外线（320～400nm）或联合光敏剂治疗痤疮，临床试验表明，紫外线对丘疹和脓疱有效，但可促使毛囊角化过度和皮脂腺分泌亢进而加重粉刺。最近研究发现，长波紫外线与 5 - 氨基酮戊酸（ALA）联合有确切疗效，为皮肤病的光动力疗法开辟了新途径。但是，除了治疗作用外，紫外线还可能对皮肤产生一些不良反应，如红斑反应、色素沉着、皮肤光毒性反应和光敏反应及皮肤肿瘤等，因此，限制了紫外线对痤疮的治疗。

四、射频技术（RF）

射频技术（RF）是近年来应用于皮肤科的另一治疗手段，它采用电磁能量，加热峰值可达 3～4mm 真皮深度，由此抑制皮脂腺。仪器治疗头局部设有持续冷却装置，使真皮层加热的同时表皮受到一定的保护，RF 对真皮受热的同时，皮脂腺也受到热作用，这对炎症性皮损的治疗有一定好处。目前常用的黄金微针射频技术，将微针技术联合射频技术，穿透较深，对真皮的刺激更明显。RF 产生的热作用可以使真皮胶原重塑及新生胶原形成，从而对痤疮凹陷性瘢痕有一定的作用。RF 治疗后大多数患者有数小时轻度水肿、红斑，由于其受热并不被皮肤色素所影响，对于肤色较深患者无法使用点阵激光治疗凹陷性瘢痕时，可适当选择射频技术。

五、一体化电 - 光联合技术

一体化电 - 光联合技术（Combined Electro - Optical Energy System - ELOS），或称 E 光技术（Elos Technology）一体化电 - 光联合技术（Combined Electro - Optical Energy System - ELOS），或称 E 光技术（Elos Technology），由光电两种能量联合，同时作用于靶组织，具有 1 + 1 > 2 的效果，两种能量均降低使用，可减少不良反应。

作为痤疮重要条件致病菌痤疮丙酸杆菌，代谢产生的卟啉是机体内特定的光敏物质，能选择性地吸收 E 光中的光能，释放出单态或游离态的氧离子，单态氧可有效杀死痤疮丙酸杆菌，同时 E 光的热作用又会使更多的氧进入毛孔，在有氧环境下痤疮丙酸杆菌的生长受到抑制，而且光热作用促进了炎症的吸收、消退。强脉冲光穿透皮肤被血红蛋白吸收，热能传至血管壁，造成血管受破坏，血栓形成，最后吸收消退，用以去除红斑及充血、扩张的血管，封闭皮脂腺的毛细血管，减少炎症部位的血液供应，使痤疮炎性丘疹及红斑很快消退。E 光中的射频能刺激皮肤产生新的胶原，使痤疮瘢痕明显改善，同时还能使皮肤弹性增加，毛孔变细，皮脂腺分泌减少，面部油腻感减轻，痤疮的复发率降低。

六、化学剥脱术

浅表化学剥脱术主要包括果酸、水杨酸及复合酸等，是通过利用化学药物的细胞毒性以及蛋白质凝固作用造成表皮细胞破坏，蛋白质凝固溶解，引起皮肤炎症，继而利用创伤修复的过程促进表皮细胞分裂，使胶原纤维排列规则化、均一化，同时还能够使变性的弹力纤维发生质的改变，减少皮肤皱纹。它还可以抑制过多皮脂分泌，改善毛孔阻塞，淡化色素沉着斑，最终达到改善皮肤质地，美容皮肤的目的。临床上可用于轻中度痤疮及痤疮后色素沉着的辅助治疗。

如果酸活肤治疗中的果酸广泛存在于自然界中的水果、甘蔗、酸乳酪中，分子结构简单，分子质量小、无毒无臭、渗透性强、作用安全、不破坏表皮屏障功能。果酸浓度越高，作用时间越长，其效果越好，但相对不良反应也越大。治疗方案应用浓度 20%、35%、50%、70% 的果酸(羟基乙酸)，治疗痤疮每 2~4 周 1 次，4 次为 1 个疗程。炎性皮损和非炎性皮损具有不同程度减退，消退率为 30%~61%，增加治疗次数可提高疗效。

第六节　中医药治疗

中医学是将人体看作为一个有机整体，治疗上也讲的是整体辨证论治，这中医学的精髓所在，也是中医治疗痤疮的特点所在。现从风、肺、脾胃、肝和冲任论治痤疮来讨论分析临床用药特点。

一、从风论治

《黄帝内经》云："劳汗当风，寒薄为皶，郁乃痤。"《石室秘录》云："粉刺之症，乃肺热而风吹之。"《儒门事亲》《外治寿世方》中有"风刺"的记载。因此古代医家注重从风治疗本病。从风论治又分为风热和风寒，疏散风寒常用防风、白芷、荆芥等。防风乃是治痤疮的要药药性平和，还有止痒的功效，现被广泛应用于多种皮肤病的治疗。荆芥有散风透疹，消疮止痒的功效，白芷燥湿消肿，止痒，同样都被用于皮肤病的治疗。而羌活、藁本、麻黄、葱白等药物，药性较烈，临床使用较少。发散风热常用的药用有菊花、薄荷、蝉蜕、牛蒡子等。菊花，《纲目拾遗》云："专入阳分。治诸风头眩，解酒毒疔肿。"薄荷，《本草纲目》云："利咽喉、口齿诸病。治瘰疬，疮疥，风瘙瘾疹。"蝉蜕，《本草纲目》云："治头风眩晕，皮肤风热，痘疹作痒，破伤风及疔肿毒疮，大人失音，小儿噤风天吊，惊哭夜啼，阴肿。"牛蒡子，《本草纲目》云："消斑疹毒。"这些都是古代医家治疗痤疮及皮肤病的常用药。

二、从肺论治

痤疮从肺论治，其主证为肺经风热证，手太阴肺经起于中焦而上行过胸，肺经有热，则循经上熏，壅于胸面，故胸面生疹。《医宗金鉴·外科心法要诀》云："肺风粉刺，此证由肺经血热而成"。临床症见：颜面、胸背散在红粟，色淡红或鲜红色，或伴痒痛，舌红、苔薄黄，脉浮数。应治宜清肺散热，临床上使用频次较高的主要药物为黄芩、桑白皮、枇杷叶、甘草、栀子、连翘、金银花、黄连、白花蛇舌草、生地、丹皮等。其中使用频次最高为黄芩、桑白皮和枇杷叶。枇杷叶，苦，微寒。归肺，胃经，具有清肺经风热、降逆止咳之功。《食疗本草》云："枇杷叶，煮汁饮，主渴疾，治肺气热嗽及肺风疮，胸、面上疮。"《本草再新》云："枇杷叶，清肺气，降肺火，止咳化痰，止吐血呛血，治痈痿热毒。"黄芩，苦，寒。归肺、胆、脾、大肠、小肠经。有清热燥湿，泻火解毒，止血安胎之功。《日华子本草》云："黄芩，下气，主天行热疾，疗疮，排脓。"《神农本经》云："黄芩，主诸热黄疸，肠澼，泄利，逐水，下血闭，（治）恶疮，疽蚀，火疡。"临床上这些用药均为各代医家常用的清肺热之药。

三、从脾胃论治

痤疮从脾胃论治，其主证为胃肠湿热、脾虚湿热及肺胃湿热证，足阳明胃经起于颜面而下行过胸，胃经积热，则循经上行，滞于胸面，而生痤疮。临床症见：皮疹红肿疼痛，或有脓疱，伴见口臭，大便黏滞不爽，纳呆，尿黄。舌红、苔黄腻，脉滑数等。临床上使用频次较高的主要药物有黄芩、栀子、茵陈、黄连、大黄、薏苡仁、甘草、桑白皮、连翘、金银花、蒲公英、生地等。黄芩，《别录》云："疗痰热，胃中热。"《日华子本草》云："下气，主天行热疾，疗疮，排脓。"栀子，《本经》云："主五内邪气，胃中热气，面赤，酒疱皶鼻，白癞，赤癞，疮疡。"茵陈清湿热。黄连，《别录》云："调胃厚肠，益胆，疗口疮。"大黄，《别录》云："除痰实，肠间结热。"这几味均为各代医家常用的清脾胃湿热之药。

四、从肝和冲任论治

痤疮从肝和冲任论治，其主证为肝经郁热、冲任失调，临床症状主要是伴有痛经、月经不调等症。临床上使用频次较高的主要药物有益母草、香附、当归、柴胡、白芍、红花、丹参、女贞子等。益母草，《纲目》云："活血，破血，调经，解毒。"香附，《滇南本草》云："调血中之气，开郁，宽中。"当归，《雷公炮制药性解》云："入心、肝、肺三经。"李杲："当归梢，主症癖，破恶血，并产后恶血上冲，去诸疮疡肿结。"柴胡，《本草再新》云："入心、肝、脾三经"，和解表里、疏肝之效。白芍，《日华子本草》云："治风补痨，主女人一切病"，养血柔肝，缓中止痛，敛阴收汗，主治月经不调。以上几味均为各代医家常用的疏肝调经药物。

第八章　痤疮防治

一、身心调护

痤疮的形成是多种病因相互作用、相互影响的结果，主要与雄性激素水平增高、皮脂代谢异常、痤疮丙酸杆菌等微生物作用、遗传及其他诱发因素有关。因此，在本病的治疗中，除了内服、外用药物及配合光动力治疗以外，更突出强调对患者生活指导、饮食调理、面部护理等方面的健康宣教，并收到了满意的疗效。

1. 强调生活起居的规律　《黄帝内经》有云："阳气尽则卧，阴气尽则寐"。子时是指晚11：00时至凌晨1：00时，此时阴气最盛，阳气衰弱；午时是指中午11：00时至下午1：00时，此时阳气最盛，阴气衰弱。从中医的角度来说，子时和午时都是阴阳交替之时，也是人体经气"合阴"及"合阳"的时候，如在这两个时间段熟睡对人身体有诸多益处。但是现代人生活压力大，节奏快，繁忙时不注意按时入睡，休息时夜生活过多，错过睡子午觉的最佳时机，长此以往必然会让人处于亚健康状态，眼圈发黑、面色晦暗、痤疮等问题接踵而来。

2. 重视情志的影响　痤疮患者多为年轻人，学习、工作压力大会使情绪波动、烦躁易怒。中医认为，此为肝气不疏，气郁化火，火热上炎所致。现代研究认为，精神紧张会对机体的内分泌产生不良影响，如焦虑可抑制睾酮、雌激素的分泌，进而引起内分泌失调，增加痤疮发病的可能。有一则养生名言"春秋繁露，仁人之所以多寿，外无贪而内清静，心平和而不失中正，取天地之美以养其身"，对于本病患者也有一定的参考意义。因此，工作注意劳逸结合，避免长期精神紧张；保证每天8小时的睡眠，放松面部肌肉，保持良好的生活习惯，树立战胜疾病的信心，是治疗痤疮的前提和根本。

3. 注意饮食　调理饮食调理，就是人们常说的"忌口"。在诊病过程中，经常告诫患者要忌辛辣食物、忌甜食、忌油炸食品。这是因为"食有五味，各有归经"，饮食可影响和调节脏腑气血阴阳。在这里需要强调的是，饮食不当不是痤疮发病的直接因素，但却是病情反复、迁延不愈的常见诱因。对于本病患者，综合中医传统观念及现代研究，这里提出"四忌"。

(1)忌食高脂、油炸类食物：《素问·奇病论篇》曰："数食甘美而多肥，肥则令人内热，甘则令人中满，发为消渴。"祖国医学认为，痤疮与过食肥甘厚味，以致肺、胃湿热熏蒸而瘀滞肌肤有关。高脂、油炸类食物能产生大量热能，并促进皮脂腺分泌使油脂旺盛。因此，必须忌食如黄油、奶酪、红烧肉等。

(2)忌食辛辣、腥发之品：此类食品性燥热，食后助热内燃，无异于是火上加油。肉类中性热之品十分常见，如牛羊肉、狗肉等，而辣椒、生姜、大蒜及乙醇类饮品更易使机体内热壅积，从而加重病情。

(3)忌高糖类食物：人体食入高糖食品后，会使机体新陈代谢旺盛，皮脂腺分泌增多，从而使痤疮接连出现。常见的高糖类食物有巧克力、冰淇淋、咖啡、碳酸型饮料等。

(4)忌用补品：补药大多为温热助阳之品，劲补更易使人内热加重，诱发加重痤疮，正值青春期发育的青少年当尤为注意。

4. 加强面部护理　痤疮患者应该重视面部的清洁和化妆品的应用。患者应常用温水和硼酸皂或硫黄皂洗患处和面部油脂分泌多的部位。根据面部出油脂的多少，每日洗 2~3 次。同时不可用手挤捏粉刺，防止继发感染及瘢痕的形成。对于非炎症性、闭合性的粉刺可以在专业人员的操作下使用痤疮针压出。治疗期间，不要用油性化妆品及含有粉质的化妆品，如粉底霜等，以免堵塞毛孔加重病情。

这里还要强调有部分因为化妆品使用不当而引发"化妆品痤疮"。这主要是因为化妆品内的不饱和脂肪酸、香料以及皮肤清洁消毒剂中的制菌物质均含有致粉刺作用的物质，它可以刺激皮脂腺导管内皮角化增生，或者是化妆品在毛囊的开口处发生机械性堵塞，使皮脂排泄不畅，瘀滞而形成粉刺、炎性丘疹等一系列痤疮表现。这类疾病好发于成年妇女，她们在青春发育期间有痤疮史，用化妆品后再次出现痤疮，或使痤疮加重。当停用化妆品后痤疮病情可以减轻、缓解。主要损害为多发性细小的白头粉刺，好发于面颊部、下颌部、额骨部和口周围，化妆品使用不当也是青春期后痤疮的重要发病原因之一。

此外，在炎热的夏季，由于气温高、空气湿度大，患者还需要注意面部的避光，汗出过多时要及时擦拭，以免高温、汗液造成对皮损的刺激。面部护肤品选择油少水多的"水包油"型的霜膏，有助于本病的康复。在治疗上选用正规医院的专科治疗，不要擅自使用外用药物，尤其是不要用糖皮质激素等药物。

每个人的病因各不相同，实际情况千差万别，因此在治疗及预防痤疮中，要因人而异，强调个体化治疗。把握住每个患者的关键问题，有的放矢，才能收到满意的疗效。

二、食疗调理

（一）药食同源

中医素有"药食同源"之理，本病亦可以通过食膳来辅助治疗。饮食上要多吃新鲜蔬菜，如芹菜、菠菜、白菜、黄瓜、冬瓜、番茄、菜花、绿豆芽、黄豆芽、柿子椒、菜心、苦瓜等。多食水果，如苹果、梨、草莓、柑、橙、香蕉、西瓜、山楂、柠檬等，多食豆制品及粗粮、瘦肉等。

中医药学理论认为药食同源，药食同理。金代《寿亲养老书》有云："水陆之物为饮食者，不管千百品，其四气五味、冷热补泻之性，亦皆禀于阴阳五行，与药无殊。"宋代医家陈直云也认为："故万物皆享阴阳五行而生，有五色焉，有五味焉，有寒热焉，有良毒焉"。历代文献也都有对食物药用的经验记载，《神农本草经》就收录了大量的具有药食两用的食物，并且记载了食疗药膳的理论与实践方法。《千金要方·食治》亦收录药用食物 164 种，每味食物按本草书籍体例阐析性味、毒性、主治、功效等。明代李时珍的本草巨著《本草纲目》载有大量食物，层次分明地载录了食物各部位药性。食物同药物类似，多来源于自然界之动、植物，亦存在五味、四气、归经等特性，拥有功效、主治等功能。大多数食物作用比药物和缓，无毒或毒性较小，可祛邪而不伤正，故可以在中医理论的指导下使用食物或食药共用来用于治疗内、外、妇、儿、五官、皮肤诸科疾病。

（二）食物的特性

中医食疗历史悠久，经过数千年的发展，拥有了完善的食疗体系、食疗理论、积累了丰富的食疗经验。这些丰富的资料，成为我国发展饮食疗法的独特优势。食疗具有疗效显著、施用范围广、毒副反应低等特点。

食疗是以中医药学理论为基础，使用天人相应的整体观为依据，与药疗的治疗原则相同，均遵循"用热远热，用温远温，用寒远寒，用凉远凉""补其不足，损其有余"的辨证论治原则，通过研究食物的性味、归经、配伍、禁忌，用食疗或药疗食疗并用的方法，调节人体阴阳平衡、脏腑功能，治疗疾病及延缓衰老。

1. 食物四气　食物的"四气"，即食物具有寒、热、温、凉四种不同的属性，又被称为"四性"，后世虽依用药经验加入"平"性，但仍以"四性"称之。食物的"性"是从食物作用于机体所发生的反应中概括出来的，不同属性的食物其药用功效也不相同。一般而言，寒凉性质的食物多有滋阴、清热、泻火、凉血、解毒、生津、解暑、止渴作用，如冬瓜、绿豆、梨、金银花等其对热性病症或自体阳气旺盛、内火偏重者有益，而不宜于体质虚寒、阳气不足之人服食；温热性质的食物有散寒、温中、助阳、活血、通络等作用，如肉桂、狗肉、羊肉、生姜等，阳虚怕冷、虚寒病症者食之为宜，不宜于热性病及阴虚火旺者食用。寒热性质不很明显的食物，被归类为平性食物，如粳米、赤小豆、山药等。

《素问·至真要大论》："热者寒之，寒者热之。"论述了四性在食疗上的应用原则，即在制配食疗药膳方时应重视食物及药物的属性，明辨疾病和病人的病性虚实，辨证论治的选取药食材。

2. 食物五味　食物跟药物一样也有五味，主要为酸、苦、甘、辛、咸，另有气味不明显者为"淡"味，故有时以"六味"称之。食物的"味"，不仅是指食物原本的味道，也是对其功效的一种归纳和总结。《素问·藏气法时论》曰："辛散，酸收，甘缓，苦坚，咸软。五谷为养，五果为助，五畜为益，五菜为充，气味合而服之，以补精益气。"说明谷肉果菜各有五味，且五味各有不同的药理作用，必须平衡摄取，才能达到补精益气、养身健体的效果。一般来说，辛味，具有发散、行气、行血、开胃等作用，如生姜、葱白；苦味，具有清热、泄降、燥湿、解毒等作用，如栀子、淡豆豉；甘味，具有补虚、和中、缓急止痛、润燥等作用，如饴糖、蜜；酸味，具有收敛、固涩、止泻的作用，如乌梅、醋；咸味，具有软坚散结的作用，如牡蛎、食盐。《素问·至真要大论》云："辛甘发散为阳，酸苦涌泄为阴，咸味涌泄为阴，淡味渗泄为阳。六者或收或散，或缓或急，或燥或润，或软或坚，以所利而行之，调其气使其平也。"

《褚氏遗书》"除疾"篇提到"酸通骨,甘解毒,苦去热,咸导下,辛发滞"说明了五味的阴阳属性及功效,在食疗的选择运用上,起着指导性的作用。《素问·宣明五气》云:"五味所禁:辛走气、气病无多食辛;咸走血,血病无多食咸;苦走骨,骨病无多食苦,甘走肉,肉病无多食甘;酸走筋,筋病无多食酸。是谓五禁,无令多食"。《灵枢·五味论》还指出"五味口入于也,各有所走,各病存所。肝病禁辛,心病禁咸,脾病禁酸,肾病禁甘,肺病禁苦"。由此可见,食物的性味直接影响身体健康,应引起重视。

　　3. 食物归经　归经,指药物的作用趋向于某一脏腑功能系统的选择性作用。食物与药物一样,也有归经的作用。《内经》中论述了归经与五味有密切的关系,食物有五味,而五味对五脏各有所喜归,如《灵枢·九针论》曰:"五味所入:酸入肝,辛入肺,苦入心,甘入脾,咸入肾,淡入胃,是谓五味。"《素问·至真要大论》:"夫五味入胃,各归其所喜,故酸先入肝,苦先入心,甘先入脾,辛先入肺,咸先入肾",《内经》中列出五味归经的原则,再加上长期的临床实践,根据疗效而归纳和整合了人体脏腑经络总结出归经取向。如寒凉性食物,如梨、莲心、香蕉、桑葚、桃子、猕猴桃、西瓜等,都具有清热的功效,但梨偏清肺热,桑葚偏于清肝之虚热,香蕉偏于清大肠热,莲心偏于清心热,芹菜偏于清肝火,猕猴桃偏于清膀胱、肾虚热。不同的归经也有不同的主治功效,归心经的食物常可治疗口渴烦热、疮痛肿痛、失眠、暑热等,有清热解毒的作用。食物的归经对疗效起到了重要作用,在食疗时应引起重视。

　　食物还具有升、降、浮、沉四种作用于人体的不同趋向特性,这也与四气五味相关。升降浮沉具阴阳属性,阳主升而阴主降,阳主外而阴主里,故升浮属阳,沉降属阴;四气五味亦有阴阳属性,《内经》将食物的气味及其厚薄以阴阳分类,并将气味厚薄与升降浮沉的关系联系起来,在《素问·阴阳应象大论》谓:"阴味出下窍,阳气出上窍。味厚者为阴,薄为阴之阳;气厚者为阳,薄为阳之阴。味厚则泄,薄则通。气薄则发泄,厚则发热。"王好古更具体地说明:"夫气者天也,温热天之阳,寒凉天之阴,阳则升,阴则降。味者地也,辛甘淡地之阳,酸苦咸地之阴,阳则浮,阴则沉。"李时珍谓:"酸咸无升,辛甘无降,寒无浮,热无沉。"所以运用食物时也应考虑升降浮沉的特性,依病位、病势的不同选择相应的食物治疗,一般而言,病位在上、在表者,不宜用沉降之品而引邪深入,宜选用升浮之品;在下、在里者,宜用沉降之品，而不宜用升浮之品；病势上逆者，不宜用升浮药食而助邪势，宜选用沉降特性的药食来治疗；病势陷下者，宜升而不宜降。

（三）痤疮的食疗

从痤疮病因上，除遗传基因、激素水平和感染因素外，饮食也是一个不可忽视的因素。一项对新几内亚岛国饮食结构的研究发现，当地居民以菜根、水果、鱼、椰子为主要食品，不食用奶制品、咖啡、酒精、谷物、油、糖和盐，其痤疮的发病罕见，究其原因可推断为对高脂及能引起高胰岛素血症食物的极低水平摄入。在约旦的一项调查中，达成了对坚果、巧克力、饼干、油炸食物、蛋类及奶制品能加重痤疮病情的共识。最近 Adebamowod 等再次证实了青少年较多的牛奶摄入可增加痤疮患病的危险性，而在对热带、亚热带地区痤疮患者分析中，也证实了油炸食物是患病的危险因素之一。国内外认识到饮食对痤疮的影响，对各种食品及其成分进行着不断地研究，以确定其中的必然联系，再通过调整饮食的选择及摄入比例来缓解痤疮的发生与发展。中医古籍《黄帝内经》中早已有具体论述，合理的饮食摄入，可促使人体与自然、人体与自身的平衡。依据中医饮食养生理论，对痤疮的调理是以"节制"及"辨证"的理念最为重要。

1. 饮食有节

（1）节制"过用"：由于人体脏腑、经脉、气血的功能活动及调节能力有一定的限度，各种内外因素的影响超过了机体调节能力，就会导致体内阴阳失调、气血失和、经脉不利或脏腑功能紊乱而发病。《黄帝内经》分别在《素问·经脉别论》与《素问·痹论》中记载了："生病起于过用""饮食自倍，肠胃乃伤"。饮食的摄入若超过机体运化能力时，首先影响脾胃，尤其在大饥大渴之时，最易食过饱或饮过多，造成脾胃受纳、腐熟功能失调，水谷壅滞，内生湿热，上蒸于面乃发痤疮。唐代孙思邈对此在《千金要方》中指出："不欲极饥而食，食不可过饱；不欲极渴而饮，饮不欲过多。"宋代张果于《医说》中提到："食欲少而数，不欲顿而多。"此皆为防止饥不择食、渴不择饮的科学方法。因此，预防痤疮发生发展，应做到"大饥勿饱食，大渴勿过饮"。

（2）节制"辛、辣、肥、甘"：由于生活环境、种族等因素的不同，中国人更适合以素为主、荤素结合的饮食结构，《素问·脏气法时论》提出"五谷为养，五果为助，五畜为益，五菜为充，气味合而服之，以补益精气"的饮食五味养生法，从中可看出谷、果、肉、菜在饮食结构中存在着主从关系。但现今人们的饮食结构已发生较大变化，嗜食辛辣香浓及肥甘厚腻之品，以五畜为养，五谷为充，主次颠倒，能量过剩，必导致机体阳盛阴衰，五脏受损，生湿化热，郁于肌肤可见痈疽疮毒，循经上蒸，壅于颜面者，则引发或加重痤疮。正如《素问·奇病论》曰："数食甘美而多肥也，肥则令人内热，甘者令人中满。"《素问·生气通天论》中："高粱之变，足生大疔"。因此，应以谨和五味、多素少荤、清淡适量为痤疮患者病情控制和复愈的基础，故痤疮患者在食物摄入谱系中必有所节制：①高脂肪食品及腊质食品，如肥肉、香肠、腊肉、乳酪、牛奶、油煎食品、巧克力等；②高糖类食品，如糖果、甜味点心等；③异种蛋白，如鱼、虾、水生贝壳等；④辛辣饮食，酒、辣椒、胡椒、芥末等。

2. 辨证调膳　痤疮的"证型"即证候，能反映痤疮发展过程中某一阶段病理变化的本质，证型各有不同，食物亦有四气、五味、归经之别，故在饮食调护时应知其食性，调而用之，达到辨证候调食膳的目的。

（1）肺经风热型：面部丘疹色红，或有痒痛，伴颜面多脂，口干渴，大便秘，舌质红，苔薄黄，脉浮数，多为肺热熏蒸或血热蕴阻引起。重在避免辛辣温热之物，如辣椒、桂皮、韭菜、洋葱、姜、狗肉、虾肉等，以防内外之火相虐为毒，加重痤疮。因此配合清凉、清淡饮食，以凉性水果及蔬菜为佳，如丝瓜，味甘性凉，《医学入门》记载其可治"一切恶疮，小儿痘疹余毒。"西瓜，又名寒瓜，味甘性寒，《本经逢原》中"西瓜，能引心包之热，从小肠、膀胱下泄。能解太阳、阳明中渴及热病大渴，故有天生白虎汤之称。"苦瓜，味苦性寒，《滇南本草》曰："治丹火毒气，疗恶疮结毒，或遍身已成芝麻疔疮疼难忍。泻六经实火，清暑、益气、止渴。"藕，甘寒，《本草经疏》云："藕，生者甘寒，能凉血止血、除热清胃。"绿豆，味甘性寒，《本草汇言》论其有"清暑热、静烦热、润燥热、解毒热"之功。蒲公英，味苦，性寒，《本草正义》言："其性清凉，治一切疔疮、痈疡、红肿热毒诸证，可服可敷。"食上述之品，用以"热者寒之"。

（2）肠胃湿热型：因湿热阻于胃肠，泛于肌肤而成的痤疮，常有皮多红肿疼痛，或有脓疱，伴口臭、便秘、尿黄，舌质红、苔黄腻，脉滑数。饮食尤要节制油腻、辛辣等助湿助热之味，宜食性凉利湿之品。如薏苡仁，甘淡微寒，可利湿健脾、清热排脓。荞麦，《本草求真》载有"味甘性寒，能降气宽肠，消积去秽……气盛有湿热者宜之。"马齿苋，味酸性寒，功可清热解毒、凉血止痢、除湿通淋，《本草正义》指其有"最善解痈肿热毒"之效。服上品，以助湿热分消。

(3)痰湿结聚型：多由肺脾肾功能失司，水湿运化不利，积聚成痰，凝滞肌肤所致，皮疹易结成囊肿，多伴有纳呆，便溏，舌体胖，舌质淡，脉滑。此证型者忌油腻食物及烟草最为重要，宜多食健脾除湿、化痰软坚之品，如青皮，其性味辛苦温，在《滇南本草》记载可"破老痰结痰固如胶者"，若痰湿蕴久热者，可食用荸荠，《本草再新》中记载其具有"清心降火，消食化痰，补肺凉肝。破积滞，利脓血"功效。

(4)肝气郁滞型：多由情志内伤，肝失疏泄导致，中青年女性多见，皮疹色淡红，以丘疹、结节为主，烦躁易怒，月经量少，舌质红苔薄，脉沉细或细数。直选疏肝益肾养血之品，如玫瑰花，在《本草正义》中描述其"香气最浓，清而不浊，和而不猛，柔肝醒胃，行气活血，宣通壅滞而绝无辛温刚燥之弊"。桑葚，甘酸性寒，功可滋阴养血、生津润肠。而枸杞子在《本草经集注》中有"补益精气，强盛阴道"之效。小麦，《本草再新》言其功可"养心、益肾、和血、健脾"。而大枣甘温，可补脾胃、益气血、安心神、调营卫、和药性，最适用于血虚萎黄及妇人脏躁。

中医学认为，痤疮与饮食结构有关，因此，在药物治疗本病之外，应以中医理论为指导，在饮食节制的基础上，注重性味的归属，因人审证地选择与搭配食物，对痤疮患者做相宜的饮食调理，以助其阴阳平衡，病情恢复。中医学亦有"药食同源"之说，在《千金要方·食治》中有"安身之本，必资历于食……食能排邪而安脏腑，悦神爽志以资气血"，说明孙思邈食疗养生思想的一个重要特点就是倡导药食两攻，认为将药疗与食疗结合使用，往往可收到事半功倍的效果。因此，中医饮食养生学在维系人体正常营养的同时，依据饮食性味，对人体进行整体辨证，促进阴阳的平衡，达到改善痤疮的目的。

3. 食疗方

(1)凉拌三苋：见《中华临床药膳食疗学》。鲜苋菜100g，鲜冬苋菜100g，鲜马齿苋100g，调科适量，将三物分别用开水焯至八成熟，捞出后进入冷水中5~10分钟取出控去水，切段，入调料后拌匀即可。适用于青春期患者，颜面脂溢重，皮疹色红，新生较多时的辅助治疗。

(2)桃仁山楂粥：见《养颜与减肥自然疗法》。桃仁9g，山楂9g，贝母9g，荷叶半张，粳米60g，先把前四味药煎成汤液，去渣后入粳米煮粥。每天1

剂，日服 3 次，共服 30 天。适用于痰湿瘀结证患者，皮损多见结节、囊肿。其中山楂、荷叶更有去脂、利水之减肥功效。

（3）黑豆坤草粥：见《常见病的饮食防治》。黑豆 150g，坤草 30g，桃仁 10g，苏木 15g，粳米 250g，红糖适量。将益母草（坤草）、苏木、桃仁用水煎煮 30 分钟，滤出药汁，再将黑豆加药汁和水煮至八成熟，下粳米煮粥，粥烂加糖即可食用。早晚各服用 1 小碗。适用于冲任不调证的女性患者的辅助治疗。其中坤草、桃仁、红糖有调经之功效。

（4）海带绿豆汤：见《药膳与养生》。海带、绿豆各 15g，甜杏仁 9g，玫瑰花 9g，红糖适量。将玫瑰花用纱布包好，甜杏仁用沸水浸泡去皮，海带温水泡好切成丝。将以上各原料与绿豆放入锅中，加适量清水煮至绿豆开花软烂即可，拣去玫瑰花，吃绿豆粥即可。有活血化瘀、化湿散结之功，适用于聚合型痤疮。

（5）荷叶冬瓜汤：取嫩荷叶 1 张剪碎，鲜冬瓜 500g 切片，加水 1 000ml 煮汤，汤成去荷叶加食盐少许，每天 2 次，有清热解暑、润肺生津之功，主治青少年痤疮初起。

三、饮食与痤疮关系的临床研究

（一）饮食不节

1. 饮食有节　"饮食有节"一词，首先出现在《内经·上古天真论》中"上古之人，其知道者，法于阴阳，和于术数，食饮有节，起居有常，不妄作劳，故能形与神俱，而尽终其天年，度百岁乃去。今时之人不然也，以酒为浆，以妄为常，醉以入房，以欲竭其精，以耗散其真，不知持满，不时御神，务快其心，逆于生乐，起居无节，故半百而衰也。"而在《太素》中做"饮食有常节"。要论述何为饮食有节，首先应该明确"节"所代表的真实含义。《易·节卦》中"节"为制度之意，是指规范的行为模式。《易·颐象》中"君子以慎言语节饮食。"此处"节饮食"是指节制饮食。《中庸》写道："人莫不饮食也，鲜能知味也。颐生无元妙，节其饮食而已。""节"指限度，而《墨子·辞过》中："风雨节而五谷熟"和《易·未济》中："饮酒濡首，亦不知节"中的"节"有适度的含义。在《说文解字》中，"节"最早的含义是竹节，引申指动物骨骼连接的地方。又可将"节"引申为节制。在《古今汉语词典》中"节"解释为一定程度、适度的，故饮食有节或有常均指的是饮食的准则与法度。

2. 饮食不节 饮食有节是指遵照饮食的准则、法度饮食，那么饮食不节就可以理解为饮食不遵从饮食的常规准则、法度。关于饮食不节，有多种认识：贾氏等通过对相关文献的梳理和取证认为可将饮食不节概括为饮食不适度、饮食不合时宜、饮食无节律和饮食过杂四个方面。因节无洁净之意，故将饮食不洁排除于外。痤疮的发生与饮食有着密切的关系，应注意饮食调理是防治痤疮的一个基本方法。

（1）饮食不适度：饮食不适度，可具体分为饮食之量、饮食之质、饮食之寒热、饮食之五味四个方面，饮食之质是指合理的膳食结构，饮食偏嗜属于其中。其中饮食之量与痤疮的发生关系不大，所以下面主要论述饮食偏嗜、饮食寒热与饮食五味。

1）饮食寒热：饮食应做到"寒温中适"。《素问·阴阳应象大论》提出"水谷之寒热，感则害人六腑"。《灵枢·师传》记载"食饮者，热无灼灼，寒无沧沧。寒温中适，故气将持，乃不致邪僻也。"《医说·食忌》则细化为"饮不厌温热，肉不厌软暖"。这些都说明了饮食寒温适中对维持人体阴阳平衡、抵御外邪的侵袭具有重要作用。

2）饮食五味：五味即酸、苦、甘、辛、咸五种滋味，是食物的五种性味。《素问·六节藏象论》有"天食人以五气，地食人以五味""五味入口，以养五气"的记载，说明五味是人体赖以生存的根本之需，具有滋养脏腑，维持生命体征的作用。《素问·生气通天论》中提到"是故谨和五味，骨正筋柔，气血以流，腠理以密。如是则骨气以精，谨道如法，长有天命。"说明了应注意饮食五味的调和，保持五味的均衡。《素问·生气通天论》曰："阴之所生，本在五味；阴之五官，伤在五味"。《素问·五脏生成论》中也提到："是故多食咸，则脉凝泣而变色；多食苦，则皮槁而毛拔；多食辛，则筋急而爪枯；多食酸，则肉胝而唇揭；多食甘，则骨痛而发落，此五味之所伤也。"五味不均衡，就有可能损伤相应的脏腑，破坏人体"阴平阳秘"的平衡状态而产生病症。可以看出，"损伤破坏"的双重作用。

3）饮食偏嗜：是指饮食偏于食用某种或某几种，导致机体阴阳失衡，发生疾病。与痤疮有关的饮食偏嗜有：肥甘厚味、辛辣、甜与油炸食物。《素问·奇病论》："肥者令人内热，甘者令人中满。"《素问·阴阳应象大论》中"壮火之气衰，少火之气壮；壮火食气，气食少火；壮火散气，少火生气"的论述说明，火虽是人体不可缺少的东西，但以适量为宜，不可偏亢，如果嗜食辛辣易生火助热的食物,久之则肠胃湿热,蕴久成毒,热毒上攻,溢于肌表,发而为痤疮。

(2)饮食不合时宜:中医的核心是整体观念,认为人生活在自然之中,以五脏为中心与自然形成动态的有机整体,与自然四时气候的变化息息相关。《黄帝内经·素问》中写道:"故阴阳四时者,万物之终始也,死生之本也。逆之则灾害生,从之则疴疾不起,是为得道。"人与自然界是不可分割的整体,自然界的变化会影响到人体的各个方面,人体必须适应这种变化来维持生命活动,饮食合时宜是其中的一部分。后世医家对此多有论述,如张仲景提到"肝病禁辛,心病禁咸,脾病禁酸,肺病禁苦,肾病禁甘。春不食肝,夏不食心,秋不食肺,冬不食肾,四季不食脾。辨曰:春不食肝者,为肝气王,脾气败,若食肝,则又补肝,脾气败尤甚,不可救。又肝王之时,不可以死气入肝,恐伤魂也。若非王时即虚,以肝补之佳。余脏准此""夏至以后迄至秋分,必须慎肥腻、饼臛、酥油之属"这些都说明了饮食合时宜的重要性。

(3)饮食无节律:"节"有节奏、节拍含义,可引申为节律。《灵枢·五味》有"故谷不入,半日则气衰,一日则气少矣"之说,《医说·食忌》有"饮食以时,饥饱得中,水谷变化,冲气融和,精血以生,荣卫以行,腑脏一调平,神志安宁,正气充实于内,元真通会于外,内外邪,莫之能干,一切疾患无从而作也"的记载,说明古人对饮食的时间规律性十分重视,强调饮食必须定时,认为按时进餐能减少疾病且有益健康。

(4)饮食过杂:《千金要方》引高平王熙言:"食不欲杂,杂则或有所犯,有所犯者,或有所伤,或当时虽无灾苦,积久为人作患。"食不欲杂是指在同一时间内,不要进食品种过多的食物,以防某些食物之间有排斥、制约等不良反应,或影响食物吸收效果。《医说·食忌》中也强调:"和食时当谨其度,故得食饮常美,津液常甘,身轻而不倦。"后世医家的论著中也有着大量的陈述,如《金匮要略·禽兽鱼虫禁忌并治》云:"獐肉不可合虾及生菜、梅、李果食之,皆病人。"又说"猪肉共羊肝和食之,令人心闷。"《金匮要略·果实菜谷禁忌并治》云:"枣合生葱食之,令人病。"又说"饮白酒,食生韭,令人病增。"都说明了饮食过杂有可能会破坏机体的平衡,产生疾病。

3. 饮食不节与痤疮理论研究 饮食不节可导致痤疮的发生,早在中国古代就有关于饮食不节致痤疮的记载。中医多认为痤疮的发病与过食高粱肥甘厚味之品,辛温大热之物致脾胃湿热内生,上犯于面有关。

（1）痤疮与肥甘厚味：先秦时的古籍《素问·生气通天论》中有记载："高粱之变，足生大疔，受如持虚。劳汗当风，寒薄为皶，郁乃痤。"文中"高"通"膏"，"粱"通"粱"，泛指肥甘厚腻之味的食物。清代姚止庵在《素问经注节解》写道："热毒伤人，无处不到，岂必在足？注言丁生于足，误也。"认为"足生大丁"一词不仅仅指足部发生疔疮，而是泛指疔疮肿毒之病，痤疮即为其中之一。清代薛雪在《医经原旨》中说"足，多也，能也，厚味太过，蓄为内热，其变多生大丁"；张景岳在《类经》中说"厚味太过，蓄为内热，其变多生大疔"；唐代王冰在《黄帝内经·素问》中注解说"膏粱之人，内多滞热，皮厚肉密，故内变为疔矣……"以及马莳注："嗜用膏粱美味者，肥厚内热，其变饶生大丁。足之为言饶也，非手足之足，盖中热既甚，邪热易侵，如持空虚之器，以受彼物者矣。"这些都揭示了嗜食肥甘厚味，往往会阻碍气机，壅滞脾胃，滋生痰湿、化生内热，热毒郁滞于内，血热壅盛，遇诱因引触循经上犯于面，郁聚于腠理而发为痤疮。

（2）痤疮与热性食物：痤疮为火热内郁、上发于头面而成。饮食寒热不均衡，热性食物过多，致使体内郁热，易发为痤疮。在李时珍的《本草纲目》中，就将食物四气细分为平、温、寒、凉、微寒、微温、热。关于热性食物的记载有很多，如：狗肉性热，助阳动火；胡椒辛热纯阳，走气助火，昏目发疮；烧酒辛、甘，有大热，有大毒；荔枝甘、酸、热，多食令人发虚热等。生活中具有火热性的食物有很多：樱桃、荔枝、桂圆等火性水果；辣椒、酒、肉桂等火性调料；羊肉、狗肉等热性肉食；麻辣烫、辣条，油炸或火烤的炸鸡腿、炸薯条、炸丸子、炒瓜子、炒芝麻、巧克力等火性爆炒等具有火热性的加工食物。这些热性食物有的可导致人体阴阳的失调，火热毒邪上犯颜面发为痤疮。

（3）痤疮与辛辣刺激物：痤疮的发生与进食辛辣刺激之物也有一定的关系。《灵枢经·五味论第六十三》写到"五味入于口也，各有所走，各有所病。酸走筋，多食之令人癃……"《素问·阴阳应象大论》云："气味辛甘发散为阳，酸苦涌泄为阴。"且《素问·至真要大论》又在其基础上补充了"咸味涌泄为阴，淡味渗泄为阳"的论述，根据以上对五味阴阳属性的具体描述，可以得出辛、甘、淡属阳，酸、苦、咸属阴。属阳之味具有发散、向上、向外之性，属阴之味具有涌泄、向下、向内之性。辛味药食物属阳，易升阳助火，正如丹溪所云："酒面无节，酷嗜炙……于是炎火上熏，脏腑生热。"食用过多的辛辣刺激物会导致机体阴阳失衡，损伤脾胃功能，使湿热火毒内生，脾胃积湿生热发为痤疮。

（4）痤疮与咸味食物：《内经》指出多食咸味会造成血脉凝滞。《素问·异法方宜论》云："鱼者使人热中，盐者胜血，故其民皆黑色疏理，其病皆为痈疡。""盐者胜血"，高士宗注曰："盐性味咸，物着坚凝。"说明过食咸味会造成血瘀凝结，可成为痤疮发生的诱因。

（5）痤疮与时节：不同的时节饮食的规律是有所区别的，对于痤疮来说春季应少食态食肥甘油腻之品，勿使湿热内生；夏季酷暑炎热之时，多进食清热利尿解毒之品，少食辛辣油炸等火热食物，防内外之火相虐为毒，循经上犯发为痤疮，秋季干燥滋润皮毛，应进食滋阴润燥之品，护肤养颜；冬季佐调营卫，滋阴壮阳，扶正协调阴阳平衡，饮食不可过食辛温之品而耗伤津液。而在《金匮要略·果实菜谷禁忌并治第二十五》有"正月勿食生葱，令人面生游风"的记载。程林注曰："正月甲木始生，人气始发，葱能走头面，而通阳气。反引风邪，而病头面。"正月食能通阳气之生葱，能乘春生之气，引风邪伤于头面，可能诱发游风之病。

4. 饮食不节与痤疮的临床研究

（1）饮食不节与痤疮的临床调查

饮食不节与痤疮的关系通过多项关于痤疮的流行病学调查可以发现其中存在一定关联。

痤疮作为一种疾病，医院对痤疮的发病影响因素有着更直观的认识，大量对就医的痤疮患者的病因调查表明痤疮与饮食不节存在一定关系。杨氏等对1129例首诊患者寻常性痤疮严重度的影响因素分析发现痤疮严重程度相关的依次是性别、初发年龄、喜食咸味、皮肤类型。文氏等对在华中科技大学同济医学院附属同济医院皮肤科就诊的504名青春期后痤疮患者和216名健康志愿者进行问卷调查，并对两组进行对照分析。得出结论：青春期后痤疮与心理因素、油性皮肤、遗传、生理周期（女性）、睡眠不足、饮食习惯等多种因素有关。

痤疮多发生于青少年群体，大量学者对于这个年龄段的群体进行了各种有关痤疮发生危险因素的流行病学调查。向氏等从马来西亚、印度尼西亚、澳门、广州四地区中学生以学校为单位抽签随机整群抽18所中学，共13 215名12~20岁的中学生，以问卷调查的方法收集痤疮的流行病学资料。多因素

logistic 回归分析显示排气较臭、便秘、食用油炸食物、口臭、直系亲属有痤疮史、经常睡觉很晚、腹胀、乳晕周围体毛较长等为其危险因素。张氏等在对 4 600 名青少年皮脂溢出相关疾病的危险因素分析中以单元 Logistic 回归分析，共得出皮脂溢出相关疾病的 13 个危险因素，喜食辛辣食物、喜食甜腻食物、喜食油炸食物属于皮脂溢出的危险因素。高氏等对广州市天河区 2 552 名青少年痤疮患病情况及危险因素分析中得出经常食辛辣食物、甜食、油炸食物与痤疮的发病有关。李氏在长春市对 1567 名青少年调查分析中发现痤疮患者和非痤疮患者肥胖、消化功能紊乱、饮食习惯、生活习惯、遗传因素、精神因素、雄激素水平相关体征、月经和面背部油脂分泌因素均存在显著差异。李氏等在渭南市中学生痤疮发生的危险因素调查与分析中表明，过度食用有刺激性的辛辣食物、过度油腻食物、甜品、海鲜在痤疮患者和非痤疮患者中差异显著，病例人群中经常食用辛辣食物、甜食、油腻食物、海鲜人数明显高于从未患过痤疮的人群。邱氏等对 1 365 名高一学生痤疮调查中发现痤疮的发病与饮食习惯不同有关，多脂多糖、多辛多辣的学生患病率高于普通饮食者。

　　大学生也属于痤疮的高发人群，且在日常生活规律上与初高中学生存在差异，对于这类人群的流行病学调查也可发现饮食不节与痤疮发病存在关系。陈氏等应用流行病学调查方法研究 2 252 名不同学校、不同年龄、不同性别大学生的痤疮发病率，并进行痤疮发病相关因素分析，结果显示皮肤类型、睡眠质量、大便情况、嗜食海鲜、饮酒、每天使用电脑情况及使用洁面护肤品情况等是痤疮发病的影响因素。王氏等对 2 232 例大学生痤疮患病情况调查分析显示饮食偏好对痤疮的发病影响较大，过食油腻、炸食、甜食均易产生内热、湿热、血热，热郁肌肤可产生粉刺。刘氏等对长春市大学生痤疮流行因素的调查显示，痤疮的发生与睡眠不足，饮食辛辣油腻食物，消化功能减弱，大便干燥，月经不调及遗传等因素密切相关。黄氏等对广东省惠州地区 2390 名高校大学生痤疮发病相关因素调查分析单因素分析结果显示：饮酒、洗面奶、化妆品及蛋制品、辛辣食物、白肉、红肉、甜食、油性皮肤，混合性皮肤可能增加痤疮患病风险；多因素分析结果显示：蛋制品、辛辣食物、白肉、红肉、油性皮肤、混合性皮肤和使用化妆品会增加痤疮患病风险。

　　女性痤疮多与月经变化规律相关，但与饮食不节亦存在关联。李氏等对 1 199 例成年女性痤疮与相关因素的分析中得出饮食习惯可能是造成高发原因之一，此文还发现对辛辣食物敏感者也与痤疮明显相关，患者常述食辣后会加重痤疮或使其复发。

另外，国外的临床流行病学调查也表明饮食与痤疮存在一定关系。Alireza 通过研究评估葵花籽的膳食摄入量对痤疮的严重程度和痤疮病变的模式的影响，认为葵花籽的摄入量会加剧寻常痤疮。Saivaree 调查痤疮易发男性受试者与黑巧克力摄入量之间的关系，发现黑巧克力摄入过多与男性受试者痤疮存在相关性。Wolkenstein 通过调查发现巧克力和糖果的每日消费量与痤疮有独立性和高度相关性，每天吸烟超过 10 支与痤疮存在相关性。Ismail 调查研究饮食因素和寻常痤疮之间的关联，发现血糖负荷饮食、牛奶和冰淇淋的摄入量与寻常痤疮呈正相关。Adebamowo 研究认为牛奶摄入量和青少年痤疮之间存在正相关关联。

（2）饮食不节与痤疮的临床机制研究

1）高糖高脂饮食：宫氏研究发现高糖、高脂食物会导致胰岛素抵抗，胰岛素抵抗会造成高胰岛素血症，高胰岛素血症会产生如抑制胰岛素样生长因子结合蛋白 -1（IGFBP -1）的合成从而提高 IGF -1 水平等多种内分泌变化。张氏等研究表明痤疮患者中胰岛素样生长因子 -1（IGF -1）高于正常对照组。IGF -1 是一种与胰岛素同源的生长激素依赖性多肽，是生长激素分泌的一个可靠指标。IGF -1 通过调节肾上腺性腺激素的成，增加雄激素活性，刺激皮脂腺毛囊细胞增殖，促进皮脂的分泌，从而引起痤疮。Melnik 认为胰岛素样生长因子 -1（IGF -1）参与了痤疮的发病机制。IGF -1 刺激 $5\alpha -$ 还原酶，肾上腺和性腺激素的合成，通过雄激素受体信号传导，导致皮脂腺细胞的分泌增殖。

糖类摄入过多时，体内的丙酮酸和乳酸等代谢产物明显增多，这需要消耗大量的维生素 B 来加速排除这些代谢产物，从而造成维生素 B 的缺乏，成为产生痤疮的诱因。

含糖高的食物一般都含有大量白糖、黄油、氢化植物油等，白糖和油脂的能量很高，机体会把多余的能量转化成脂肪储存起来，增加皮脂腺皮脂分泌率，导致皮肤变得更加油腻，堵塞毛囊，增加痤疮的患病概率。

2）辛辣饮食：辛辣饮食如辣椒等。辛辣食物可刺激神经和血管，并使皮脂腺分泌增加，痤疮棒状杆菌生长加快，导致痤疮。

3）酒与咖啡：酒类食物，特别是烈性白酒，只能供给人体以热量，而并无营养。大量饮用后可引起皮肤毛细血管扩张，刺激皮脂分泌更多皮脂，增加痤疮的患病概率。喝浓茶、咖啡及大量吸烟，往往会引起人体新陈代谢加快，刺激血管扩张，增强皮脂腺产生皮脂的功能，增加痤疮的发病风险。

4) 饮食刺激：痤疮的发生或加重往往还与食物过敏有关，鱼、虾、水生贝壳等腥发之物，容易引起过敏反应。进食这类食物不但能使皮肤皮脂腺的慢性炎症扩大而难以治愈，而且还能使快要消退的痤疮死灰复燃。

5) 咸味食物：咸味食物对皮肤的代谢不利。痤疮的发生与过食咸味有关，过食咸味会导致机体一系列的代谢变化，导致皮脂腺分泌增多，易诱发痤疮。

6) 营养元素缺乏：食物中缺乏某些营养成分同样可能成为诱发或加重痤疮的一种原因。

多项研究表明，微量元素锌的缺乏与痤疮的发病有关，锌具有抑制皮脂腺分泌和减轻皮肤表皮细胞脱落与角化的作用，所以青年人食物中锌摄入不足或缺乏时，容易使皮肤的毛囊发生角化过度而发生痤疮。

维生素 A 具有调节上皮细胞代谢，有一定的抑制毛周角化的作用，并能同时调节皮肤汗腺的功能减少酸性代谢产物对皮肤的损害。如果缺乏有可能导致痤疮的发生。

维生素 B 族具有促进细胞内生物氧化的作用，不仅参与糖、脂肪与蛋白质的代谢，还参与不饱和脂肪酸的代谢。如果体内维生素 B 类缺乏，会影响机体的代谢从而导致痤疮。

饮食不节如过时油腻、辛辣、高糖、高脂、甜食、饮酒等与痤疮的致病存在一定的关系。中医认为饮食不节会损伤脾胃、积湿生热，咸味、饮酒等与痤疮的致病存在一定的关系。中医认为饮食不节会损伤脾胃、积湿生热，上犯于面发为痤疮。西医认为饮食不节可通过对机体的代谢的影响增加痤疮的发病概率，但其机制未完全明确，还需进一步的观察研究。

(二) 忌口

中医忌口，可分为广义忌口和狭义忌口。狭义的忌口通常被认为是与疾病和治疗相关的饮食禁忌，即通过节制服用或停止服用某些食物，避免其产生降低疗效等不良反应，不利于病情或引发新的疾患，加剧人体阴阳之偏，损害健康，因而设计的一套食物禁忌规则。而广义上中医忌口，拥有更加广泛的内容，包括疾病忌口，药物忌口，辨体质忌口，忌食物相克，忌饮食不节以防病养生等。这里的忌口指的是狭义的忌口，即与疾病、治疗有关的饮食禁忌。

痤疮患者应忌食高脂、油炸类食物，如奶油、肥肉、牛油等。高脂类食物能增加皮脂腺的分泌，并使机体内中焦湿热内盛，诱发痤疮加重，所以要忌食。巧克力、蛋糕等高糖食物的能量很高，人体食入后，机体会将一部分糖转化为脂肪，从而使皮脂腺分泌增多，使痤疮连续不断地出现。辛辣之品五行属阳，性热，食后容易升阳助火，加重痤疮者体内的郁热，并可刺激毛囊皮脂腺的慢性炎症扩大而难以治愈。也因避免食用如鱼、虾、羊肉等的腥发之物，少食酒这类易产生刺激的食品，减少痤疮的加重风险。从四时节气、饮食起居、情志变化等方面进行护理干预，再结合中医辨证施治，全方位综合治疗痤疮，效果显著。

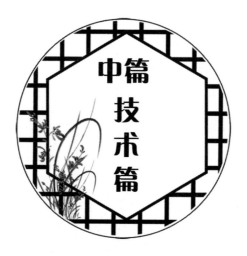

中篇
技术篇

第九章　中医特色外治疗法

第一节　离子喷雾疗法

一、定义

离子喷雾疗法是指利用电热器将蒸馏水或纯净水加热至沸腾，当产生的高电压蒸汽通过喷口时，便可使雾体均匀柔和地喷射于皮肤的一种治疗方法。

二、功效

离子喷雾的效应，对皮肤具有以下作用。

1. 清洁皮肤　当蒸汽喷射到面部皮肤时，皮肤细胞由于大量蒸汽渗入而使毛孔扩张，从而有利于清除毛囊深层的污垢、沉淀。

2. 软化角质表皮的角质层　由于大量热蒸汽透入而膨胀软化，有利于清除老化的角质层，从而使皮肤清爽、光滑和细腻。

3. 放松肌肉　当温热的蒸汽喷射到面部时，可使面部肌肉完全放松。

4. 促进血液循环　由于蒸汽的热效应，使皮肤温度升高、局部血液循环加快、氧的释放增加，从而增加皮肤、神经的营养供应。

5. 供给皮肤水分　由于蒸汽的低渗效应，使皮肤细胞水分含量增多，皮肤保持湿润状态，并具有一定的弹性。

6. 有利于皮肤的排泄　蒸汽有利于清除分泌过多的皮脂，使皮肤呼吸排泄通畅。

7. 促进药物及营养物质的吸收　使用蒸汽后，面部毛囊及毛细血管扩张，细胞的通透性增加，提高药物的穿透力和氧离子的吸收率。同时，皮肤较长时间保持湿润状态，也有利于皮肤吸收面膜中的营养物质。

8. 杀菌消炎作用　当打开紫外线灯时可产生臭氧，臭氧可以使微生物细胞内的核酸、原浆蛋白酶变性而导致微生物细胞死亡，所以当蒸汽喷射到脸部皮肤时，便可杀死那些依附于皮肤繁殖的微生物。

三、适应证

皮损表现为粉刺、丘疹、脓疱等均可使用。

四、禁忌证

1. 皮肤局部有严重的创伤，传染性皮肤病及皮肤正处于过敏时期者慎用。

2. 严重心肺疾病患者慎用。

五、操作步骤

1. 喷雾前使用清水充分清洁面部。

2. 协助患者取适合体位，充分暴露皮损部位，垫好一次性中单，注意保暖。

3. 将蒸馏水由进水口注入不锈钢杯内（不可超过上限水位指示或低于下限水位指示）。

4. 患者采取仰卧位，打开电源开关，调节离子喷雾的大小，增大到所需的雾量。沿皮损分布区，在距离皮损合适的位置。

5. 电源指示等亮起约五分钟，雾气自喷口喷出，根据需要调节喷雾时间：

（1）中性皮肤：对面距离 20～30cm，使用时间 3～5 分钟。

（2）油性皮肤：对面距离 20～25cm，使用时间 5～8 分钟。

（3）暗疮皮肤：对面距离 20～25cm，使用时间 8～10 分钟。

（4）干性皮肤：对面距离 30～35cm，使用时间 3 分钟。

（5）敏感皮肤：对面距离 35cm，使用时间 10 分钟。

（6）色斑皮肤：对面距离 30～35cm，使用时间 10 分钟。

（7）微细血管爆裂皮肤：对面距离 35cm，使用时间 5～8 分钟。

6. 如需要杀菌消毒，则打开紫外线开关。

7. 操作完毕，协助患者擦干水渍。

六、注意事项

1. 注水时应按标准，以免产生喷水现象造成烫伤。

2. 开机前确认杯中有水，并且在合适范围内。无水或水位偏低时尽量不要开机。

3. 注水后水箱的下盖要旋紧，保证无漏水。

4. 避免雾气直接射入鼻孔，防止出现使人呼吸不畅或产生气闷的感觉。喷口不要先对准面部，应待喷雾正常后，再将喷口对准下颌或鼻梁中部。

5. 喷雾时间不易太长，以免皮肤出现脱水现象，一般不要超过15分钟。

6. 敏感性皮肤和色斑皮肤，尽量避免使用臭氧喷雾机，以免引起过敏和色斑加重。

7. 雾气应从下颌向上，喷向整个面部，以全面部能均匀喷及为原则。电压过低或紫外光管老化时，雾气会变小，应考虑更换。

8. 为避免破坏中药的有效成分，使用中药液进行离子喷雾时，不能同时开启具有杀菌作用的紫外灯。

9. 连续使用需加水时，注意先关闭开关再加水，如喷口有喷水现象，可能有杂质将喷口堵住，蒸汽不能顺利排出，应更换杯内蒸馏水，并进行除垢清洗。

10. 机器使用完毕后尽量拔掉电源，倒尽容器内容物。

11. 每周清洗烧杯两次，并保证喷雾机灌注的液体是蒸馏水或离子水，使用后应每天换水。

12. 切勿碰撞机体，远离高热源。

第二节　粉刺祛除术

一、定义

粉刺祛除术是通过粉刺针将面部的皮损，如黑头、丘疹、结节、脓疱内的皮脂腺、脓液等排出体外的一种外治方法。

二、功效

1. 助力黑头粉刺、丘疹、脓疱等皮损异物排出。

2. 促进皮损早日修复。

3. 减轻痤疮痘痕的发生。

三、适应证

皮损表现为粉刺、丘疹、脓疱等均可使用。

四、操作步骤

1. 清洁面部皮肤，去除皮肤表面灰尘及过多油脂。

2. 然后取仰卧位，给予离子喷雾 10～15 分钟。

3. 用 75% 乙醇棉球或碘伏消毒皮损局部，坐于患者头侧，开始实施治疗。

4. 绷紧需治疗部位的皮肤，右手用消毒好的粉刺针与皮损部皮肤平面呈 90° 刺破皮下。

5. 再用另一端圆圈部分轻轻按下患处，保证患处在圆圈之内。以粉刺针环环套粉刺基底朝针刺方向按压，排出皮脂栓及脓性分泌物，用无菌干棉球或无菌纱布按压片刻止血。

6. 给予上面膜治疗。

7. 每周 1 次或遵医嘱。

五、注意事项

1. 针刺前必须清洁面部。

2. 粉刺针做好消毒工作。

3. 患处充分消毒，防止继发感染。

4. 挑治方向必须顺皮纹，以减少瘢痕的发生。

5. 将脓挤出之后，应立即停止继续挤压，避免过度挤压，减少炎症的扩散。

6. 瘢痕体质、孕妇患者禁用。

7. 晕针、体虚患者慎用。

第三节　中药面膜疗法

一、定义

中药面膜疗法是将中药细粉用蒸馏水调成糊状涂于面部，再将石膏倒模粉调成糊状涂于面膜之上的外治疗法。

二、功效

根据患者皮损表现辨证用药，达到清热解毒、消肿散结、活血化瘀的作用。

三、适应证

皮损表现为粉刺、丘疹、囊肿、结节、炎症后色素沉着等。

四、禁忌证和慎用证

1. 面部过敏性皮炎急性期者慎用。
2. 对面膜粉中的相关中药成分过敏者禁用。
3. 鼻塞、眼部炎症等患者慎用。

五、操作步骤

（一）皮损表现为粉刺、丘疹、脓疱、结节、囊肿者

1. 操作前

（1）用品准备：治疗巾、喷雾仪器、治疗碗、酒精、粉刺针、面膜粉、倒模粉、治疗碗、面板。

（2）用碱性肥皂彻底清洁面部皮肤，然后使用毛巾将头发包扎，防止治疗时弄脏头发，盖上衣被注意保暖。

（3）选择体位：嘱患者仰卧位。

（4）核对患者是否有中药药物过敏史。

2. 操作中

（1）使用喷雾仪器在距离面部皮损 20～25cm 处用温热的蒸馏水喷雾 5～8 分钟，使毛孔张开。

（2）酒精局部消毒后，于粉刺处行清创术，使用粉刺针于皮损部与皮肤平面呈 90° 的位置刺破皮肤，以粉刺针环环套粉刺基底，朝针刺方向按压，排出皮脂栓及脓性分泌物。

（3）将具有清热解毒、消肿散结的黄芩、黄连、紫花地丁、野菊花、苦参等中药研末，取药粉 50g，加入蒸馏水慢兑，搅拌成糊状。

（4）使用面板均匀的按"下额→两颊→鼻→唇周→额"等顺序，涂抹在距眼睛、唇、眉部等处应相隔 0.5cm 左右，厚度为 0.1～0.2cm。

（5）敷中药面膜 15～20 分钟后，将石膏倒模粉 50g 放入碗中，用 30～

40℃温水慢兑成糊状,用面板将倒模敷盖于面部。

3. 操作后　待面膜干后(15～20分钟),用温水洗净,外涂消炎药膏。

(二)皮损表现炎症后色素沉着者

1. 操作前

(1)用品准备:治疗巾、喷雾仪器、按摩油、刮痧板、面膜粉、倒模粉、治疗碗、面板。

(2)用洗面奶彻底清洁面部皮肤,然后使用毛巾将头发包扎,防止治疗时弄脏头发,盖上衣被注意保暖。

(3)选择体位:嘱患者仰卧位。

(4)核对患者是否有中药药物过敏史。

2. 操作中

(1)使用喷雾仪器在距离面部皮损30～35cm处使用温热的蒸馏水喷雾10～15分钟,使面色达到潮红。

(2)以按摩油涂于面部后,以摩、按、揉、搓等手法按摩按摩20分钟或使用刮痧板由内向外按面部肌肉走向刮拭10～15分钟,并点压睛明、迎香、听宫、地仓等穴位。

(3)将具有活血化瘀作用的当归、川芎、红花、丹参等中药研末,取药粉50g,加入蒸馏水慢兑,搅拌成糊状。

(4)使用面板均匀的按"下额→两颊→鼻→唇周→额"等顺序,涂抹在距眼睛、唇、眉部等处应相隔0.5cm左右,厚度为0.1～0.2cm。

(5)敷中药面膜15～20分钟后,将石膏倒模粉50g放入碗中,用30～40℃温水慢兑成糊状,用面板将倒模敷盖于面部。

3. 操作后　待面膜干后(约40分钟),用温热水洗净,外涂维生素E乳等。

六、注意事项

1. 操作过程中严格执行无菌操作。

2. 敷面时要避免表情肌的扯动,最好采取卧位。

3. 按摩手法要轻柔,自然舒适,以患者感觉舒适为度,囊肿、结节等处避免直接按摩。

4. 面膜涂敷厚度,应控制在0.1～0.2cm,太厚或太薄都要影响疗效。

5. 面膜成形时与汗毛粘连在一起,除去面膜时动作要轻柔,减少因牵拉造成的疼痛。

6. 面膜疗法每周1次，1个月为1个疗程，勿过于频繁。

第四节　刮痧疗法

一、定义

刮痧疗法是指应用特制的刮痧工具，在人体体表的腧穴、经络及病变部位进行刮拭，使皮下出现红色或紫色痧斑，以达到防病、治病目的一种治疗方法。

二、功效

1. 活血化瘀　在局部或相应腧穴刮拭，可使瘀血消除，经络畅通，气血运行。

2. 清热消肿　通过刮痧法的刺激，使内部阳热之邪透达体表，最终排出体外，使由于体内的瘀热、肿毒等造成的丘疹、结节得以消除。

3. 祛痰、软坚散结　由痰湿所致的囊肿结节等，通过刮痧治疗，使腠理宣畅，痰热脓毒外泄。

三、适应证

1. 面部刮痧　痤疮遗留色素沉着者。

2. 胸腹部、背部及四肢刮痧　皮损表现为丘疹、结节、囊肿、瘢痕等均可使用。

四、禁忌证和慎用证

1. 有出血倾向的疾病，忌用本法治疗或慎用本法治疗。如伴血小板减少性紫癜、过敏性紫癜等，不宜用泻法刮疗，宜用平补平泻手法刮疗。

2. 新发生的骨折患部不宜刮痧，须待骨折愈合后方可在患部刮疗。外科手术瘢痕处亦应在两个月以后方可局部刮痧。恶性肿瘤患者手术后，瘢痕局部处慎刮。

3. 传染性皮肤病如疖肿、痈疮、瘢痕、溃烂、性传染性皮肤病及皮肤不明原因的包块等，皮肤高度敏感者，不宜直接在病灶部位刮拭。

4. 体弱者、空腹及妇女经期下腹部、女性面部忌用大面积泻法刮拭。

5. 对刮痧恐惧或敏感者，忌用本法。

6. 妇女经期，禁刮下腹部及三阴交、合谷、足三里等穴位。

五、操作步骤

（一）操作前

1. 物品准备　刮痧板、治疗盘、润滑油。

2. 应仔细检查刮痧板边缘是否光滑，边角要钝圆，厚薄要适中，有无裂纹及粗糙，以免伤及皮肤。

3. 消除患者紧张心理　应向患者介绍刮痧的一般常识，以消除其紧张恐惧心理，以便取得患者的信任、合作与配合。

（二）操作中

1. 选择体位　根据患者的病情，确定治疗部位，头面部刮痧一般选取坐位或者仰卧位，后背部刮痧一般采取俯卧位，四肢部位的刮痧可采取坐位或者卧位。

2. 在刮拭部位上均匀涂布刮痧润滑剂，用量宜少不宜多。

（1）刮拭方法

1）主刮部位：①面部：由内向外按肌肉走向刮拭；②背部：背部由上向下刮拭。先刮后背正中线的督脉，再刮两侧的膀胱经和夹脊穴。肩部应从颈部分别向两侧肩峰处刮拭。

2）配刮部位：①肺经积热者，加前臂手太阴肺经循行线，点按尺泽、鱼际；②脾胃湿热者，加小腿部足阳明胃经、足太阴脾经循行线，点按阴陵泉、三阴交、内庭；③痰瘀互结者，加小腿部足阳明胃经循行线，点按膈俞、血海。

一般每个部位刮 20 次左右，每次刮拭时间以 10～15 分钟为宜。

（三）操作后

1. 治疗后，为避免风寒之邪侵袭，须待皮肤毛孔闭合恢复原状后，方可洗浴。

2. 刮拭后，擦干皮肤，让患者穿好衣服，适当饮用一些姜汁、糖水或白开水，促进新陈代谢。

六、注意事项

1. 刮痧工具要严格消毒，防止交叉感染。刮拭前须仔细检查刮痧工具，以免刮伤皮肤。

2. 勿在患者过饥、过饱及过度紧张的情况下进行刮痧治疗。

3. 刮痧前要选择一个好的治疗场所，空气流畅清新，并注意保暖，避风，夏季不可在有过堂风的地方刮痧。尽量少暴露皮肤。

4. 不可一味追求出痧而用重手法或延长刮痧时间。出痧多少受多方面因素影响。一般情况下，血瘀之证出痧多；实证、热证出痧多；虚证、寒证出痧少；服药过多者，特别服用激素类药物不易出痧；肥胖者与肌肉丰满的人不易出痧；阴经较阳经不易出痧；室温低时不易出痧。

5. 刮拭过程中，要经常询问患者感受。如遇到晕刮，出现精神疲惫，头晕目眩，面色苍白，恶心欲吐，出冷汗，心慌，四肢发凉，或血压下降，神志昏迷时，应立即停止刮痧。

6. 刮痧方向 不要来回刮，原则上应由上而下，由内向外；面部由内向外刮，头部由头顶向周围；项部由上向下；背腰部由上而下及由内向外；四肢由上而下；应刮完一处之后，再刮另一处，不可无次序地刮拭。

7. 刮痧时限与疗程：初次刮痧时间不宜过长，第二次应间隔 5～7 天后或患处无痛感时再实施。通常连续治疗 7～10 次为 1 个疗程，间隔 10 天再进行下 1 个疗程。

8. 一般刮拭后半小时左右，皮肤表面的痧点会逐渐融合成片，刮痧后 24～48 小时出痧表面的皮肤触摸时有痛感或自觉局部皮肤有微微发热，这些都属于正常反应，几天后即可恢复正常。

9. 注意眼睛、口唇、舌体、耳孔、鼻孔、肚脐等部位禁止刮痧，以免黏膜出血难以恢复。

10. 皮肤高度过敏、皮肤病，如皮肤上破损溃疡、疮疖、新鲜或未愈合的伤口及外伤骨折处禁刮。

第五节 火针疗法

一、定义

火针又称之为白针、烧针，古代又称为焠刺（属九刺法之一）、燔针。火针疗法是用特制的针具经加热、烧红后，采用一定手法，刺入身体的腧穴或部位，并快速退出以祛除疾病的一种针刺方法。

二、功效

1. 生肌敛疮　火针具有促使新肉化生、生长，愈合疮口的作用。

2. 祛瘀排脓　火针具有祛除瘀血、排除脓肿的作用。

3. 散结消肿　火针具有消散结节，祛除囊肿、脓肿的作用。

4. 清热泻火解毒　火针具有温通之性强而力量集中，能直达肌肤筋肉，可使火热毒邪外散，引热外达，具有清热泻火解毒的作用。

三、适应证

皮损表现为白头粉刺、丘疹、结节、囊肿、脓疱、瘢痕者等均可使用。

四、禁忌证

1. 精神过于紧张、过饥、过饱、过劳及见血易晕者，以及大醉之人都应禁用火针。

2. 在行火针治疗时，应问清患者的既往史，如患有糖尿病的患者，应禁用火针，因其针孔不易愈合，容易造成感染。

3. 血液病患者（白血病、紫癜及有出血不易止者）禁用此法。

4. 针孔处理。如果针刺 1～3 分深，可不做特殊处理。若针刺 4～5 分深，针刺后用消毒纱布贴敷，用胶布固定 1～2 日，以防感染。

五、操作步骤

1. 面部痤疮患者取仰卧位（颈背部皮损患者取俯卧位）。

2. 医者坐于患者头颈部端，充分暴露皮损部位，选好进针点。

3. 左手持酒精灯，尽可能接近施术部位，右手拇指、示指、中指持针柄，置针于火焰的外焰，从针根沿针体到针尖连续移动烧红，对施术前针体消毒。

4. 根据皮损的情况，加热针尖或针尖至针体，把针烧至发红。

5. 针烧红后右手运用手腕力量，持针迅速垂直刺入皮损。

6. 若皮损为白头、丘疹、脓疱，常烧红针尖，点刺一下即可，稍加挤压；若皮损为结节坚硬者，则烧红针尖至针体，在其中心和周围多处点刺，不挤压；若为囊肿，刺破囊壁时则有落空感，用棉签轻轻挤净囊内物，待囊内容物挤压干净后，在囊肿周围进行围刺。

六、操作要点

1. 术者注意事项　火针疗法在操作时还应注意三个要点，即"红""准"

"快"，这是疗效好的关键。

所谓"红"，是指烧针时针体要烧红、烧透。

所谓"准"，针刺部位及针刺深度需准确把握。

所谓"快"，指针体烧红后刺入人体的动作要快。

2. 患者注意事项

（1）火针完毕后的正常反应为针后当日针孔处有小红点，周围处可能出现红肿，甚或有些患者出现发痒。嘱患者不必担心，不会造成针孔感染，这是机体对火针的一种正常反应。一般1周左右会自行消失，如果3天红肿改善不明显，建议到医院就诊。

（2）当针孔瘙痒时，不要搔抓，否则红点范围扩大，同时应防止感染，否则影响下一次火针治疗。

（3）火针治疗后当日火针治疗处不可着水，以免污水浸入针孔，感染化脓或出现瘢痕。如果针刺后，局部呈现红晕或红肿未能完全消失时，也应避免洗浴，以防感染。

七、注意事项

1. 火针刺后，局部出血者，用干棉球立即按压针孔片刻即可止血。如果针刺1～3分深，可不作特殊处理。

2. 火针后不可揉搓，不能用手抓，以免出现疼痛或感染。

3. 针刺后局部避免碰水，以防感染，待针眼处结痂后方可碰水。

4. 注意检查针具，发现有剥蚀或缺损时，则不宜使用，以防意外。

5. 对初次接受火针治疗的患者，应做好解释工作，消除恐惧心理，积极配合治疗。

6. 具有严重免疫系统疾病，老龄患者及幼儿慎用。

第六节　拔罐疗法

一、定义

拔罐疗法是以罐为工具，利用燃烧、抽气等方法排出罐内空气形成负压，使罐吸附在皮肤上，达到通经活络、行气活血、消肿止痛、祛风散寒等作用的外治疗法。

二、功效

清热解毒,消痈散结。通过吸拔作用,拔出体内各种湿热邪气。通过负压作用,使内部阳热之邪透达体表,排出体外。

三、适应证

皮损表现为红色丘疹、结节、脓疱、囊肿等均可使用。

四、禁忌证

1. 凝血机制不好,有自发性出血倾向或损伤后出血不止的患者不宜使用拔罐疗法,如血友病、血小板减少性紫癜、白血病等。

2. 精神高度紧张、精神分裂症、神经质及不合作者不宜拔罐。

3. 醉酒、过饥、过饱、过渴、过劳的患者慎用火罐。

五、操作步骤

1. 操作前

(1)选择宽敞明亮、空气流通、室温适宜的房间作为治疗室,注意患者保暖,防止发生晕罐。

(2)仔细检查患者病情,评估患者状况。帮助患者采取俯卧位,充分暴露背部皮肤及大椎穴。

(3)物品准备:11 个 4 号罐具(外口径 7.0cm,内口径 5.3cm),瘦小者可用 3 号罐具(外口径 6.6cm,内口径 4.5cm);打火机、75% 酒精棉球、镊子、清水盘。

2. 操作过程

(1)清洁患者大椎穴及双侧夹脊穴处皮肤,用镊子夹着点燃的酒精棉球,一手握罐,将燃着的酒精棉球伸入罐内一闪即出,迅速将罐叩于大椎穴、双侧肺俞、双侧心俞、双侧肝俞、双侧大肠俞、双侧膀胱俞上。将点燃的酒精棉球放入清水盘中熄灭。一般留置 10 ~ 15 分钟,使局部皮肤和浅层肌肉及其他软组织被吸拔入罐内,一般以高出皮肤表面 0.5 ~ 2cm 为宜,呈现局部皮肤潮红或皮下出现紫黑色瘀血。

(2)起罐:医者一手持罐,稍用力使之向同侧倾斜,另一手的示指或拇指轻轻按压对侧罐口边缘的软组织,使空气缓慢进入罐内,罐具即可自行脱落。

3. 治疗后

(1)拔罐治疗后需静息 20 分钟后,未出现其他症状方可离开。

(2)罐后反应:患者在拔罐时局部可能产生多种感觉,如有牵拉、紧缩、发胀、温暖、酸楚、舒适、透凉气等感觉,均属正常。起罐后在吸拔部位上都会留下罐斑或罐印,一般为点片状紫红色瘀点或瘀块,或兼有微热痛感,这是正常的反应,1~2 天后即可自行消失,但是如果患者本身或吸拔部位存在着病邪,则会在吸拔部位出现一些异常的反应,在临床上应结合患者的其他症状综合分析。若出现水疱等,可用碘伏消毒水疱处皮肤后,用 1 寸(25mm)毫针挑破,用消毒棉球擦净液体后覆盖纱布。

在拔罐过程中,也有极少数患者发生休克和晕厥现象。患者若感到头晕眼花,心烦欲呕,面色苍白,四肢厥冷,冷汗淋漓,呼吸急促,脉搏频数而细小等现象,应立即将罐取下,使患者平卧床上,喝些温开水,稍事休息。严重者可针刺十宣、人中穴,即可帮助患者恢复常态。患者恢复常态后,应继续卧床休息一段时间才能离开治疗室。

六、操作要点

1. 操作时应注意棉球少蘸酒精,且不能沾于罐口,以免烫伤皮肤。

2. 操作时闪火要迅速,对准罐口中央,不能闪到罐口。

3. 吸附力度　一般以皮肤高出瓶颈 10~20 cm 为宜,瘦小患者可控制在 5~10 cm。

4. 操作时需注意　起罐过程一定要缓慢,千万不能暴力硬拔,或者快速倾斜火罐,造成被拔部位皮肤与肌肉的损伤与疼痛。

七、注意事项

1. 一般 5~7 天治疗 1 次,1 个月为 1 个疗程。

2. 前次拔罐罐斑未消退时,不宜重复拔罐。

3. 留罐时间不宜过长,过长(半个小时以上)容易出现水疱。

4. 神经性皮炎等背部皮肤粗糙肥厚者给予凡士林或橄榄油涂擦后进行拔罐治疗,以免出现罐具脱落。

第七节 放血疗法

一、定义

放血疗法是针灸治疗的一种操作方法，根据患者的病情，运用特制的针具刺破人体特定部位的浅表血管和深层组织放出适量的血，以达到治疗疾病的目的。

二、功效

1. 通经活络，祛瘀消肿 人体依赖气血的濡养，如经络瘀滞不通，气血运行不畅，通过在腧穴和特定部位进行放血，可起到"通其经脉，调其气血"的作用。

2. 开窍泄热 由于邪热亢盛，热极生风，风火相煽，气血并走于上，或热入于营，热扰神昏，可采用放血，起到泄热凉血的作用。

三、适应证

皮损表现为白头粉刺、丘疹、结节、囊肿、脓疱者等均可使用。

四、禁忌证

1. 素体虚弱或久病体虚不能耐受者。

2. 贫血、低血压或大出血后。

3. 皮肤有创伤及溃疡者。

4. 体弱、虚脱等疾病。

5. 有出血性疾病或损伤后出血不止者。

五、操作步骤

(一)耳尖放血法

1. 操作前

(1)器具准备：三棱针或粗毫针、碘酊、消毒干棉球。

(2)体位：患者保持正坐位。

(3)定穴：折耳向前，于耳郭上端取穴；或将耳轮向耳屏对折时，耳郭上面的顶端处。

2. 操作中

（1）先揉捏患者双耳，以外耳道为中心，向耳郭离心性方向进行，使血液散布在耳郭周围。

（2）使用消毒干棉球沾取适量碘酊在针刺腧穴上擦拭消毒，擦拭时应从腧穴部位的中心点向外绕圈消毒，然后用左手拇、示、中三指依次夹紧耳尖，右手持三棱针或粗毫针迅速刺入，刺入深度为 1~2mm，随即出针，再用左手挤压点刺部位，使之出血 2~5 滴。

3. 操作后　针刺放血后，使用消毒干棉球擦净血液，并按压针孔 1 分钟。

（二）后背放血法

后背放血疗法多和拔罐疗法同时使用。

1. 操作前

（1）器具准备：三棱针或梅花针、碘酊、消毒干棉球；11 个 4 号罐具（外口径 7.0cm，内口径 5.3cm），瘦小者可用 3 号罐具（外口径 6.6cm，内口径 4.5cm），打火机，75% 酒精干棉球，镊子。

（2）体位：患者俯卧位，暴露后背。

（3）定穴：选用背部足太阳膀胱经上的心俞、肺俞、肝俞、脾俞、肾俞。

（4）消毒：使用消毒干棉球蘸取适量碘酊在针刺腧穴上擦拭消毒，擦时应从腧穴部位的中心点向外绕圈消毒。

2. 操作中　每穴用三棱针点刺 3~5 下或用梅花针叩刺数下，见皮肤出现出血点，立即取罐以闪火法将罐具吸拔于穴位处，留罐 10~15 分钟，拔出适量的血，起罐后用消毒干棉球擦净皮肤上的血迹。

3. 操作后　操作完成后，患者宜静卧 15~30 分钟，未出现其他症状方可离开。

六、注意事项

1. 在使用放血疗法治疗前，一定要全面了解患者的身体情况，注意患者是否有不适宜放血的其他疾病，如心脏病、贫血、血友病等。

2. 放血前，认真做好放血器具和所施治部位的消毒工作，避免引起感染。

3. 在治疗前，术者要细致做好患者的思想工作。治疗时，患者宜平卧在治疗床上。这样，可以防止患者晕针，同时，也有利于患者配合医生进行操作。

4. 刺络时，进针宜轻，刺入宜浅，动作要快，出血如珠为宜，切记不要用力过猛。

5. 针刺放血后，要注意按压针孔，避免皮下或组织出现瘀血。如果出现瘀血，一般 10 天左右会自动吸收，给予热敷促进瘀血吸收。

6. 需要长期治疗的患者，每次放血量较少者，可每日或隔日 1 次；每次放血量较多者，一周可进行 1~2 次。

第八节　中药湿敷疗法

一、定义

中药湿敷疗法是用纱布浸湿药液敷于患处以治疗疾病的一种外治法。

二、功效

1. 湿敷疗法对皮肤具有滋润作用，通过冷的刺激，可减少皮肤油脂和汗的分泌，还可起到消炎、消肿的作用。

2. 湿敷可使表皮角质层膨胀，有利于药物透入皮肤，有助于药效发挥。

3. 根据患者病情辨证用药，中药湿敷还可起到清热解毒、消肿散结、活血化瘀的作用。

三、适应证

皮损表现为粉刺、丘疹者及痤疮愈后遗留痘痕者均可使用。

四、禁忌证

皮肤对湿敷药液过敏者禁用。

五、操作步骤

1. 治疗前

(1) 备齐用物，包括治疗车、弯盘、治疗碗、一次性中单、镊子、敷料(6~8

层无菌纱布)、药液(根据患者皮损情况,辨证用药)、温度计等。

(2)关闭门窗,避免患者受风。

(3)嘱患者清洁面部,铺垫一次性中单,嘱患者取仰卧位。

2. 治疗时

(1)将所需物品移至床旁,核对医嘱,并向患者讲解湿敷法的作用和意义,使其积极配合治疗。

(2)将遵医嘱配制好的药液倒入治疗碗内,测量药液温度,药液达到合适温度时(24~28℃),浸入大小适宜的敷布,使其完全浸透药液。

(3)使用无菌镊子将敷料拧至不滴药液,展开敷布并将其敷于患处,紧贴患者皮损。

(4)对于初次使用湿敷治疗的患者,在治疗5分钟时应当询问患者有无不适,如有对药液过敏者,因当立即停止湿敷,并对症处理。

(5)每敷约5分钟后,将敷料取下,重新放入药液,浸湿后使用无菌镊子拧至不滴药液再次敷于患处(或者使用注射器将药液喷淋于敷布之上),以保持敷布湿度及温度。

3. 治疗后

(1)每次湿敷时间以30分钟为宜,操作完毕后,应立即将湿敷布取下,用纱布或毛巾清洁患者局部皮肤。

(2)协助患者整理衣物。

(3)整理用物并做好记录。

六、注意事项

1. 操作前向患者做好解释,以取得患者配合。

2. 充分暴露局部皮肤,注意保暖,防止着凉。

3. 可根据面部形态特征,特制适合面部的湿敷敷料。尽量避免掩盖眼耳口鼻。

4. 湿敷敷料以6~8层纱布为宜。药液温度以室温(24~28℃)为宜。湿敷频率以每日1~2次为宜。每次湿敷时间以30分钟为宜。

5. 湿敷时应将湿敷敷料拧至不滴药液为度,以防药液漫流。

6. 严格掌握患者药物过敏史,避免使用患者过敏药物。治疗过程中应当时刻观察患者局部皮肤情况及患者反应,尽量避免意外发生,若湿敷部位出现苍白、红斑、水疱或者痒痛等症状时,应当立即停止治疗,并对症处理。

7. 应当用镊子将敷料的多余药液拧掉，不可直接用手接触药液，以免污染药液。

8. 所用物品需清洁消毒，每人一份，避免交叉感染。

9. 若在湿敷过后，湿敷部位出现药液着色，数日后可自行消退，及时向患者说明情况，以减轻患者心理负担。

第九节　中药熏蒸疗法

一、定义

中药熏蒸疗法是以中医理论为指导，应用经过辨证论治组方的中药煎煮后所产生的药蒸汽，通过熏蒸机体达到治疗目的，集合中药的性味功效、热效应的综合中医特色疗法。

二、功效

通过经络系统的调节而达到纠正脏腑、阴阳、气血的偏盛偏衰，起到疏通经络、清热解毒、活血散结等作用。

三、适应证

前胸后背部皮损表现为粉刺、丘疹、脓疱、囊肿、结节、瘢痕等均可使用。

四、禁忌证

1. 皮肤对熏蒸药液过敏者禁用。

2. 皮肤有严重感染或有糜烂、化脓者禁用。

3. 醉酒、过饥、过饱、过劳、过渴的患者禁用。

五、操作步骤

1. 操作前　物品准备：中药液、毛巾、一次性中单。

2. 操作步骤

(1)将准备好的中药液倒入熏蒸机加热锅内。

(2)接通电源，打开总开关，根据要求在控制面板上设定各参数。

（3）当听到电脑语音提示舱内温度适宜后（39～42℃），脱去外衣，患者进入治疗熏蒸舱，合上治疗舱盖，头部暴露于治疗舱外，颈部用毛巾围裹，以防气雾外漏，在卧姿状态下接受治疗。

（4）舱内温度应自动控制在45℃左右，治疗时间不宜超过30分钟。在治疗中，温度和时间可根据患者的体质、耐受程度而定。

3. 操作后

（1）治疗完毕后走出熏蒸舱，及时擦干身体上残留的药液，更换衣服，并饮用约300mL温开水。

（2）每次熏蒸治疗完毕后，均应按"消毒键"对治疗舱内腔进行喷淋消毒（一般常规用1:100的84消毒液），再用清水和纱布擦去消毒液残留。

（3）整理用物，物归原处。

（4）隔日1次，每次20～30分钟，以7天为1个疗程，病情较重者可酌情增加熏蒸次数。

六、注意事项

1. 进行熏蒸疗法，应时时注意防止烫伤，各种用具牢固稳妥，热源应当合理，药不应接触皮肤。

2. 熏蒸时间不宜过长，温度不宜过高，如有头晕、心慌、胸闷等不适感觉，应停止熏蒸，及时卧床休息。对初次使用者，在治疗时间和温度上应循序渐进。

3. 熏蒸浴具要注意消毒。

4. 治疗期间对辛辣、油腻、甘甜等食物摄入应适当控制。

5. 治疗期间，停用各种全身性护肤品。

第十节　毫针疗法

一、定义

毫针疗法又称"体针疗法"，是以毫针为针刺工具，通过在人体腧穴施行一定的操作方法，以通调营卫气血，调整经络、脏腑功能而治疗相关疾病的一种方法。

二、功效

针刺可提高机体免疫力，从而抑制痤疮丙酸杆菌的生存，有利于抗感染，消除炎症，能够改善皮肤微循环，促进毛囊的脂质代谢。

三、适应证

皮损表现为粉刺、丘疹、结节、囊肿、脓肿、瘢痕者等均可使用。

四、操作步骤

(一)辨证选穴

治则：清热解毒，解郁消痤。取督脉及手足阳明经穴为主。

主穴：大椎、合谷、曲池、内庭、阳白、四白。

配穴：肺经风热配少商、尺泽，肠胃湿热配足三里、阴陵泉，冲任不调配气海、三阴交，血瘀痰凝配血海、丰隆。

辨证加减：便秘加天枢、支沟，月经不调加关元、血海，失眠加神门，急躁易怒加太冲。

(二)操作方法

1. 操作前

(1)物品准备：无菌针灸针、镊子、75％酒精棉球、干棉球、弯盘2个(一个盛放污棉球；一个内盛消毒液以浸泡用过的毫针)。

(2)体位：根据针刺穴位的不同，选择适宜体位，充分暴露针刺部位，以操作方便，患者感到舒适，肌肉放松能持久留针为宜。如：背部腧穴选取俯伏坐位或俯卧位，前身部腧穴选取仰卧体位，头面、四肢等部腧穴选取仰靠坐位。

2. 操作中

(1)定穴：根据处方选穴的要求，按照腧穴的定位方法，逐穴进行定取。为保证定穴准确，可用手指按压，以探求患者的感觉反应。

(2)消毒

1)医者手指的消毒：先用肥皂水将手洗刷干净，待干再用75％酒精棉球擦拭后，方可持针操作。

2)针刺部位的消毒：用75％的酒精棉球在针刺腧穴上擦拭消毒，擦拭时应从腧穴部位的中心点向外绕圈消毒。

3)针具的消毒：用75％的酒精棉球由针身到针尖进行消毒。

（3）施术：进针方法在临床应用时需根据腧穴所在部位的解剖特点、针刺深浅和手法的要求灵活选用，以便于进针和减轻患者的疼痛。

1）进针：①术者以左手拇指或示指按压穴位，右手持针，紧靠左手指甲缘，以拇、示指下压力快速将针刺入皮肤，然后右手边捻转针柄边将针体刺入深处。此为指切进针法，多用于短针的进针；②长针可采用双手进针，即以左手拇指、示指裹棉球捏住针身下端，露出针尖 0.6 ~ 1cm，右手拇指、示指夹持针柄，两手同时下压，快速将针尖刺入腧穴，然后左手支持针体，右手拇指、示指捻转针柄，将针刺入深处。

2）进针角度：指针体与皮肤表面所形成的夹角。①直刺：临床上，针体与腧穴皮肤成直角（90°），垂直进针，称为直刺，适于肌肉丰厚处，如四肢、腹、腰部；②斜刺：针体与腧穴皮肤为 45°角左右，倾斜进针，称为斜刺，适于肌肉浅薄处，或内有重要脏器及不宜直刺、深刺的腧穴；③平刺：针体与腧穴皮肤为 15° ~ 25°角，沿皮刺入，适于肌肉浅薄处（如头面部），一针透二穴也可用此，称为横刺或沿皮刺、平刺。

3）针刺深度：针身刺入人体内的深浅度。一般以取得针感而又不损伤重要脏器为准。除根据腧穴部位特点来决定之外，临床上还需灵活掌握。形体瘦弱者宜浅刺，形体肥胖者宜深刺；年老、体弱、小儿宜浅刺，青壮年身体强壮者宜深刺；阳证、表证、初病宜浅刺，阴证、里证、久病宜深刺；头面、胸背及肌肉薄处宜浅刺，四肢、臀、腹及肌肉丰厚处宜深刺；手足指趾、掌跖部宜浅刺，肘臂、腿膝处宜深刺等。针刺的角度与深度有关，一般来说，深刺多用直刺，浅刺多用斜刺和横刺。此外，还要根据经脉循行的深浅以及不同的季节来灵活掌握进针的深浅。

4）行针手法：进针后再施以一定的手法称行针。常用的基本手法有两种：提插法和捻转法，行针的辅助手法有循法、刮法、弹法、摇法、飞法、震颤法。针刺得气后，根据证的虚实，采用相应的补泻手法。一般在得气后，捻转幅度小，速度慢，或提插时，重插慢提为补法；相反，在得气后捻转幅度大，速度快，或提插时轻插重提为泻法。

5）留针：将针刺入腧穴并施行手法后，使针留置穴内 10 ~ 20 分钟。

3. 操作后

（1）起针：左手将消毒干棉球按压于针刺部位，右手持针做轻微的小幅度捻转，并随势将针缓慢提至皮下，静留片刻，然后出针。

（2）出针后：用消毒干棉球轻压针孔片刻，以防出血或针孔疼痛。

五、注意事项

1. 若发生晕针、弯针、折针等异常情况，应及时做出相应处理。
2. 凡过饥、过饱、酒醉、大汗、惊恐、疲乏等患者，均不用体针疗法。
3. 常有自发性出血或损伤后出血不止者不宜针刺。
4. 皮肤有感染、溃疡、瘢痕的部位不宜针刺。
5. 对胸、胁、腰、背部脏腑所居之处的腧穴，不宜直刺、深刺。

第十一节　耳穴贴压疗法

一、定义

耳穴贴压疗法是把王不留行籽置于胶布中心，贴于耳部穴位并进行按压，持续刺激穴位，用来防治疾病的一种方法。

二、功效

耳为宗脉之所聚，十二经脉皆上通于耳，全身各脏腑皆连系于耳。耳穴具有散风清热、凉血化瘀、疏通经气、活血散结等作用。

三、适应证

皮损表现为粉刺、丘疹、结节、囊肿、脓肿、瘢痕者等均可使用。

四、禁忌证

耳部炎症、冻伤的部位不宜采用贴压法。

五、操作步骤

（一）辨证选穴

常用药物：王不留行籽、油菜籽、小米、绿豆、磁珠等，其中因王不留行籽表面光滑，大小和硬度适宜，而最为常用。

主穴：肺、大肠、内分泌、胃、皮质下、面颊、神门。

配穴：肺经风热配耳尖、大肠穴，肠胃湿热配脾，冲任不调配肝、肾，气滞血瘀配肝、胆、耳中。

辨证加减：便秘加便秘点，失眠加心、脾、肾，月经不调加卵巢、内生殖器、子宫，皮脂溢出重者加脾。

（二）操作方法

1. 操作前

（1）物品准备：治疗盘、探棒、75％酒精棉球、镊子、王不留行籽、胶布、剪刀、弯盘等。

（2）体位：患者取侧卧位或坐位。

2. 操作中

（1）定穴：根据处方所列耳穴，手持探棒自耳轮后上方由上而下在选区内探寻阳性反应点，做好标记，为施治的刺激点。

（2）消毒：用75％酒精棉球在所选耳穴处严格消毒。

（3）施术

1）埋籽：左手手指托持耳郭，右手用镊子夹取割好的方块胶布，中心粘上准备好的王不留行籽，对准穴位紧紧贴压其上，并轻轻揉按1～2分钟，以局部耳郭微红、发热为度。

2）贴压手法：强刺激按压法：垂直按压耳穴上的药籽，至患者出现沉、重、胀、痛感，每穴按压1分钟左右，如有必要，每穴重复操作2～3遍，每天3～5次。本法适用于实证。

弱刺激按压法：一压一松地垂直按压耳穴上的药籽，以感到胀、酸、轻微刺痛为度，每次压3秒停3秒。每次每穴按压2分钟左右，每天3～5次。本法适于耳穴敏感者。

3）疗程：每贴压1次，贴压物在耳穴可留置3～6天，湿热天气2～3天为宜。每5次为1个疗程，疗程间休息3～5天。

3. 操作后

撤籽：撤除胶布和王不留行籽，观察局部皮肤有无红肿、破损，并及时给予处理。

六、注意事项

1. 防止胶布潮湿和污染，避免贴压物贴段张力太低和皮肤感染，对氧化锌胶布过敏者可改用其他膏药贴压，同时可贴压肾上腺、过敏区等耳穴。

2. 夏季贴压时，由于多汗，故贴压时间不宜过长。

3. 贴压后疼痛较甚时，一般只要局部稍放松一下胶布或移动位置即可。

4. 一次贴压的耳穴不宜过多，一般以 3~8 个为宜。

5. 贴压后患者自行按压时，切勿揉搓，以免搓破皮肤造成感染。

第十二节　滚针疗法

一、定义

滚针是一种多针浅刺式针具，主要由针筒与针柄两部分组成。根据针体露出滚轮的长度分为各种不同的型号。滚针针筒上等距镶嵌着固定的短针，针柄固定，为操作时手持之用。

二、功效

1. 机械性刺激局部皮肤，促进胶原蛋白合成，重新生成纤维组织，从而达到深层网状纤维结构的重建，平复痤疮凹陷性瘢痕。

2. 抑制黑色素生成，加快代谢产物运输，从而改善痤疮后色素沉着。

三、适应证

滚针疗法一般适用于痤疮后期的凹陷性瘢痕及痤疮后色素沉着。

四、禁忌证

1. 瘢痕体质患者不宜滚针。

2. 凝血机制不好，有自发性出血倾向或损伤后出血不止的患者不宜使用滚针疗法。

3. 精神高度紧张、精神分裂症、神经质及不合作者不宜行滚针术。

4. 艾滋病患者或严重感染患者禁用。

5. 醉酒、大汗、过饥、过饱、过渴、过劳的患者慎用。

五、操作步骤

1. 操作前

(1)物品准备：滚针、镊子、75% 酒精棉球、棉签、弯盘、纱布、盐酸利多卡因凝胶。

（2）体位：患者采取仰卧位，充分暴露面部皮肤，嘱患者情绪放松。

（3）施术者双手常规消毒，戴无菌手套。

2. 操作过程

（1）用75%的酒精棉球由下到上、由内到外，消毒全部面部皮肤两次。

（2）在治疗部位均匀涂抹盐酸利多卡因凝胶，厚度以0.2～0.3mm为宜，外敷50分钟后（对疼痛敏感者可适当延长10～15分钟），用纱布将凝胶擦拭干净。

（3）绷紧需治疗部位的皮肤，右手持滚针，由下到上，由内到外按照经脉循行路线，针柄与皮肤成15°～20°，以1～2cm/s的均匀速度，力度适宜地单向滚刺皮肤，至所刺皮肤温热、红晕或紫红为度。

（4）术后用无菌棉签将渗出血液轻轻擦净，嘱患者24小时防水。

3. 治疗后

（1）治疗后反应：治疗后1～2小时出现发热或轻微刺痛等现象均属正常，可以用冰敷来减低灼热感，2～3小时后灼热感就会消失。

（2）滚针治疗后需静息20分钟后，未出现其他症状方可离开。

六、注意事项

1. 若发生晕针等异常情况，应及时做出相应处理。

2. 严格无菌操作。

3. 操作时一定要单向滚刺，切忌来回滚刺。

4. 滚针治疗2～3周1次。

5. 术后预防感染，嘱患者72小时内保持术区干燥，避免桑拿、热水澡。

6. 术后72小时忌食辛辣刺激食物，忌食海鲜、牛羊肉等，忌酗酒。

7. 术后1个月尽量避免日光曝晒。

第十三节　药灸疗法

一、定义

药灸疗法是指某些中药材或中药材借助某些易燃物质，发生不冒火焰的不全燃烧产生烟雾，用来烘熏患处，通过经络的传导，达到治疗疾病和保健目的的一种外治法。

二、功效

通过药物的性味功效和穴位的温热刺激能起到以热引热、使热外出、行气通络、调和气血、补虚泻实、平衡阴阳、调整脏腑的治疗作用。

三、适应证

皮损表现为粉刺、丘疹、脓疱、囊肿、结节、瘢痕等均可使用。

四、禁忌证

1. 对药灸药物过敏的患者禁用。

2. 皮肤局部有感染、溃疡、结核或肿瘤的患者。

3. 饥饿、疲劳、精神紧张、身体虚弱的患者禁用。

五、操作步骤

1. 辨证选穴

(1)肺经风热证

主穴：肺俞、曲池、尺泽。

配穴：支沟、天枢、血海。

组成药物：枇杷叶、黄芩、桑白皮等。

(2)肠胃湿热证

主穴：曲池、足三里、大肠俞、上巨虚。

配穴：中脘、天枢、阴陵泉、阳陵泉。

组成药物：苍术、白术、茯苓、黄连等。

(3)血瘀痰结证

主穴：血海、丰隆、阳陵泉、曲池。

配穴：膈俞、脾俞、肝俞、陶道。

组成药物：红花、郁金、半夏、桃仁等。

(4)冲任失调证

主穴：肾俞、三阴交、血海、关元。

配穴：丰隆、足三里、心俞、肝俞。

组成药物：地黄、丹皮、山茱萸等。

2. 药灸条制备

(1)将药物压捻成粗粉末，按比例加入助燃药物(蕲艾)。

（2）将配置好的药末置于桑皮纸上，搓卷成圆柱形，软硬度适宜，以利炭燃为宜。

（3）最后用浆糊将纸边黏合，两端压实。

3. 操作方法

（1）物品准备　药灸条、酒精灯、治疗盘、火柴、弯盘、必要时备屏风等。

（2）体位　嘱患者选择合适体位，充分暴露待灸部位，以方便操作，患者感到舒适，肌肉放松为宜。

（3）点燃药灸条一端，燃端距应灸穴位或局部 2～4cm 处采用温和灸手法熏灸，以局部皮肤红润、温热舒适为度。

（4）中途艾绒烧灰较多时，应将绒灰置于弯盘中，避免脱落在患者身上。

（5）每次灸 15～20 分钟，每日 1 次，7 天为 1 个疗程。

六、注意事项

1. 施灸过程中要注意小心谨慎，及时清理艾灰，以免烫伤患者，如若烫伤及时对症处理。

2. 施灸过量、时间过长局部可能出现水疱为正常现象，可自然吸收；若水疱过大，可用消毒毫针刺破水疱，放出水液，再涂少量烫伤膏或万花油。

3. 局部水疱破溃时勿沾水浸湿局部，导致感染者可用抗生素软膏外用，如若感染严重时，可联合口服或静脉滴注抗生素抗感染。

4. 熏后有一层油脂（油烟），不要马上擦掉，保持时间越长效果越好。

第十四节　穴位埋线疗法

一、定义

穴位埋线疗法是指在消毒条件下用针具把羊肠线埋藏腧穴皮下组织肌层，利用埋藏的羊肠线在腧穴内的持久刺激，以防治疾病的一种方法。

二、功效

通过针具和药线在穴位内产生持续的刺激，起到"长效针感"的效果，达到刺激经络、平衡阴阳、调和气血、调整脏腑的治疗作用。

三、适应证

皮损表现为粉刺、丘疹、结节、囊肿、脓肿、瘢痕者等均可使用。

四、禁忌证

皮肤局部有感染或有溃疡时不宜埋线。

五、操作步骤

（一）辨证选穴

1. 肺经风热证

主穴：肺俞、曲池、大椎、尺泽。

配穴：天枢、支沟、大肠俞、血海。

2. 肠胃湿热证

主穴：曲池、足三里、大肠俞、上巨虚。

配穴：中脘、天枢、大横、梁丘、阴陵泉。

3. 血瘀痰结证

主穴：丰隆、阳陵泉、曲池。

配穴：膈俞、血海、陶道。

4. 冲任失调证

主穴：肾俞、三阴交、血海、关元。

配穴：丰隆、足三里、肝俞、心俞。

（二）操作方法

1. 操作前

（1）物品准备：碘伏、齿镊、血管钳、特制埋线针、橡胶手套，0～3号不同标号的羊肠线、无菌纱布、胶布等。

（2）体位：根据穴位埋线的不同，选择适宜体位，以操作方便，患者感到舒适，医者便于操作为宜。

2. 操作中

（1）定穴：根据处方选穴的要求，按照腧穴的定位方法，逐穴进行定取。为保证定穴准确，可用手指按压，以探求患者的感觉反应。

（2）消毒：①部位消毒：用0.5%的碘伏在施术部位由中心向外环形消毒；②医者消毒：外科无菌操作，洗手，戴无菌手套。

（3）施术：穿刺针埋线法操作简单，刺激量较大，适用于全身各部位。施术时剪取羊肠线一段（约1cm长），套在埋线针尖缺口上，两端用血管钳夹住，右手持针，左手持钳，针尖缺口向下以15°~40°角度刺入，待针头完全进入皮下，再进针0.5cm，将血管钳放开，待线完全埋至皮下约0.5cm深，将埋线针退出，用棉球或纱布压迫针孔片刻，再用消毒纱布敷盖保护创口。

（4）疗程：埋线一般可10~15天1次，5~10次为1个疗程，疗程间隔1~2个月。

3. 操作后　注意术后反应。①如在术后1~5天，局部出现轻微的红、肿、热、痛等无菌性炎症反应，属于埋线后的正常反应，其原因是机械刺激、损伤及羊肠线刺激所致；②少数病例反应较为严重，伤口处有少量渗出液，亦属正常现象，一般不需要处理，待其自然吸收便可；③若渗液较多，突出皮肤表面时，可将乳白色渗液挤出，用75%酒精棉球擦洗后，覆盖消毒纱布；④有患者在接受治疗后患肢局部温度会升高，可持续3~7天；⑤极少数患者可有全身反应，即埋线后4~24小时体温上升，一般约在38℃，局部无感染现象，持续2~4天后体温恢复正常，可能与这部分患者的超敏体质有关；⑥埋线后还可有白细胞总数及中性粒细胞计数增高的现象，应注意观察。

六、注意事项

1. 多选用肌肉比较丰满的部位和穴位，如下肢、腰背部及腹部穴最常用，选穴原则与针刺疗法相同，但取穴要精简。每次埋线3~6穴，可间隔2~4周治疗1次。

2. 操作时宜轻巧，用力均匀，针穿过皮肤时，不能用力过猛，避免断针。

3. 埋线一般在皮下组织与肌肉之间，肌肉丰满的地方可埋入肌层，凡在肌腱或肌腹处施术或肌肉痉挛者，可先做穴位按摩再埋线。

4. 应熟悉埋线穴位处不同层次的解剖特点，以免造成功能障碍和疼痛及严重的医源性损伤。根据不同部位，掌握埋线的深度，不可伤及内脏、大血管和神经干；胸部、背部埋线不宜过深，一般多用斜刺法埋植，防止发生气胸。

5. 羊肠线用剩后，可浸泡于75%酒精中，或用新洁尔灭消毒，下次使用前再用生理盐水清洗。

6. 在一个穴位上做多次治疗时，应稍稍偏离前次治疗的部位，防止穴位疲劳及局部瘢痕的产生。

7. 术后的伤口护理应当格外重视。一般术后2天内局部要保持干燥，嘱患者避免洗澡等，如时值夏日应适当减少活动以避免大量出汗而渗入针孔或伤口中引起感染。

第十五节　果酸换肤术

一、定义

果酸换肤，简而言之，就是拿果酸来换肤的意思。即使用高浓度的果酸进行皮肤角质的剥离作用，促使老化角质层脱落，加速角质细胞及少部分上层表皮细胞的更新速度，促进真皮层内弹性纤维增生。

二、功效

1. 表皮效应

（1）调节角质形成过程，促使老化角质层脱落，避免角质层过度堆积，从而做到更精准地剥脱。

（2）去除存积于皮脂腺开口处无效的死亡细胞，使皮脂腺的排泄更通畅，以免毛孔被皮脂堵塞，使毛囊导管口角化趋于正常。

（3）通过调节角质形成细胞，使角化过程正常、角质层致密光滑和表皮增厚，使皮肤表层细胞结构正常排列，达到更新且重建表皮的作用，进而改善皮肤的外观。

2. 真皮效应

（1）果酸换肤通过启动皮肤损伤的重建功能，活化真皮内成纤维细胞的合成和分泌功能，使黏多糖、胶原纤维、弹力纤维密度增多及重新排列，以此增加真皮的厚度及弹力。

（2）果酸可以激活内聚葡萄糖胺与其他细胞间基质的合成，刺激真皮层内合成更多的透明质酸，同时使真皮内乳头层的结缔组织变薄，达到增强皮肤保水能力的效应。

（3）色素效应：改善过度堆积的角质细胞，加快黑色素细胞脱落，使色素减退，从而淡化色斑、提亮肤色。

三、适应证

皮损表现为粉刺、表浅性痤疮瘢痕、炎症后色素沉着等均可使用。

四、禁忌证

1. 严重皮肤过敏者不宜使用。
2. 治疗前一周日晒严重者不宜使用。

五、操作方法

1. 用清洁剂彻底清洁面部。
2. 患者取仰卧位,然后使用毛巾将头发包扎,盖上长方盖布,暴露面部。
3. 果酸的选择

(1)低浓度果酸(<10%):能降低表皮角质细胞间的凝结力,去除老化角质,改善粗糙、暗沉、调理肤质。

(2)中浓度果酸(10%~30%):可以达到真皮组织,改善皮肤粗糙干燥和皲裂,促使毛细血管扩张,具有良好的保湿作用,对于粉刺、淡化黑斑、抚平皱纹效果良好。

(3)高浓度果酸(>30%):具有相当的渗透力,能够使表皮和真皮脱离,消除面部色素沉着,具有较强的剥脱作用,起到化学剥脱作用。

(4)刷酸:首先从低浓度开始,若肌肤无发红刺痒等其他不适,然后将高浓度的果酸由额头、鼻子、脸颊、下巴的顺序涂抹,数分钟后喷上中和液,之后再用冰敷以减轻疼痛及发红,接着涂上营养霜即可。

(5)疗程:一般5次果酸换肤为1个完整疗程,每次治疗间隔3~4周。如需要做2个疗程治疗,需间隔2个月左右。

六、注意事项

1. 果酸换肤后若有皮肤肿胀现象,请在果酸换肤后24~48小时冰敷。

2. 果酸换肤后1~7日,避免使用带有磨砂性质的清洁品,建议清水洗脸,以毛巾拍干(避免用力搓揉皮肤),并在洗脸后依医师指示使用药膏或营养面霜(早晚各一次),直至皮肤恢复正常。

3. 1~7天后皮肤恢复正常,即可停用药膏或营养面霜,可使用清洁用品清洗脸部,但勿用力擦拭,以免刺激皮肤。

4. 加强防晒,在皮肤恢复正常前,做好物理防晒等措施。

5. 果酸换肤术后,皮肤可能会感觉刺痛、烧灼、发红、紧绷和敏感,个别出现轻微水肿,浅表结痂和脱屑,一周内症状逐渐消失。

第十六节　光动力疗法

一、定义

光动力学疗法是以光、光敏剂和氧的相互作用为基础,利用光动力学反应进行疾病治疗的一种新技术。

二、功效

1. 改善毛囊口角质形成细胞的过度角化,作用于角质形成细胞,减少毛囊阻塞。

2. 光化学反应直接杀灭痤疮丙酸杆菌。

3. 靶向性作用于皮脂腺,抑制皮脂腺活性,减少皮脂分泌。

4. 抗感染,促进修复,预防瘢痕形成。

三、适应证

皮损表现为丘疹、结节、脓疱为主的中重度痤疮均可使用。

四、禁忌证

严重的呼吸循环衰竭、肝肾功能不全、系统性红斑狼疮、气管食管瘘、肿瘤侵犯大血管和光敏剂过敏者。

五、操作步骤

1. 操作前

(1)准备光敏剂,使用前加入净颜调护素中和(118mg/瓶加入0.5mL),配制成浓度为20%的溶液。每次治疗时,药液必需新鲜配置,现用现配。

(2)患者取仰卧位。

2. 操作中

(1)使用净颜刷将中和液刷于面部。

(2)皮损处用塑料薄膜封包以减少溶液挥发,然后为患者佩戴光敏挂耳膜。常用敷药时间为1.5小时。

(3)洁面后使用光照射治疗,LED光动力治疗仪,红光(633±10)nm,照射时应充分暴露皮损部位，治疗期间，患者和医生应戴防红光护目镜。

（4）皮损部位光照射的能量密度为 70J/cm²，光照射时光纤头距离皮损约 10cm，垂直照射，照射时间约 30 分钟。

（5）光照射结束后进行冷喷 15～30 分钟。

3. 操作后 避免患处受到日光或其他强光照射。

六、注意事项

1. 护理过程中可能会出现轻微瘙痒、烧灼感、针刺感，属于正常护理反应，大多发生于开始护理 5 分钟内，如果疼痛、烧灼感比较严重，难以忍受，请及时告知治疗医师，进行个体化治疗调整来改善（调整照光时间和照光强度），也可局部使用冷却装置（冷敷/冷喷）来缓解。

2. 护理结束后，可能会出现下列护理反应。

（1）护理部位水肿性红斑：一般 2～3 天即可自行缓解，在护理过程中或护理结束后进行冷敷或冷喷以减轻或缓解水肿型红斑。

（2）皮肤干燥：可自行缓解，可通过患处冷敷或局部外用保湿剂缓解局部皮肤干燥。

（3）局部结痂、脱屑：可自行缓解，可通过患处冷敷或局部外用保湿剂缓解局部皮肤干燥，切忌搔抓患处，以免引起继发感染。

（4）暂时性的色素沉着：极少部分人会在护理后 3～4 天出现暂时性的色素沉着，一般无须处理，1～3 个月可自行缓解。护理后避光非常重要，外出时需要涂防晒霜，戴遮阳帽，以避免和减少色素沉着的发生。

（5）有极少部分患者在接受光动力治疗后可能出现反应性痤疮，即出现一过性的痤疮加重现象，常发生于口周，一般不经过特殊处理也能在 10 天到 1 个月完全缓解，且不留瘢痕。在发生反应性痤疮后，如能坚持继续治疗，效果会更加理想。当出现较严重的反应性痤疮，如大面积新生痤疮、脓疱，甚至出现渗液、结痂，需要及时就医，同时加强患处的冷敷和保湿护理，避免搔抓患处，以免引起继发感染。

3. 护理后的防护措施

（1）光动力治疗后请注意皮肤局部的冷敷与日常保湿护理，可显著缓解干燥红肿等护理反应。

（2）坚持疗程治疗，尤其在护理结束后 24 小时内。

（3）有任何不适，请及时就医。

第十七节　黄金微针射频疗法

一、定义

黄金微针射频结合了微针微创、高温射频以及透皮给药三种技术结合，利用黄金涂层绝电微针探头深入皮肤释放每秒 600 万次的高温黄金射频能量进行治疗。

二、功效

黄金微针射频在底部尖端释放能量，安全、准确、均匀有效地加热深层真皮的胶原蛋白，促进胶原蛋白变性、重组、凝结，达到除皱紧肤、祛除痘印、祛斑、改善妊娠纹等功效。

三、适应证

黄金微针射频一般适用于痤疮中后期的凹陷性瘢痕。

四、禁忌证

1. 瘢痕体质患者不宜黄金微针射频。

2. 对金属过敏者禁用。

3. 凝血机制不好，有自发性出血倾向或损伤后出血不止的患者不宜使用黄金微针射频疗法。

4. 精神高度紧张、精神分裂症、神经质及不合作者不宜行黄金微针射频疗法。

5. 艾滋病患者或严重感染患者禁用。

6. 醉酒、大汗、过饥、过饱、过渴、过劳的患者慎用。

7. 术后 72 小时忌食辛辣刺激食物，忌食海鲜、牛羊肉等，忌酗酒。

8. 术后 1 个月尽量避免日光曝晒。

五、操作步骤

1. 操作前

(1)物品准备：镊子、碘伏、生理盐水、棉签、弯盘、纱布、盐酸利多卡因乳膏。

（2）体位：患者采取仰卧位，充分暴露面部皮肤，嘱情绪放松。

（3）施术者双手常规消毒，戴无菌手套。

2. 操作过程

（1）清洁面部后均匀涂抹盐酸利多卡因乳膏于操作部位，厚度以 0.2 ~ 0.3mm 为宜，可以加以保鲜膜覆盖，防止麻药挥发，外敷 50 分钟后（对疼痛敏感者可适当延长 10 ~ 15 分钟），用纱布将乳膏擦拭干净。

（2）用碘伏由下到上、由内到外，消毒全部面部皮肤，之后用生理盐水脱碘。

（3）消毒清洁完毕后，人体平躺于治疗床，面部朝上，准备工作完毕后，开启黄金微针射频仪器。

（4）进行黄金微针射频操作，操作者手握治疗手柄，绷紧需治疗部位的皮肤，对治疗部位均匀的进行射频操作。

（5）操作完毕后，给受治疗者敷上修复面膜。时间大约 30 分钟。

（6）敷面膜完毕后，取下面膜。涂抹上修复膏，继而操作完毕。

3. 治疗后

（1）治疗后反应：治疗后 1 ~ 2 小时出现发热、红肿或轻微刺痛等现象均属正常，可以用冰敷来减低灼热感，2 ~ 3 小时后灼热感就会消失。

（2）治疗后需静息 20 分钟后，未出现其他症状方可离开。

六、注意事项

1. 若发生晕针等异常情况，应及时做出相应处理。

2. 严格无菌操作。

3. 操作时尽量避免多次重复，以免引起瘢痕加重。

4. 间隔 3 ~ 6 个月治疗 1 次。

5. 术后预防感染，嘱患者 24 小时防水，72 小时内保持术区清洁，避免桑拿、热水澡。

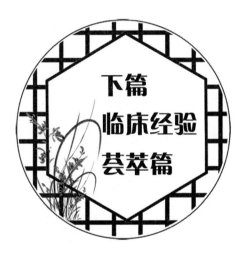

下篇
临床经验
荟萃篇

第十章 辨证施治经验

一、从病因辨治

1. 热

(1)风热:肺为华盖,外合皮毛,易受风热之邪侵袭,故见痤疮疼痛、发痒,咽干微咳,尿赤,舌红,多见于黑头粉刺和丘疹性痤疮,治宜疏风清热解毒。

(2)血热:好发于青春期。青春之年,血热气盛,多食辛热之品,蕴热于血分,上炎于面,夹湿夹毒,壅于肌肤,而成此疾。可见面红,粉刺较硬、较红,口渴,尿赤,舌红赤,苔少。多见于丘疹性粉刺,治宜凉血清热。

2. 湿

(1)湿热:饮食辛辣刺激及膏粱厚味之品,酿生湿浊,湿郁化热,湿热内蕴而成。可见皮脂溢出明显,便秘尿赤,舌红、苔黄腻。多见于丘疹性痤疮,治宜化湿清热。

(2)湿蕴:素体脾虚,不能运化,湿邪内生,溢于头面而成。可见皮脂溢出明显,面白便溏,舌淡、苔白腻。多见于闭合性粉刺,治宜健脾祛湿。

3. 毒

(1)湿毒:内有蕴湿,久而成毒,湿毒之邪阻滞气机,胶结颜面而成。可见脂溢明显,面色无泽,头重如裹,大便黏腻,便后不爽,舌红、苔白腻。多见于囊肿性痤疮,治宜利湿解毒。

(2)热毒:内有蕴热,不能外宣,聚而成毒,化腐成脓,可见颜面潮红,口干喜饮,便干溲赤,舌红、苔黄。多见于脓疱性痤疮,治宜清热解毒。

4. 痰瘀 湿邪蕴久,酿湿成痰,痰湿相裹,阻滞气血经络,凝血成瘀,痰瘀互结,凝滞肌肤而成。多见于结节性痤疮或囊肿性痤疮。治宜化痰软坚、活血化瘀兼以解毒。

5. 肝郁 情志不畅,肝气郁结,郁而化火,木火刑金,子病及母,牵连肺、脾胃，循经上行于面而发病。

二、从三焦辨治

1. 清上焦，重治心肺，泄其郁热　肺合皮毛，痤疮的发生与肺经关系密切，它可由肺热郁蒸心火上炎颜面而致，经曰"上焦如雾"，"诸痛痒疮，皆属于心"，选枇杷叶、野菊花等花叶类轻清之品，配以桑白皮、黄芩、知母、栀子、黄连等共同清泄肺热，方奏其效。

2. 理中焦，运脾胃，祛其湿邪　痤疮伴油性脂溢性皮炎，其证为湿热之象，此系脾失健运，再食肥甘辛辣，湿蕴中焦所致，治宜调理中焦、除湿健脾。方选除湿胃苓汤合萆薢渗湿汤加减。

3. 治下焦，调肝肾，抑其相火　《格致余论》曰："湿热相火为病甚多。"又说"相火寄于肝肾二部。"肝肾阴精不足，而致相火妄动则阴阳失衡，脏腑失和，痤疮遂生，故治宜清下焦相火，滋肝肾之阴兼清湿热，方选知柏地黄汤加减。

三、从脏腑辨治

1. 从肺论治　《黄帝内经》曰："伤于风者，上先受之。"肺居上焦，为娇脏，不耐寒热。外感风邪犯肺，开阖失司，腠理郁闭，邪气不能外达，结聚于上焦之颜面、胸背肌肤而发为痤疮。

2. 从脾论治　本病多因饮食不节，过食肥甘厚味，复感风邪而发病，治当清肠胃湿热，佐以解毒。方用茵陈蒿汤加减治疗。

3. 从心论治　根据"诸痛痒疮，皆属于心""心主血脉，其华在面"等理论得出痤疮的形成是因心火上炎、血热上蒸于面、阻滞肌肤而发。以导赤散为主方进行辨证施治。

4. 从肝论治　临床治疗不能拘泥肺、脾、胃的湿、热、痰、瘀的传统观念，痤疮的发生发展，与肝密切相关，而女子的经、孕、产、乳更是以肝为基础。除了疏肝郁、清肝热、利肝湿、养肝血之外，更应注重通调月经，使月经通调，气血和顺，以提高临床疗效。

5. 从肾论治　痤疮的发病除与肺胃血热有关外，素体肾阴不足，冲任失调，天癸相火过旺为发病之本，肺胃血热为发病之标。据此，以滋肾泻火、调理冲任、清肺解毒为治疗原则，用六味地黄汤合二至丸加减治疗。

四、辨年龄、辨皮损、辨舌脉、辨兼证

1. 辨年龄、体质　人体存在着形态结构、体质、心理上的差异，这种差异必然影响着疾病的发生发展。《灵枢·逆顺肥瘦》已有关于体质内容的记载："年质壮大，血气充盈，肤革坚固，因加以邪，刺此者，深而留之，此肥人也。广肩腋、项肉、厚皮而黑色，唇临临然，其血黑以浊，其气涩以迟……瘦人者，皮薄色少，肉廉廉然，薄唇轻言，其血清气滑，易脱于气，易损于血"。元代朱丹溪《格致余论》进一步将体质与疾病联系在了一起，提出了"肥人多痰，瘦人多火"的著名观点。根据中医理论，辨体质应主要从阴阳之别，强弱之分，偏寒偏热之异入手，用药也应因人制宜。青春发育期之少男、少女多素体阳热偏盛，复因饮食不节，复感风热之邪。多表现为肺经风热证、肺经血热证。平素脾虚之人，多表现为面色白，倦息乏力，多为脾虚湿蕴证。平素嗜食肥甘厚味及吸烟饮酒者，多体质壮硕，面部油腻光亮，多表现为胃肠湿热证、痰湿蕴阻证。青中年女性多因情志不舒或工作紧张表现为肝郁气滞证及冲任不调证。

2. 辨皮损　皮损辨证是皮肤病治疗的基础。痤疮的临床特点表现为面部和胸背部的白头粉刺、黑头粉刺、炎性斑疹、丘疹、脓疱、结节、囊肿及瘢痕，伴有不同程度的皮脂溢出。其演变过程初为皮脂溢出，皮肤油腻光亮，出现白头粉刺、黑头粉刺，辨证素体肾阴不足，天癸相火过旺；或因平素过食肥甘致脾胃受纳运化失常，湿邪内生，外发肌肤；或因情志不遂，肝气郁结，气机不畅，气血凝滞，毒热腐肉为脓，发于肌肤，故可见炎性斑疹、丘疹、脓疱、结节、囊肿及挠痕。又肺主皮毛，肺与大肠相表里，故痤疮的辨证论治，病位主要在肺（大肠）、脾（胃）、肝、肾。病邪为湿、热、毒、瘀。依皮损辨证，白头粉刺多辨为脾虚或寒凝或湿邪阻滞；油脂多为湿热内蕴或脾胃湿热或胃肠湿热。面部潮红、炎性丘疹多为血热或风热。脓疱多为湿热瘀滞，腐肉为脓或血热染毒。丘疹色暗为气血失和，外受毒邪。结节坚实为痰湿、瘀毒蕴结。囊肿为湿邪留滞或与瘀血互结，染毒则有脓液为毒邪凝聚，治宜解毒透脓软坚。脓毒相连，根脚坚硬，久不溃脓为正虚邪恋，治宜扶正托毒、透脓散结。瘢痕高起为局部气血瘀滞，凝结于肌肤，治宜活血理气、化瘀软坚，瘢痕萎缩为局部气血不畅，肌肤失养，治宜中和气血。

3. 辨兼证　常与患者的胃肠功能、精神情志及女性的月经情况等相关，如口干为内热伤阴，口苦为肝胆湿热，大便干结或为胃肠积热，或为脾虚运

行无力，或为津伤化燥。便溏为脾虚湿盛，大便黏滞不爽，排便时肛门灼热为胃肠湿热下注，月经提前或为血热妄行或为脾虚统摄无力。经前皮损加重，伴乳房胀痛为肝郁气滞。月经量少，经期后错伴心悸失眠为营血瘀滞。白带量多清稀为脾虚肝郁，湿浊带下，色黄有异味为湿热下注。

此外，亦有辨舌脉、辨脏腑等参照。

第十一章　现代名医诊治经验

一、张志礼诊治经验

张教授认为寻常痤疮是发生于青壮年面部、胸背的毛囊、皮脂腺的慢性炎症，常伴皮脂溢出。本病多因饮食不节，过食肥甘厚味，肺胃湿热蕴结，复感毒邪而发病。治宜清肺胃湿热、凉血解毒。常用枇杷清肺饮加减，继发感染者则多用栀子金花汤加减，病久形成结节、囊肿则用桃红二陈汤加减。急性发作期皮疹红肿时，先予桑白皮、地骨皮、黄芩清肺热，黄连、栀子清胃热，栀子，兼清三焦实火，银花、连翘、蒲公英、紫花地丁清热解毒，牡丹皮、赤芍、夏枯草凉血解毒软坚，车前子、薏米清利湿热，鸡冠花、槐花凉血清热。痒重可加白鲜皮、苦参；皮脂溢出多加生白术、生薏米、生枳壳；大便干可加瓜蒌、大黄（川军）；女性月经不调可加丹参、香附、益母草（坤草）。炎症消退遗有粉刺结节、囊肿者以理气活血、软坚散结为主，可用夏枯草、鬼箭羽、丹参、红花、三棱、莪术、川贝、龙骨、牡蛎、香附、枳壳、陈皮、半夏等。

二、陈彤云诊治经验

陈教授认为，本病的主要病机为热毒、气滞、瘀血，病位在肝、胃、肺、脾四经，治疗以清热解毒燥湿、活血化瘀并举，同时养阴理气。陈教授临床中将痤疮分为八个证型，即肺经风热证、肺经血热证、脾虚湿蕴证、肠胃湿热证、肝郁气滞证、冲任不调证、痰湿蕴阻证、血瘀痰结证。其中肺经风热证，肺经血热证，病位主要在肺，与风、热邪有关；脾虚内蕴证、胃肠湿热证，病位在脾、胃、肠，与湿邪、热邪有关；肝郁气滞证和冲任不调证，病位在肺、脾、胃，与湿邪、痰饮、血瘀有关。处方中的药物归经以入肝、胃、肺为主，对应了陈老将痤疮主要定位于肝经、胃经、肺经。或因先天禀赋血热之本，或因后天饮食不节致湿热阻滞中焦为其根本，故治疗以清利肝胆、肠胃湿热为先，中焦湿热得清，才能运化药物直达病所。肺经风热证，方用枇杷清肺饮加减，认为此证多见于青春发育期的少男、少女，皮损可散在分布于面部、背部，多集中在前额。肺经血热证，方用连翘败毒丸加减，此证多见于青春发育期的少男、少女，皮损可见颜面、胸背密集鲜红色丘疹、脓头。脾胃湿蕴证，方用健脾除湿汤，患者口唇周围皮损多见，头皮、面部油腻多，病程长，多缠绵难愈。胃肠湿热证，方用茵陈蒿汤、黄连解毒汤加减，皮损多发于口周，炎性丘疹或脓疱、囊肿，常伴口臭、便秘。肝郁气滞证，方用丹栀逍遥汤加减，此病好发于青年女性患者，多表现为每次月经来潮前痤疮症状加重。冲任不调证，方以六味地黄汤和二至丸加减，此证为肾阴不足、阴不制阳、虚火内生而成，多发于中年女性患者，颜面皮疹坚实，经久难愈。痰湿蕴阻证，方用海藻玉壶汤加减，此证男性多见，皮疹以囊肿为主。血瘀痰结证，方用桃红四物汤加减，多见于男性，病程长，反复发作的患者。

三、陆德铭诊治经验

陆教授认为，痤疮发病主要为阴虚火旺，肺胃积热，血瘀凝滞肌肤。其中阴虚火旺为发病之本，肺胃积热、血瘀凝滞为发病之标。故临证以养阴清热为大法，配合清热活血、化痰软坚、清泻肺胃。养阴清热常用药物有生地黄、丹参、麦门冬、天花粉、女贞子、栀子、生何首乌等；清热解毒、活血去脂用白花蛇舌草、虎杖、丹参、茶树根、生山楂。

加减法：皮疹色红加赤芍、牡丹皮、连翘，脓疱加金银花、半枝莲、蒲公英、野菊花，结节囊肿加三棱、莪术、桃仁、石见穿、皂角刺、海藻、夏枯草、浙贝母、全瓜蒌，皮疹作痒加苦参、白鲜皮、地肤子，皮脂溢出多者加侧柏叶、薏苡仁，大便干结者加火麻仁、郁李仁、枳实、大黄。陆德铭在临证中重用丹参、白花蛇舌草、生山楂三味药，认为三药合用可调节内分泌，又可抑制皮脂腺，可抗痤疮杆菌。

四、徐宜厚诊治经验

徐教授将其诊治痤疮的经验归纳为"四辨""十法"。

四辨：①辨部位：根据中医经络的分布和走向，认为皮损发生于前额与胃有关，在口周与脾有关，在面颊两侧与肝有关，发于胸部与任脉有关，发于背部与督脉有关；②辨皮损：黑头粉刺为湿重于热，白头粉刺为热重于湿，结节多为血瘀气滞，囊肿多为血瘀互结，脓疱多为肺胃炽热；③辨体质：形体瘦弱多为阴虚燥热，体形肥胖多为湿热积滞；④辨兼证：认为痤疮的兼症主要是胃肠大便功能和冲任月经情况。

十法：把治疗痤疮的方法归纳为清泻肺胃、解毒散结、调理冲任、疏肝清热、湿敷除痤、活血散瘀、面膜洁肤、毫针、耳针、挑刺十个大法。清泻肺胃常用白虎汤合枇杷清肺饮，调理冲任常用益母胜金丹合二仙汤，疏肝清热多用丹栀逍遥散，活血散瘀多用桃红四物汤。

五、朱仁康诊治经验

朱氏在对痤疮的论述中强调，痤疮属于中医"肺风粉刺"或"酒刺"的范畴，朱氏特别强调女性痤疮与擦劣质化妆品有关，故称"粉刺"；男性与吸烟喝酒及吃刺激物有关，相当于囊肿性痤疮。朱氏同意《外科正宗》所谓"肺风、粉刺、酒渣鼻三名同种"，认为痤疮与酒渣鼻是同属于皮脂腺炎性一类疾患。辨证论治可分为两型。

1. 肺风型　过食油腻，脾胃积热，上熏于肺，外受于风。症见面起红丘疹，挤之有粉渣。脉细滑，舌质红，苔薄黄或薄白。治宜清理肺胃积热。方选枇杷清肺饮加减。药用生地30g，丹皮9g，赤芍9g，枇杷叶9g，桑白皮9g，知母9g，黄芩9g，生石膏30g，生甘草6g。加减：大便干燥加大黄6g（后下）、大青叶9g，或配合服栀子金花丸或大黄䗪虫丸。

2. 痰瘀型　囊肿性同时有瘢痕疙瘩损害。治宜活血化瘀，消痰软坚。方选化痰散结丸。药用归尾60g，赤芍60g，桃仁30g，红花30g，昆布30g，海藻30g，炒三棱30g，炒莪术30g，夏枯草60g，陈皮60g，制半夏60g。研细末，水泛为丸，每日2次，每次服9g。

外治法：①颠倒散每日晚上用茶水调后搽1次，白天可洗掉；②去斑膏每日外搽1次。

六、周鸣鼓诊治经验

周氏认为，痤疮是由于风热袭肺，熏蒸肌肤，或过食油腻辛辣之品，使脾胃蕴湿积热，而脾主肌肉，故湿热外蒸肌肤，发生本病。此外情志不遂，肝气不行，或冲任不调，亦可导致皮肤的疏泄功能失调，发生本病。

周氏对本病的病机分析如下：肺合皮毛，脾主肌肉，胃经走行于面。风热之邪侵袭肺经，熏蒸于面，则面色潮红，见有丘疹；多食油腻辛辣之品，脾胃蕴湿积热，湿热循经上蒸于面或外发肌表，可见皮脂溢出较多，多见丘疱疹或脓疱结节等损害；情志郁结，冲任不调，则肝失疏泄，引起皮肤疏泄功能失调，多在情绪变化或月经周期变化中使症状加重。

在临床治疗上，周氏将本病分为肺胃湿热，外感毒邪和痰火郁结，湿毒内蕴两种类型。

1. 脾胃湿热，外感毒邪型　以额面有油脂溢出，丘疹色赤，脓疱或囊肿散在，瘙痒为特点，多伴有食多，口鼻干燥，喜冷饮，口臭，便秘，舌质红，苔白腻或黄腻，脉弦滑等证。治法为疏风清热，解毒化湿。方选自拟消痤汤1号。药用桑皮20g，枇杷叶15g，白花蛇舌草30g，白鲜皮15g，土茯苓15g，苦参15g，黄芩10g，川白芷10g，牛蒡子10g，生地30g，甘草10g。方中桑白皮、枇杷叶、白花蛇舌草、白鲜皮、土茯苓、苦参、黄芩既可以清肺胃二经之实火，又可解毒燥湿；川白芷、牛蒡子直达肺胃二经，能疏风解毒，排脓透疹，上行通窍，生地养阴凉血，防其伤正；甘草调和诸药。诸药合用，共奏疏风清热、化解毒湿之效。皮损出现红肿者加连翘15g，银花30g；疼痛者加乳香10g，没药10g；大便秘者加入大黄15g（后下）。

2. 痰火郁结，湿毒内蕴型　以颜面及胸背部囊肿、结节或有瘢痕，丘疹及油脂较少，色淡红或暗红为特点，多伴有患处胀痛或肿硬，舌质暗红或有瘀点，脉多滑数。治宜活血化瘀，软坚散结，方选自拟消痤汤Ⅱ号。药用生牡蛎30g（先煎），夏枯草25g，浙贝母15g，半夏10g，皂刺10g，炙山甲7g，莪术10g，丹参20g，蜈蚣2条，桃仁10g，元参15g，漏芦10g。方中生牡蛎、夏枯草、浙贝母、半夏、蜈蚣长于化痰散结，痤疮日久，痰火郁结，气血凝滞，久服皆能开之；皂刺、制山甲、莪术、丹参、桃仁活血化瘀，贯通经络，透达关窍；元参滋阴降火，解毒散结；漏芦祛恶疮毒。诸药合用，共奏活血化瘀、软坚散结之效。湿热盛者加滑石20g，薏米30g，苦参20g；热毒盛者加生石膏30g，丹皮15g；瘙痒剧烈者加白蒺藜30g，僵蚕10g，蝉蜕7g；油脂多者加白术20g，山楂15g；发于面部者加蔓荆子10g，桔梗10g，羌活10g；月经失调者加益母草20g，白芍15g。

七、禤国维诊治经验

禤国维教授认为，痤疮的产生主要是肾阴不足，冲任失调，相火妄动。禤氏在30多年的对痤疮患者的临床治疗观察中，发现当今病者除青少年多见外，30～50岁，甚至50多岁亦屡见不鲜。工作紧张，睡眠不足，生活不规律，饮食不节，则病情加重。妇女月经不调亦多发此病，病情轻重与月经来潮有关。故褚氏采用滋肾育阴、清热解毒、凉血活血之法，治疗痤疮收到满意的疗效。褚氏依据中西医结合的理论用释其对痤疮病因病机的发挥。现代医学已知痤疮是一种毛囊、皮脂腺的慢性炎症。其发病主要与性腺、内分泌功能失调、皮脂分泌过多、毛囊内微生物感染和全血黏度增高等因素有关。从有关实验研究分析，滋肾育阴的中药可以调节人体的内分泌功能，减少皮脂的分泌；清热解毒、凉血活血的中药有抑菌消炎和改善血液黏度的作用。

八、龚景林诊治经验

龚氏认为，本病的发生和发展与脾、胃、心、肺经有着密切的关系。如过食膏粱厚味、辛辣之品，使脾胃受纳失常。湿热内蕴，上熏于肺导致肺热，肺为娇脏，易受外邪侵犯，内外之邪将结于面，气血凝滞而形成肺风粉刺。龚氏在临床中，根据审证求因、辨证施治的原则，故以宣肺清热、解毒化湿、凉血祛瘀为治，每能得心应手，其效甚捷，龚景林对本病辨证施治，分4型论治。

1. 肺热型（相当于丘疹型痤疮）　症见额面炎症丘疹、潮红，中央有黑头粉刺或脂栓，舌质红，苔微黄，脉弦数，治宜宣肺泄热。方用枇杷清肺饮加减。枇杷叶10g，黄连6g，桑白皮10g，黄柏10g，白花蛇舌草15g，人参叶6g，生石膏30g，栀子10g，甘草6g。

2. 热毒型（相当于脓疱型痤疮）　症见炎症性丘疹与脓疱为主，脓疱多发生于丘疹的顶端，周围有红晕。大便秘结，舌质红。苔黄燥，脉数。治宜清热解毒。方用五味消毒饮加减：银花15g，连翘12g，野菊花15g，地丁15g，蒲公英15g，大黄12g，白花蛇舌草15g，黄芪10g，甘草6g。

3. 脾胃湿热型（相当于丘疹、脓疱型痤疮）　症见丘疹色红或伴有脓疱，炎症显著，皮脂分泌较多。舌质红润，苔黄腻，脉滑数。治宜清热化湿。方用龙胆泻肝汤加减：龙胆草10g，栀子10g，生地15g，车前子12g，泽泻10g，黄芪10g，苡米15g，白花蛇舌草15g，生山楂15g，甘草6g。

4. 血热型（相当于囊肿结节型痤疮）　症见皮疹呈黄豆至指头大小囊肿、结节、瘢痕等损害，色红或紫红，苔薄白，舌质淡红或有瘀点，脉细涩。治宜凉血祛瘀、解毒散结。方用凉血四物汤加减：生地15g，赤芍10g，归尾10g，红花10g，黄芪10g，丹皮10g，凌霄花10g，桑白皮10g，夏枯草15g，白花蛇舌草15g，甘草6g。

九、苏永才诊治经验

苏氏认为，痤疮一般多与心肝肺等关系密切，其理论依据是《内经》中"诸痛痒疮皆属于心。"苏氏认为痤疮是由于肝气不疏，气郁化火，火性炎上而生，或肺热郁闭，宣泄不畅而致。苏氏用自拟苦参枯矾汤治疗痤疮，方药如下：苦参20g，枯矾5g，蛇床子、香附、丹皮、连翘心、酒炒黄芩、苍耳子、白芷、地肤子各10g，白芍10g，生甘草6g。水敷，每日1剂，头二煎混合，分3次内服，药渣再敷水洗患处，每日2~3次。该方具有疏肝理气、凉血散瘀、疏散风热、清心泻火之功效。主要适用于风热郁闭、肝气不疏、心火旺盛、湿热内蕴、火气上炎等所引起的丘疹型、脓疱型、混合型痤疮。

十、董淑侠诊治经验

董氏应用自拟的石膏四黄汤治疗面部痤疮60例，取得了很好的效果。其方药：生石膏、黄连、黄芩、黄柏、大黄、连翘、生地、赤芍、银花、生甘草、蝉蜕。董氏认为，内分泌失调、皮脂腺分泌过盛、痤疮棒状杆菌感染、胃肠功能紊乱是本病发病的主要原因。其中内分泌失调是本病的重要原因，有许多女性往往在月经来潮前症状加重就说明这一点。据药理实验证明，黄连、黄芩、黄柏、大黄、连翘、银花有抑制和杀灭痤疮杆菌的功能；大黄、黄连乃胃动力药，可促进胃排空，增加肠蠕动，减缓胃肠节律紊乱；大黄、生地黄、赤芍可改善微循环，增强脂代谢。在整个治疗过程中，尚需调适情志，少食辛辣肥甘，多进食水果蔬菜，切勿滥擦外用药。

十一、倪大钧诊治经验

倪氏治痤疮多从心施治。临证见疮疹颜色鲜红，面部有灼热感，尿黄，舌尖红，宜从心施治投以水牛角地黄汤加味治之。本病反复发作。痼疾难愈，乃系心经伏热，恋而不去，每遇辛辣厚味，或七情化火之因，增加血热，疮疹则随之而起。水牛角地黄汤加味有清热解毒、凉血散瘀之功，用以治疗心经血热，血热去，瘀滞散，疮疡继之得解。

十二、双安安诊治经验

双氏认为，痤疮喜发于男女青春期是因为青春期乃人生长最速之时，如天之春，其性生发畅达，若稍有抑郁，则血络不通，郁而化火，烧灼肌肤而成此疾。故其治疗，应清其热、解其毒、发其郁、升其性、通其络。双氏曾遇一例男青年痤疮合并感染，面部红肿，痤疮密集成片，两须化脓破溃，瘢痕挛缩，并有新成之皮下脓疔 10 余处，小如谷粒，大如蚕豆，触之有波动感，面容可怕。以普济消毒饮去芩连之苦寒，加桑叶、菊花、蝉蜕、银花、丝瓜络，初服 2 剂，面部肿胀消退，痤疮渐没，续进 3 剂。

十三、陈长东诊治经验

陈氏等用经络辨证方法，进行处方配穴，治疗痤疮获得了满意效果。由于痤疮的主证及临床表现有自觉面热、面赤，疮疹色红，顶有脓点，周围可伴有红晕，尿色多黄，大便多燥结，舌质红、苔黄，脉象洪大或弦数。这些征象，从经络辨证来看，是以阳明经为主的热邪火毒之象，当以清热泻火为施治原则。取手足阳明经为主，辅以背腧穴，用毫针刺，施以泻法。主穴：曲池、合谷、足三里、内庭、四白、地仓、颊车。配穴：肺俞、心俞、胃俞、大肠俞。

陈氏认为，痤疮的针刺治疗，仍不能脱离中医的辨证论治。以其主证及临床表现看，是以阳明经为主的热邪火毒之象。因手阳明大肠经从手走面，而足阳明胃经，又从面走足，两经交会于面部，故本方以阳明经腧穴为主，循经远取与局部近取相结合，且多选用特定穴。如曲池、足三里，分别为手阳明经及足阳明经之合穴，故而取之。合谷是手阳明经原穴，阳明为多气多血之经，有泻肠腑热毒之功，且合谷专主面部疾患。内庭为足阳明经之荣穴，有清热泻火作用。所选背腧穴，尤其是五脏俞，可用于五官、五体方面的病症，通过清泻相关脏腑之火热调整脏气，而起治疗作用。以上诸穴，共奏清热泻火之功，火彻毒消，痤疮自愈。

第十二章　临床用药经验

第一节　中　药

一、花类药材

金银花、菊花、野菊花、凌霄花、槐花等。

二、叶类药材

荷叶、侧柏叶、桑叶、枇杷叶、淡竹叶等。

三、根类药

赤芍、生地、白茅根、黄芩、黄柏、黄连、丹参、当归、天花粉、白芍、柴胡等。

四、皮类药材

桑白皮、牡丹皮、陈皮、合欢皮等。

五、全草类药材

蒲公英、紫花地丁、白花蛇舌草、茵陈、墨旱莲、海藻、昆布等。

六、树脂类药材

乳香、没药等。

七、根(块)茎类药材

三棱、山慈菇、白术、山药、茯苓、茯神、白芷、龙胆草、泽泻、苦参、重楼、丹参、半夏、知母、香附、浙贝等。

八、果实或种子类药类

栀子、连翘、女贞子、砂仁、夏枯草、薏苡仁、草决明、赤小豆、山楂、淡豆豉、酸枣仁等。

九、动物类药材

海螵蛸、牡蛎、珍珠母等。

第二节　中成药

一、新癀片

新癀片主要成分为肿节风、三七、人工牛黄、肖梵天花等，含有2.111%吲哚美辛。具有清热解毒、活血化瘀、消肿止痛的作用。

二、银蒲解毒片

此药来源于中医清热解毒重要方剂五味消毒饮，是由蒲公英、野菊花、紫花地丁、夏枯草、山银花制成的现代复方制剂，具有清热解毒、抗菌消炎抗病毒的功效。

三、甘草锌颗粒

此药为甘草中提取的有效成分甘草酸（甘草甜素）与锌结合制得的含锌药物。甘草酸是甘草中最主要的活性成分，具有抗感染、抗溃疡和免疫调节作用，临床应用广泛。甘草锌的抗感染作用更强，能够提高机体抗感染的能力。

四、丹参酮胶囊

此药主要成分为隐丹参酮，具有广谱抗菌消炎作用，能够杀死痤疮丙酸杆菌等，可抑制皮脂分泌，且具有温和的雌激素样活性，有抗雄激素样作用。

五、润燥止痒胶囊

此药主要成分包括何首乌、制何首乌、桑叶、生地黄、红活麻、苦参等，具有养血滋阴、祛风润燥的功效。该类药物不作为治疗寻常痤疮的主要中成药，但可作为治疗兼症的辅助用药，如病久耗伤阴血时，津液不能濡养机体，致皮肤干燥或口干便干，可使用该药以清虚火而不伤阴。

六、清热暗疮胶囊

此药主要成分包括穿心莲、人工牛黄、金银花、蒲公英、大黄、山豆根、栀子等，具有清热解毒、凉血散瘀、泻火通腑的功效。

七、连翘败毒丸

此药主要成分包括连翘、金银花、苦地丁、天花粉、黄芩、黄连、黄柏、大黄、苦参、防风、白芷等，具有清热解毒、散风消肿的功效。

八、当归苦参丸

此药主要成分为当归、苦参，主要功效是凉血、祛湿。用于治疗湿热瘀阻所致的粉刺等。

第三节　外用药

一、复方黄柏液涂剂

复方黄柏液涂剂主要成分是连翘、黄柏、金银花、蒲公英、蜈蚣等。外用可清热解毒、消肿祛腐。

二、新癀片

取新癀片适量，研成细末，加入蒸馏水或醋调成糊状，外涂敷于患处，具有清热解毒、活血化瘀、消肿止痛的作用。

第四节　临床常用方剂

一、枇杷清肺饮

出自《外科大成》卷三。主要药物：金银花、连翘、枇杷叶、栀子、桑白皮、知母、黄芩、生石膏、桑叶、野菊花、牛蒡子、生甘草等。皮损瘙痒属风热上攻，可加白鲜皮、桑叶、菊花以疏风清热止痒；油脂多者可加生侧柏叶以凉血疏风；便秘者可加草决明、生大黄以通腑泄热。

二、茵陈蒿汤

出自《伤寒论》。《伤寒论》用其治疗瘀热发黄，《金匮要略》以其治疗谷疸。主要药物：茵陈、栀子、大黄。病因皆源于邪热入里，与脾湿相合，湿热壅滞中焦所致。湿热壅结，气机受阻，故腹微满、恶心呕吐、大便不爽甚或秘结；无汗而热不得外越，小便不利则湿不得下泄，以致湿热熏蒸肝胆，胆汁外溢，浸渍肌肤，则一身面目俱黄、黄色鲜明；湿热内郁，津液不化，则口中渴。舌苔黄腻，脉沉数为湿热内蕴之征。治宜清热，利湿，退黄。方中重用茵陈为君药，本品苦泄下降，善能清热利湿，为治黄疸要药。臣以栀子清热降火，通利三焦，助茵陈引湿热从小便而去。佐以大黄泻热逐瘀，通利大便，导瘀热从大便而下。三药合用，利湿与泄热并进，通利二便，前后分消，湿邪得除，瘀热得去，黄疸自退。

三、五味消毒饮

出自《医宗金鉴》。主要药物：金银花、野菊花、蒲公英、紫花地丁、紫背天葵子。方中金银花、野菊花，清热解毒散结，金银花入肺胃，可解中上焦之热毒，野菊花入肝经，专清肝胆之火，二药相配，善清气分热结；蒲公英、紫花地丁均具有清热解毒之功，为痈疮疔毒之要药；蒲公英兼能利水通淋，泻下焦之湿热，与紫花地丁相配，善清血分之热结，紫背天葵子能入三焦，善除三焦之火。

四、仙方活命饮

出自《校注妇人良方》，主要药物：金银花、归尾、赤芍、乳香、没药、陈皮、白芷、防风、山甲、皂刺、甘草等。方中金银花性味甘寒，最擅清热解毒疗疮，前人称谓"疮疡圣药"，故重用为君。然单用清热解毒，则气滞血瘀难消，肿结不散，又以当归尾、赤芍、乳香、没药、陈皮行气活血通络，消肿止痛，共为臣药。疮疡初起，其邪多羁留于肌肤腠理之间，更用辛散的白芷、防风相配，通滞而散其结，使热毒从外透解；气机阻滞可导致液聚成痰，故配用贝母、花粉清热化痰散结，可使未成即消；山甲、皂刺通行经络，透脓溃坚，可使脓成即溃，均为佐药。甘草清热解毒，并调和诸药；煎药加酒者，借其通瘀而行周身，助药力直达病所，共为使药。诸药合用，共奏清热解毒、消肿溃坚、活血止痛之功。

五、龙胆泻肝汤

出自《医方集解》。主要药物：龙胆草、黄芩、栀子、泽泻、木通、车前子、当归、生地、甘草等。方中龙胆草大苦大寒，既能泻肝胆实火，又能利肝胆湿热，泻火除湿，两擅其功，切中病机，故为君药。黄芩、栀子苦寒泻火，燥湿清热，加强君药泻火除湿之力，用以为臣。湿热的主要出路，是利导下行，从膀胱渗泄，故又用渗湿泻热之泽泻、木通、车前子，导湿热从水道而去；肝乃藏血之脏，若为实火所伤，阴血亦随之消耗，且方中诸药以苦燥渗利伤阴之品居多，故用当归、生地养血滋阴，使能邪去而阴血不伤，以上皆为佐药。肝体阴用阳，性喜疏泄条达而恶抑郁，火邪内郁，肝胆之气不舒，骤用大剂苦寒降泄之品，既恐肝胆之气被抑，又虑折伤肝胆生发之机，故又用柴胡舒畅肝胆之气，并能引诸药归于肝胆之经；甘草调和诸药，护胃安中，二药并兼佐使之用。本方的配伍特点是泻中有补，利中有滋，降中寓升，祛邪而不伤正，泻火而不伐胃，从而火降热清，湿浊得利，循经所发诸症皆可相应而愈。

六、健脾除湿汤

出自《中医杂志》。主要药物：白术、茯苓、山药、草蔻、生薏米、生扁豆、萆薢、枳壳、黄柏、芡实、桂枝、花粉。患者见口淡无味、舌苔白厚腻，为湿浊中阻，可加佩兰、砂仁、茯苓以宣上、畅中、渗下、分消走泄；大便秘结不通，属脾虚运化不利，可加生白术以健脾益气；大便黏滞不爽，属湿热阻滞胃肠，可加泽泻、冬瓜皮清热利湿。

七、黄连解毒汤加减

方出《肘后备急方》，名见《外台秘要》引崔氏方。主要药物：黄芩、黄连、黄柏、栀子。火毒炽盛，内外皆热，上扰神明，故烦热错语；血为热迫，随火上逆，则为吐起；热伤络脉，血溢肌肤，则为发斑；热盛则津伤，故口燥咽干；热密肌肉，则为角肿疔毒；舌红苔黄，脉数有力，皆为火毒炽盛之证。综上诸症，皆为实热火毒为患，治宜泻火解毒。方中以大苦大寒之黄连清泻心火为君，兼泻中焦之火。臣以黄芩清上焦之火。佐以黄柏泻下焦之火；栀子清泻三焦之火，导热下行，引邪热从小便而出。四药合用，苦寒直折，三焦之火邪去而热毒解，诸症可愈。

八、丹栀逍遥汤加减

主要药物：柴胡、白芍、当归、白术、茯苓、甘草、菊花、香附、丹参等。方中柴胡疏肝解郁；白芍、当归养血和血，柔肝缓急，养肝体而助肝用；白术、茯苓、甘草健脾益气，非但能实土抑木，且能使营血生化有源；香附疏散郁遏之气。若兼气滞血瘀而成，可加玫瑰花、月季花、红花疏肝解郁、活血止痛；肝郁日久化热，火盛者加虎杖、白花蛇舌草清热解毒；经前乳房胀痛明显者，加延胡索、川楝子、王不留行以行气止痛，经前加重或月经不调者加郁金、益母草活血理气；大便秘结者加大黄泻热通便；口干口臭者加生石膏、知母泻胃热；结节较硬者可加夏枯草、浙贝、牡蛎以散结。

九、六味地黄汤

出自《小儿药证直诀》。主要药物：熟地黄、山药、山萸肉、茯苓、泽泻、牡丹皮等。肾藏精，为先天之本，肝为藏血之脏，精血互可转化，肝肾阴血不足又常可相互影响。腰为肾之府，膝为筋之府，肾主骨生髓，齿为骨之余，肾阴不足则骨髓不充，故腰膝酸软无力、牙齿动摇、小儿囟门不合；脑为髓海，肾阴不足，不能生髓充脑，肝血不足，不能上荣头目，故头晕目眩；肾开窍于耳，肾阴不足，精不上承，或虚热生内热，甚者虚火上炎，故骨蒸潮热、消渴、盗汗、小便淋沥、舌红少苔、脉沉细数。治宜滋补肝肾为主，适当配伍清虚热、泻湿浊之品。方中重用熟地黄滋阴补肾，填精益髓，为君药。山茱萸补养肝肾，并能涩精，取"肝肾同源"之意；山药补益脾阴，亦能固肾，共为臣药。三药配合，肾肝脾三阴并补，是为"三补"，但熟地黄用量是山萸肉与山药之和，故仍以补肾为主。泽泻利湿而泄肾浊，并能减熟地黄之滋腻；茯苓淡渗脾湿，并助山药之健运，与泽泻共泻肾浊，助真阴得复其位；丹皮清泄虚热，并制山萸肉之温涩。三药称为"三泻"，均为佐药。六味合用，三补三泻，其中补药用量重于"泻药"，是以补为主；肝、脾、肾三阴并补，以补肾阴为主，这是本方的配伍特点。月经不调或经前皮疹加剧者，加当归、红花、益母草养血活血；皮脂溢出多者加生侧柏叶、生山楂利湿化痰散瘀；皮疹较红者，可加盐知母、盐黄柏以坚肾阴、泄相火。

十、海藻玉壶汤

出自《外科正宗》卷二。"玉壶"即玉制之壶。唐王昌龄有诗云："洛阳亲友如相问，一片冰心在玉壶。"（《芙蓉楼送辛渐》）南宋鲍远诗云："宜如朱丝绳,清如玉壶冰。"(《代白头吟》)在此喻其高洁。本方以海藻为主药,配合诸药可使瘿瘤得消,功效之高,犹如玉制之查可贵,故名"海藻玉壶汤"。主要药物:青皮、陈皮、半夏、浙贝母、昆布、海藻、当归、川芎、连翘、甘草等。其中青皮、陈皮、半夏、浙贝母消痰;昆布、海藻软坚;连翘散结;甘草解毒兼反佐。治疗此型多加桃仁、皂刺、夏枯草以活血化瘀、祛痰散结,皮脂溢出多者加芡实、荷叶、生侧柏叶等以祛湿收涩,大便干结者加枳实化痰消积、瓜蒌清热化痰、润肠通便。

十一、桃红四物汤

出自《医垒元戎》。主要药物:银花、茵陈、连翘、夏枯草、海藻、昆布、桃仁、红花、当归、川芎、生地、赤芍、丹参、益母草等。治疗此型多加鬼箭羽、三棱、莪术以软坚散结解毒。结节暗红,质硬伴舌下络脉青紫为瘀阻较重,可加水蛭等以活血散瘀。或可加服大黄䗪虫丸以活血软坚。

十二、二至丸

出自《医方集解》。主要药物:女贞子、墨旱莲。方中女贞子甘苦清凉、滋肾养肝,墨旱莲甘酸微寒、养阴凉血,两药共同起到滋阴清肝的作用。

第十三章　痤疮典型病案剖析

第一节　肺经风热证

病例一：

一、病例简介

刘××，女，22岁。初诊日期：2011年5月8日。

主诉：面部起皮疹2年余。

现病史：患者2年前开始于颜面部起丘疹，以前额及下颌部为重，轻微痒，时轻时重，曾间断应用市售祛痘产品（具体不详），效果不明显，仍不断有新生皮疹出现，遂来我院门诊就诊。现主症：前额、面颊起粉刺、丘疹，轻微瘙痒，颜面部出油较多；纳可，寐安，小便调，大便干燥2~3日一行。

既往史：否认慢性病及传染病史。

个人史：平时嗜食辛辣、肥甘之品。月经周期可，有血块，量正常，偶有轻微痛经。

舌苔脉象：舌尖红，苔薄黄，脉浮数。

皮科情况：前额部、两颊、鼻侧及下颌可见多数白头、黑头粉刺、红色疹，散见脓疱。

二、辨证分型

肺经风热证。

三、施治原则

疏风宣肺，清热解毒。

四、治疗方药

枇杷清肺饮：桑白皮 10g，金银花 15g，连翘 20g，黄芩 10g，菊花 10g，焦山楂 15g，蒲公英 15g，枇杷叶 10g，生大黄 3g（后下）。7 剂，每日 1 剂，水煎分早晚 2 次饭后服用。

外治：给予中药面膜治疗，具体如下。

1. 患者用肥皂将面部清洁干净。

2. 紫外线离子喷雾采用国产普通型紫外线负离子喷雾治疗仪，患者取仰卧位，用离子紫外线喷雾机蒸面 5 分钟，使毛囊口扩张以利于脂栓清除。

3. 75% 酒精棉球消毒皮损，用暗疮针把粉刺挤出来。

4. 取自配的药粉面膜 1 号粉：金银花、薏苡仁、黄芩等研成末，用蒸馏水调成糊状，涂擦面部皮损处，15 分钟后再将倒膜粉（医用石膏）倒膜，30 分钟后将膜取下，清洗面部即可。每周 1 次，4 次为 1 个疗程。

五、医嘱

注意面部清洁；忌食辛辣、油炸、高糖分食物；注意作息时间规律，保证充足睡眠；调畅情志。

六、复诊

1. 二诊（2011 年 5 月 15 日）　患者前额、面颊部炎性丘疹、脓疱部分消退，偶有新发皮疹，纳可，眠安，大便偏干 1～2 日 1 行，小便调。舌质红，苔黄略腻，脉弦。在前方基础上加白花蛇舌草 15g 以清热解毒，余同前，继服 7 剂；继续行中药面膜 1 次。

2. 三诊（2011 年 5 月 22 日）　患者服药后皮疹明显改善，面部脂溢减轻，红色炎性丘疹、脓疱大部分消退，局部少许暗红色色素沉着斑点。前额少许白头粉刺，颈侧少许暗红色丘疹。纳可，眠安，大便每日 1 行，小便调。舌质红，苔薄白、腻，脉细滑。口服中药减大黄，加入浙贝母 10g 以清热散结消痈，余同前，继服 7 剂，继续行中药面膜 1 次。

3. 四诊（2011 年 5 月 29 日）　患者病情稳定，皮损进一步改善，未见新疹，颜面脂溢轻，原有丘疹、脓疱消退，可见暗红色色素沉着斑，情绪急躁，大便调。舌边尖红，苔薄白，脉弦滑。上方去淡竹叶加用夏枯草 10g 以软坚散结，继服 7 剂，继续行中药面膜 1 次。

七、按语

患者正值青春期，滞经血热，肺主皮毛，加之邪热外犯肌肤，上熏头面，故见面部多数炎性丘疹、脓疱；热窒脉络，湿浊内停，湿热熏蒸于上，故见面部脂溢；肺与大肠互为表里，肺热盛，下移肠道，导致热伤津液，肠道失濡，故见大便干结；舌尖红，苔薄黄，脉浮数均为肺经风热之象。治宜疏风宣肺，清热解毒。方中桑白皮、金银花、连翘、野菊花、蒲公英疏散肺经风热解毒；黄芩清热燥湿；当归善于补血，又长于活血调经；淡竹叶利湿清热，山楂消食健胃以助消脂；生大黄后下清热解毒，通腑泻火，去内之积滞。诸药配伍，使肺经风热得清，气血畅行，从而恢复脏腑生理功能。外治中药面膜法：其中金银花有抗雄激素活性，又有温和的雌激素样活性，黄芩对痤疮杆菌有抑制作用，薏苡仁、黄芩还可以抑制皮脂分泌。三者合用，可清热解毒，有利于加速面部炎症皮损的吸收，脱脂除秽。石膏倒膜在凝固中产生的热效应，加速皮肤的血液循环，促进外用药物的渗透吸收，从而在短期内达到消炎和修复皮损的目的，对缩短疗程和提高治愈率起到很大作用，为治疗痤疮的有效手段。二诊时，患者仍可见新发皮疹，加用白花蛇舌草加大清热解毒力度。三诊时，病情改善明显，炎性皮疹数量减少，且脂溢减轻，大便通畅，局部少许暗红色色素沉着斑点，去方中大黄，加用浙贝母散结消肿。四诊时，患者情绪急躁，可见暗红色色素沉着斑，考虑与患者性情急躁，情志不调有关，故加用夏枯草以清肝热、散结消肿。患者舌边尖红，苔薄白，脉弦滑，湿象已除，故上方去淡竹叶。继服 7 剂巩固疗效。

病例二：

一、病例简介

张××，男，18 岁。初诊日期：2015 年 4 月 15 日。

主诉：面部起皮疹 3 年余。

现病史：患者 3 年前额头、面颊部起小红疹，瘙痒时轻时重，曾外用阿达帕林凝胶，皮疹时好时坏，效果不佳，并不断有新生皮疹，遂来我院门诊就诊。刻下症：前额、面颊部起小红疹，T 区油脂分泌旺盛，轻微瘙痒，纳寐可，大便偏干，1～2 日一行，小便偏黄。

舌苔脉象：舌红，苔薄黄，脉滑数。

皮科情况：额头、面颊、鼻翼两侧及下颌部见粟粒大小毛囊一致的红色丘疹、丘脓疱疹，颜面 T 区脂溢，前额见密集白头粉刺，鼻翼两侧及鼻头两侧毛孔粗大，见黑头粉刺。

二、辨证分型

肺经风热证。

三、施治原则

疏风宣肺，清热解毒。

四、治疗方药

枇杷清肺饮：桑叶 10g，菊花 10g，黄芩 10g，黄连 10g，桑白皮 10g，地骨皮 10g，枇杷叶 10g，生侧柏叶 10g，陈皮 10g，生薏苡仁 30g，连翘 10g，金银花 15g，夏枯草 10g，生大黄 6g。7 剂，水煎服，日 1 剂，分 2 次服。

五、医嘱

注意面部清洁；忌食辛辣、油炸、高糖分食物；注意作息时间规律，保证充足睡眠；调畅情志。

六、复诊

1. 二诊（2015 年 4 月 22 日）　上方服用 1 周，红色丘疹、丘脓疱疹较前减少，颜色较前变淡，有少量散在新发皮疹，皮肤油腻较前缓解。纳可，眠安，大便较前改善，每日 1 行。舌红，苔薄，脉滑数。上方去金银花、蒲公英，加浙贝母 10g 以增强清热散结之效。14 剂，水煎服，日 1 剂，分 2 次服。

2. 三诊（2011 年 4 月 29 日）　上方服用 1 周后，患者病情明显改善，脂溢减轻，原有脓疱基本消退，丘疹变平，无新发皮疹，前方去夏枯草、浙贝母，加茵陈 15g 以增加清热解毒利湿功效，以进一步改善脂溢症状。

七、按语

本型患者多由素体阳热偏盛，或风热外袭，风热阳邪，其性善动炎上，《黄帝内经》："伤于风者，上先受之。"肺居上焦，为娇脏，不耐寒热。故外感风邪犯肺，开阖失司，腠理郁闭，邪气不能外达，结聚于上焦之颜面、胸背肌肤而发为痤疮。此证多见于青春发育期之少男、少女，常见于发病初期。方中桑叶、菊花、金银花、连翘、野菊花疏散肺经风热、解毒；黄芩、黄连清热燥湿；桑白皮、地骨皮、枇杷叶、生侧柏叶清肺泻热；陈皮理气化痰；生薏苡仁清热除湿排脓；金银花、连翘、夏枯草清热解毒、消肿散结。服药1周后患者丘疹、脓疱较前减少，故减少清热解毒药的用量，以免苦寒之品久用伤正。三诊患者颜面脂溢，故加用茵陈清利湿热，并嘱可用热水肥皂洗面，减少油脂。感染时不宜挤压痤疮，避免细菌扩散。少食油腻脂肪、糖、酒、辛辣之物，多吃水果蔬菜。保持大便畅通。

第二节　肠胃湿热证

病例一：

一、病例简介

高××，男，26岁。初诊日期：2010年6月2日。

主诉：颜面起皮疹3年余，加重半月。

现病史：患者3年前颜面部反复起红色丘疹、脓疱，逐渐延及前胸、后背，消退后遗留色素沉着斑点。曾内服中药汤剂，西药甲硝唑、罗红霉素等药物治疗，皮疹时轻时重，每于进食辛辣刺激食物后症状加重。近半月患者皮疹常发，遂来我院就诊。现主症：口周部可见大小不等的丘疹、结节、脓疱，伴口臭，纳呆，小便黄，大便秘结。

既往史：否认慢性病及传染病史。

个人史：嗜食辛辣及生冷。

舌苔脉象：舌质红，苔黄腻，脉弦滑。

皮科情况：面部潮红，下颌部可见密集米粒大小红色丘疹，周围炎性红晕，其间散在粟粒至绿豆大小脓疱；鼻部可见黑头粉刺，颜面脂溢明显。前胸、后背可见与毛囊一致的红色丘疹，部分脓疱。

二、辨证分型

肠胃湿热证。

三、施治原则

清热除湿解毒。

四、治疗方药

茵陈蒿汤加减：茵陈 20g，栀子 10g，黄芩 10g，黄连 6g，生地 10g，牡丹皮 10g，金银花 15g，连翘 10g，蒲公英 15g，知母 10g，生大黄 3g（后下），甘草 6g。7 剂，每日 1 剂，水煎分早晚 2 次饭后服用。

外治 1：给予中药面膜治疗，具体如下。

1. 患者用肥皂将面部清洁干净。

2. 紫外线离子喷雾采用国产普通型紫外线负离子喷雾治疗仪，患者取仰卧位，用离子紫外线喷雾机蒸面 5 分钟，使毛囊口扩张以利于脂栓清除。

3. 75% 酒精棉球消毒皮损，用暗疮针把粉刺挤出来。

4. 取自配的药粉面膜 1 号粉：金银花、薏苡仁、黄芩等研成末，用蒸馏水调成糊状，涂擦面部皮损处，15 分钟后再将倒膜粉（医用石膏）倒膜，30 分钟后将膜取下，清洗面部即可。涂药膏即可。每周 1 次，4 次为 1 个疗程。

外治 2：中药熏蒸，又叫中药汽疗。适用于：粉刺长在前胸后背的患者。

组方如下：紫花地丁 30g，蒲公英 30g，熟大黄 20g，白芷 30g。

上药煎汤后放入熏蒸器中熏蒸患处，每次 20 分钟，每周 1 次，4 次为 1 个疗程。

五、医嘱

节制饮食，避免辛辣刺激和油炸、甜食；调整作息，起居有常；调畅情志，勿急躁气恼。

六、复诊

1. 二诊（2010 年 6 月 9 日） 患者服用上方后，旧皮损好转，未见新疹，部分脓疱消退，口不渴，大便通，小便调。舌质红，苔白，脉弦滑。原方去大黄、黄连，继服 7 剂。行中药面膜及中药熏蒸 1 次。

2. 三诊（2010 年 6 月 16 日） 患者颜面脂溢明显减轻，颜面部、前胸、后背皮疹大部分消退，周围炎性红晕基本消失，局部色素沉着。舌质红，苔少，脉弦。上方去生栀子，加花粉清热生津，继服 7 剂。行中药面膜及中药熏蒸 1 次。

3. 四诊（2010 年 6 月 23 日） 服药后患者颜面部、前胸、后背皮疹基本已消退，散在少许淡红色丘疹，鼻头少许黑头粉刺。纳可，睡眠可，二便调。舌质淡红，苔薄白，脉弦。治疗有效，继服上方 7 剂巩固疗效。行中药面膜及中药熏蒸 1 次。

七、按语

患者由于过食辛辣油腻之品，生湿生热，结于肠内，不能下达，反而上逆，不爽上蒸颜面，故见颜面起皮疹；湿热上蒸则面部油脂多，平素嗜食辛辣，致胃热壅盛，故口臭，纳呆；胃热肠燥见大便干、小便黄。本证辨证为肠胃湿热之证，故立法以清热除湿解毒为主。方中茵陈清热解毒燥湿；黄连、黄芩、生栀子清热燥湿，清胃肠之热，泻火解毒；蒲公英解毒消痈；金银花、连翘清热解毒；生地、牡丹皮清热凉血；再以大黄后下泻火通便，导热下行。诸药合用，使肠胃内热得泻，湿浊得清。外治 1 中药面膜法：其中金银花有抗雄激素活性，又有温和的雌激素样活性，黄芩对痤疮棒杆菌有抑制作用，薏苡仁、黄芩还可以抑制皮脂分泌。三者合用，可清热解毒，有利于加速面部炎症皮损的吸收，脱脂除秽。石膏倒膜在凝固中产生的热效应，加速皮肤的血液循环，促进外用药物的渗透吸收，从而在短期内达到消炎和修复皮损的目的，对缩短疗程和提高治愈率起到很大作用。外治 2 中药熏蒸法，选用清热解毒、活血消肿为治法的中药，通过皮肤吸收、运转入血液循环，从而发挥药效。其原理是利用中药药汽的温热刺激使皮肤温度升高，毛细血管扩张，从而促进皮肤毛孔开放及局部血液循环。

二诊时，患者旧皮损好转，未见新疹，部分脓疱消退，大便已通，原方去大黄，原方使用大量苦寒药物，为防其伤津，故去黄连，以顾护阴液。三诊时，患者舌苔少，有阴津耗伤之象，再去栀子，加用花粉清热生津润肺，消肿排脓。四诊时，患者诸症基本已除，疗效显现，仅余少许丘疹，舌质淡红、苔薄白，继续服药巩固疗效。

病例二：

一、病例简介

李××，女，25 岁。初诊日期：2015 年 3 月 22 日。

主诉：颜面部起皮疹反复发展半年。

现病史：患者半年前无明显诱因颜面部出现散在丘疹、脓疱，未予重视，随后皮疹数量逐渐增多，伴局部疼痛，自行予以"红霉素软膏"外用治疗，皮疹未见明显改善，遂至我科门诊就诊，诊断为"痤疮"。刻下症见：颜面部起皮疹，伴局部疼痛，心烦急躁，口干口苦，小便色黄，大便干结。

舌苔脉象：舌质红，苔黄腻，脉弦滑。

皮科情况：额头、面颊及下颌部皮肤油腻，间有红色丘疹，高起于皮肤，其上可见脓头，结节，根脚较深、较硬，可挤出白色脂栓。

二、辨证分型

胃肠湿热证。

三、施治原则

清热利湿，通腑泄热。

四、治疗方药

茵陈蒿汤合除湿胃苓汤加减：茵陈蒿 30g，生石膏 30g，栀子 10g，生地 10g，赤芍 10g，蒲公英 15g，连翘 10g，金银花 10g，白花蛇舌草 15g，败酱草 10g，黄芩 6g，夏枯草 15g，苦参 6g，生大黄 3g，生山楂 10g，皂角刺 6g，白术 10g，茯苓 20g，生薏苡仁 30g，陈皮 10g，半夏 9g。7 剂，水煎服，日 1 剂，分 2 次服。

五、医嘱

注意面部清洁；忌食辛辣、油炸、高糖分食物；注意作息时间规律，保证充足睡眠；调畅情志。

六、复诊

1. 二诊(2015 年 3 月 29 日)　上方服用 1 周，患者皮损丘疹、脓疱渐消失，仍有新发丘疹，心烦急躁好转，口干口苦好转缓解，大便仍偏干，故于上方基础加用紫花地丁 15g，野菊花 15g，以加强清热解毒之力。

2. 三诊(2015 年 4 月 5 日)　上方服用 1 周后，患者诉无新发皮疹，口干好转，近日工作紧张，时有熬夜，伴经期时有腹痛，二便调。舌暗红，苔黄腻，脉弦细。于上方基础上去生大黄，加用丹参 15g，香附 10g，益母草 15g，继服。嘱患者劳逸结合，注意休息，月经期勿食生冷寒凉之品。

七、按语

粉刺的发生与肺经血热上蒸头面、脾胃湿热蕴结肌肤、心经伏热、恋而不去有关。患者胃肠湿热，治宜清热化湿通腑，故选用茵陈蒿汤。辨证中若湿重于热者，可加茯苓、泽泻、猪苓以利水渗湿；热重于湿者，可加黄柏、龙胆草以清热祛湿；胁痛明显者，可加柴胡、川楝子以疏肝理气。用药体会上，可重用生石膏以清肺胃之热，抑制面部红色皮疹。本案中初诊予以金银花、连翘、蒲公英、蛇舌草等大量清热解毒药物，夏枯草化痰散结，皂角刺软坚散结，油脂多者重用生山楂以清热消脂，生薏苡仁、白术及茯苓健脾除湿；急则治其标，使得热毒以散，湿热渐缓，后期皮疹色暗淡，以结节多见，故需加用活血化瘀之品，方中丹参、益母草及香附共用，既可活血化瘀，又可理气散结。痤疮形成多与醇甘厚味有关，正如《内经》所云："膏粱厚味，足生大疔。"故嘱患者少食糖、酒、辛辣肥甘厚味之品，多食水果蔬菜，保持消化良好，大便通畅。

第三节　痰瘀结聚证

病例一：

一、病例简介

香××，女，25岁。初诊日期：2010年7月9日。

主诉：颜面反复起疹3年余，加重1个月余。

现病史：患者3年来反复出现面部痤疮，以颊颌部为主，丘疹点不大，常连成片，新发者色红，陈旧者色暗红，分界不明显，可形成脓疱，月经期症状常加重，近1个月余患者生活不规律，并连日劳累疲倦后，皮疹逐渐增多，遂来我院就诊。现症见：颜面部晦暗，多数暗红色疹，肩背部亦见皮疹，并伴硬结、囊肿，时有痒痛，形体偏瘦，两颧部潮红，痰多咽痛，疲乏无力，眠差，大便不爽，小便调，经期提前，夹血块。

既往史：否认慢性病及传染病史。

个人史：平素喜食甜食，油炸之品。

舌苔脉象：舌质淡暗，苔白腻，脉濡滑。

皮科情况：面颈、前胸及肩背部多见粟粒至黄豆大小暗红色丘疹、斑疹，颌下及肩背部可见樱桃大小囊肿、结节损害，皮色暗红，压痛明显。颜面部脂溢明显，局部毛孔粗大。

二、辨证分型

痰瘀结聚证。

三、施治原则

化痰利湿，软坚散结。

四、治疗用药

生地 15g，黄柏 9g，昆布 15g，海藻 15g，海带 15g，茯苓 20g，丹皮 16g，赤芍 12g，白芷 9g，夏枯草 10g，山慈菇 10g，浙贝 15g。14 剂，每日 1 剂，水煎服。

五、医嘱

饮食清淡，少食甜食、油炸之品，注意作息规律，生活起居有常。

六、复诊

1. 二诊(2010 年 7 月 23 日)　患者服药后，痒痛症状略有缓解，大便较前通畅，小便调。面颈部红色丘疹部分消退，皮疹颜色暗红，颌下、前胸及肩背部囊肿、结节损害未见明显变化，颜面晦暗仍较重。舌质淡暗红，苔白腻，脉濡滑。在前方基础上去海藻，加三棱、皂刺、僵蚕以助活血破瘀、消痈散结。

2. 三诊(2010 年 8 月 7 日)　患者服上方后，痒痛症状已消失，二便正常。面部晦暗减轻，颜面皮疹部分消退，囊肿、结节损害颜色变淡，部分变软。舌质红，苔薄白，脉滑。上方继续服用治疗。

3. 四诊(2010 年 8 月 21 日)　患者服药后，面颈部皮疹基本已消退，多数暗红色色素沉着斑片。颌下、前胸及肩背部囊肿、结节损害大部分变平，颜色转淡。舌质红，苔薄略腻，脉沉。上方加生薏米以健脾化湿。

七、按语

患者由于偏于甜腻之品，日久脾胃受纳运化失常，湿热内生，或脾失健运，水湿内停，郁久凝滞成痰，蕴于肌肤，出现脓疱、囊肿。方用昆布、海藻、海带化痰软坚，夏枯草、浙贝、山慈菇软坚散结，赤芍、丹皮，白芷凉血活血，共奏化痰利湿、软坚散结之功。

病例二：

一、病例简介

马××，男，26 岁。初诊日期：2015 年 3 月 2 日。

主诉：面部起皮疹反复 8 年，加重 3 个月。

现病史：患者 8 年来面部、下颌部及背部反复出现红色丘疹、脓疱及囊肿，伴疼痛，皮疹消退后局部留有瘢痕，曾口服及外用多种药物治疗。近 3 个月来病情加重，皮疹增多以囊肿为主，疼痛明显，伴烦躁易怒，口苦，纳眠可，二便调。

舌苔脉象：舌暗红，苔白，脉滑。

皮科情况：面部及下颌部可见较多的红色及暗红色结节、囊肿，局部可见窦道，局部压之有波动感，部分破溃，有淡黄色脓性分泌物；伴有丘疹、脓疱以及凹凸不平的瘢痕。

二、辨证分型

痰瘀互结证。

三、施治原则

化瘀解毒，消痰散结。

四、治疗方药

消痤汤 2 号方加减：陈皮 10g，半夏 9g，白芷 10g，生黄芪 30g，土贝母 10g，浙贝母 10g，天花粉 20g，穿山甲 10g，连翘 15g，皂角刺 10g，夏枯草 30g，金银花 10g，野菊花 15g，丹参 15g，桃仁 10g，红花 6g，栀子 10g。7 剂，水煎服，日 1 剂，分 2 次服。

五、医嘱

注意面部清洁；忌食辛辣、油炸、高糖分食物；注意作息时间规律，保证充足睡眠；调畅情志。

六、复诊

1. 二诊（2015 年 3 月 9 日）　上方服用 2 周，新发皮疹减少，原有丘疹、脓疱减少，脓性分泌物减少，结节、囊肿仍明显，心烦情况较前缓解，上方去栀子、桃仁、红花，加莪术 10g，三棱 10g。14 剂，水煎服，日 1 剂，分 2 次服。

2. 三诊(2015 年 3 月 15 日) 上方服用 1 周后，新发皮疹进一步减少，囊肿缩小，结节变软，上方去莪术、三棱，加海藻 30g，昆布 30g，生牡蛎 30g。又服 1 周后未再新发皮疹，原有丘疹、脓疱消退，结节变软渐平。

七、按语

"痰"与"瘀"是中医传统理论中的两类不同病理因素，但又密切相关，互为因果，每常兼夹复合为病，成为一种新的特质的病理因素，其病理特征为痰瘀互结，其临床表现的一系列病症称之为痰瘀互结证。古代文献中虽未明确提出"痰瘀互结"之称，但有关痰瘀同源、同病、同治的理论和实践，由来已久。现代研究证实，"痰证"与"瘀证"有着共同的生物化学基础。临证从"痰瘀互结"论治一些疑难病重症，常获显效，是中医病机学说中具有重要意义的一环。津血同源，如水谷精微所化生，流行于脉内者为血，布散于经脉之外者为津液，依赖脏腑的气化作用，出入于脉管内外，互为滋生转化，说明血以津液生，津以血液存。故在病理状态下，津凝则为痰，血滞则成瘀，痰瘀则血结，血凝则痰生，以致互为因果同病，杂合为患，为痰瘀同病提供了理论依据。对于痰瘀互结所致的难治性粉刺，因其病机为痰、热、瘀三者互相交结为患，治疗时若仅治邪热则药力不够，疾病难愈，若仅活血则痰不化，结不散，效亦难奏。方中陈皮、半夏理气燥湿化痰，浙贝母清热化痰散结，白芷解毒排脓，生黄芪益气托毒，天花粉清热消肿排脓，土贝母、夏枯草清热解毒、散结消肿，桃仁、红花活血化瘀，金银花、野菊花清热解毒，丹参凉血活血，穿山甲活血通经。服药后患者新发皮疹减少，但结节、囊肿仍显，故方中加莪术、三棱增强行气破血之力。再服 2 周后囊肿缩小，结节变软，恐破血行气日久耗气伤阴，故去莪术、三棱，加海藻、昆布、生牡蛎化痰软坚散结。诸药合用，共奏益气活血、化瘀解毒、消痰散结之功。

第四节 肝郁气滞证

病例一：

一、病例简介

李某，女，36 岁。初诊日期：2009 年 8 月 16 日。

主诉：面部反复起疹 1 年余。

现病史：患者 1 年前因与丈夫怄气颜面部开始起红疹，逐渐增多，皮疹时有压痛，间断于外院就诊，诊为"痤疮"，予中成药内服，对症外用药膏，皮损可暂时缓解，但仍有反复，时轻时重，无明显季节性，每于情绪波动后或月经来潮前皮疹加重，同时伴有乳房胀痛。现症见：颜面部起红色丘疹、结节、囊肿，伴口苦，纳差，寐不安，大便秘结，小便调。

既往史：否认慢性病及传染病史。

个人史：性情急躁易怒，嗜食辛辣及甜食。月经周期尚可，量少，色暗红，经期前乳房胀痛、腹痛。

舌苔脉象：舌质红，苔薄黄，脉弦滑。

皮科情况：前额、鼻周、颊部、下颌、颈侧散在红色毛囊性炎性丘疹、结节、脓疱。

二、辨证分型

肝郁气滞证。

三、施治原则

疏肝解郁，清热解毒。

四、治疗用药

丹栀逍遥散加减：柴胡 10g，茯苓 15g，白芍 10g，当归 10g，郁金 10g，黄芩 10g，菊花 10g，金银花 15g，蒲公英 10g，皂刺 10g，益母草 15g，大黄 3g（后下），甘草 6g。7 剂，水煎服，日 1 剂，分早晚 2 次饭后温服。

外治：给予中药面膜治疗，具体如下。

1. 患者用肥皂将面部清洁干净。

2. 患者取仰卧位，用离子喷雾机蒸面 5 分钟，使毛囊口扩张以利于脂栓清除。

3. 75% 酒精棉球消毒皮损，用暗疮针把粉刺挤出来。

4. 取自配的药粉面膜 1 号粉：金银花、薏苡仁、黄芩等研成末，用蒸馏水调成糊状，涂擦面部皮损处，15 分钟后再将倒膜粉（医用石膏）倒膜，30 分钟后将膜取下，清洗面部即可。外涂药膏即可。每周 1 次，4 次为 1 个疗程。

五、医嘱

调情志，生活起居有节，忌食辛辣、油腻、油炸、高糖分食物，保证充足的睡眠；面部忌挤压刺激。

六、复诊

1. 二诊(2009 年 8 月 23 日) 患者服药后面部有少许新生皮疹，尤以急躁后明显，月经来潮疼痛较前缓解。前额、鼻、下颌炎性毛囊性丘疹、脓头部分消退下颌、颈侧结节色暗。纳眠可，大便日一行。舌质红，苔白厚腻，脉弦滑。原方减大黄，加夏枯草入肝经，清肝热，又能散结消痛。继服 7 剂，行中药面膜 1 次。

2. 三诊(2009 年 8 月 30 日) 患者一般情况尚可，无明显新发皮疹。皮疹多以下颌、颈侧、鼻旁为主，部分囊肿触之较前变软，疼痛减轻，前额皮疹消退明显。舌质红，苔白薄腻，脉滑。原方上加用赤芍、牡丹皮凉血活血消斑。继服 7 剂，行中药面膜 1 次。

3. 四诊(2009 年 9 月 6 日) 皮疹进一步改善，新发皮疹少；结节、囊肿部分吸收。嘱患者忌食生冷。守前方继续服用 7 剂。行中药面膜 1 次。

4. 五诊(2009 年 9 月 13 日) 患者皮疹色暗红，部分结节吸收变平，可见色素沉着斑。舌质暗红，苔白，脉弦。经治后患者症状控制，情绪稳定，皮疹无新生，患者月经将至，恐药物寒凉，影响月经，在上方基础上去赤芍。继续服用 7 剂，嘱患者注意调节情志，行中药面膜 1 次。

七、按语

肝为藏血之脏，性喜条达而主疏泄。患者中年女性，平日性情急躁易怒，肝气郁结，肝失调达，久之化热上扰，故而发病。热盛则见皮疹色红；热盛肉腐，则见成脓；气机郁滞不畅而成结聚之皮损；木郁克土，致脾胃失和，则口苦；热移肠道，则便干。舌红，苔薄黄，脉弦滑，均为肝郁气滞之证。在治疗上，以疏肝解郁、清热解毒为治法。方中柴胡、郁金疏肝解郁；白芍、当归养血和血，柔肝缓急，养肝体而助肝用；配合黄芩清肺热，金银花、菊花、蒲公英清热解毒；益母草辛开苦泄，能活血祛瘀而通经，为妇科经产要药，亦有清热解毒之功；皂刺拔毒排脓，促使囊肿消退；大便干结，以大黄荡涤肠胃，泻热通便。外治中药面膜法：其中金银花有抗雄激素活性，又有温和的雌激素样活性，黄芩对痤疮棒杆菌有抑制作用，薏苡仁、黄芩还可以抑制皮脂分泌。三者合用，可清热解毒，有利于加速面部炎症皮损的吸收，脱脂除秽。石膏倒模在凝固中产生的热效应，加速皮肤的血液循环，促进外用药物的渗透吸收，从而在短期内达到消炎和修复皮损的目的，对缩短疗程和提高治愈率起到很大作用。二诊时，患者皮疹较前缓解，大便日一行。在原方基础上减大黄，加夏枯草以散结消痈。三诊时，无明显新发皮疹，以色素沉着斑为主，故加用赤芍、牡丹皮凉血活血消斑。四诊时，皮疹进一步改善，新发皮疹少；结节、囊肿部分吸收，疗效明显，守前方继续服用7剂。五诊时，患者症状基本控制，考虑患者月经将至，恐药物寒凉，影响月经，在上方基础上去赤芍。继续服用7剂。

患者病情多随情绪波动，着急生气后或月经来潮前加重，多与肝经的疏泄失常致经气不利有关。因情志郁结，肝失条达之性，气机郁滞不畅而化火成毒，上扰颜面则为本病。此类患者，尤以中年女性多见，多有急躁易怒等情志不节，及月经不调、闭经等妇科症状，故治疗上遵循气郁宜疏，火毒宜发，协调阴阳，从而达到标本兼治的目的。

病例二：

一、病例简介

石某，女，30岁。初诊日期：2016年3月6日。

主诉：面部起皮疹3年，加重1个月。

现病史：患者3年来面部出现红色丘疹，未予以治疗。近1个月来皮疹增多以红色丘疹为主，可见少量脓头，月经前尤甚，纳可。情志较抑郁，易生气。

舌苔脉象：舌质红，舌下血管瘀青，苔白，脉弦滑。

皮科情况：面部可见较多的红色及暗红色结节、丘疹。

二、辨证分型

肝火上炎证。

三、施治原则

疏肝理气，清肝泻火。

四、治疗方药

柴胡疏肝散合龙胆泻肝汤加减：柴胡10g，陈皮10g，川芎10g，枳壳10g，赤芍10g，香附10g，郁金10g，佛手10g，玫瑰花10g，月季花10g，菊花10g，薄荷10g，龙胆6g，栀子10g，黄芩10g，通草10g，泽泻10g，车前草

10g。7 剂，水煎服，日 1 剂，分 2 次服。

五、医嘱

注意面部清洁，忌食辛辣、油炸、高糖分食物，注意作息时间规律，保证充足睡眠，调畅情志。

六、复诊

1. 二诊(2016 年 3 月 13 日)　上方服用 1 周，原有皮疹明显减少，焦虑减轻，上方加夏枯草 10g。继续服用 7 剂，水煎服，日 1 剂，分 2 次服。

2. 三诊(2016 年 3 月 20 日)　上方服用 1 周后，皮疹基本消退，上方加入凌霄花 20g。再服 1 周以善后。

七、按语

本案例中患者明显以情志不畅所致的肝气郁滞为主要病因，患者脉弦更反映了其病机特点。故使用疏肝解郁之法切中病机，可取得不错效果。肝郁化火之痤疮多于经前加重，可伴乳房胀痛，郁闷或烦躁易怒，胸闷，嗳气，面红目赤等；舌质红、苔薄黄、脉弦数均为肝郁化火之象。肝火亦可犯肺，灼伤肺阴，导致肺失清肃或肺络受伤，中医又称"木火刑金"。肺主皮毛，肺经受热，熏蒸于上，更使痤疮加重。临床上三者可单独为患，也可交互为因。方柴胡、郁金、佛手、香附、菊花、薄荷疏肝解郁，川芎、玫瑰花、月季花理血活血，枳壳、陈皮行气除湿，龙胆、栀子、黄芩、通草清肝泻火，诸药合用，共疏肝理气、清肝泻火之功。本案值得注意的是，龙胆草苦寒，非辨得肝经郁热不可轻易使用。本案患者明显以实证为主，肝经症状明显，故使用之。

第五节　肾阴不足证

病例一：

一、病例简介

黄××，女，38 岁。初诊日期：2009 年 12 月 10 日。

主诉：面部反复起皮疹 4 年余。

现病史：患者 4 年前面部反复起皮疹，时轻时重，皮疹加重每与月经周期相关，青春发育期无类似病史，近 1 个月余患者工作紧张，劳累后皮疹复发加重。现症见：双颊部散在暗红色丘疹，伴有头晕乏力、腰膝酸软，手足心热。纳食可，眠可，二便调。

既往史：否认慢性病及传染病史。

个人史：常食甜食。平素月经后错，约 40 天行经一次，量中等，色淡红。

舌苔脉象：舌质淡，苔白，脉沉。

皮科情况：面颊部散在粟粒大小暗红色毛囊性丘疹，其间散在小的结节、囊肿。前额、鼻头散见白头、黑头粉刺。

二、辨证分型

肾阴不足证。

三、施治原则

滋阴补肾，清热泻火。

四、治疗用药

六味地黄汤合二至丸加减：当归 6g，白芍 15g，茯苓 15g，女贞子 30，旱莲草 15g，生地 10g，赤芍 10g，牡丹皮 10g，知母 10g，黄柏 6g，益母草 15g，金银花 10g，连翘 10g，香附 10g，夏枯草 10g。7 剂，水煎服，日 1 剂，分早晚 2 次温服。

外治：给予中药面膜治疗，具体如下。

1. 患者用肥皂将面部清洁干净。

2. 患者取仰卧位，用离子喷雾机蒸面 5 分钟，使毛囊口扩张以利于脂栓清除。

3.75% 酒精棉球消毒皮损，用暗疮针把粉刺挤出来。

4. 取自配的药粉面膜 1 号粉：金银花、薏苡仁、黄芩等研成末，用蒸馏水调成糊状，涂擦面部皮损处，15 分钟后再将倒膜粉（医用石膏）倒膜，30 分钟后将膜取下，清洗面部即可。外涂药膏即可。每周 1 次，4 次为 1 个疗程。

五、医嘱

注意面部清洁；忌食辛辣、甜食；生活规律；调畅情志。

六、复诊

1. 二诊(2009 年 12 月 17 日)　患者服药后症状减轻,新生皮疹不多,无新发结节;颊部丘疹部分已消退,残留数个小的结节;纳可,大便日一行。舌淡红,苔白,脉细滑。效果明显,继服前方 7 剂巩固治疗。并行中药面膜 1 次。

2. 三诊(2009 年 12 月 24 日)　患者服药后,旧皮疹基本已消退,近日因食辛辣之物,精神紧张及行经,颊部又有少许皮疹新发,月经有血块,轻度腹痛。纳食可,二便调。舌质淡红,苔白,脉细滑。前方去生地、赤芍、连翘,继续服用 7 剂,防止药性过凉影响月经。并嘱患者节制饮食,避免劳累气恼等不良因素的影响。行中药面膜 1 次。

3. 四诊(2009 年 12 月 31 日)　患者服药后,未见新疹,旧皮疹基本已消退,留有暗红色色素沉着斑点,月经已结束,纳食可,二便调。舌质淡红,苔白,脉细滑。前方加赤芍凉血活血消斑,继续服用 7 剂。行中药面膜 1 次。

七、按语

按朱丹溪《格致余论》中"人受天地之气以生,天之阳气为气,地之阴血为血,故气常有余,血常不足""阳常有余,阴常不足"的理论观点,成为我们临床辨治阴虚体质的依据。肺主皮毛,痤疮的发生部位亦主要在皮毛腠理等相对较为表浅的部位,肺金为肾水之母,若素体肺阴不足,母病及子,日久亦可导致肾阴不足。肾阴亏虚,相火妄动,阴虚阳亢,迫血妄行,血溢脉外,形成瘀血,瘀血阻碍气血津液的正常运行,导致痰湿内生,痰湿随人体气机的运行留滞于肌表脉络,痰湿与瘀血互结,留于肌表,形成痤疮。患者为中年女性,平素工作劳累,劳则气耗,气虚则血亦弱,致气血亏虚,冲任失养,久则病发。气血不足则皮疹色暗而不鲜;日久聚而成结,难以速愈;血不足则无以上濡清窍,则见头晕乏力;肌肉筋骨失去阴血之濡养则腰膝酸软;血海失养,无法定时满溢则月经后错,色淡。结合舌脉表现,为冲任失调之证。治以调理冲任、滋阴泻火之法。方中当归甘温质润,长于补血,为补血之圣药,配以白芍收敛肝阴以养血;茯苓健脾,以助气血生化之源;黄柏、知母滋阴泻火;香附理气活血,配合益母草活血养血调经;生地、牡丹皮、赤芍凉血活血消斑,金银花、连翘清热解毒,夏枯草解毒散结,再配合女贞子、黑旱莲补益肝肾,兼清阴虚之内热。二诊时,患者皮疹大部分已消退,残留数个小的结节，效果明显，继服前方 7 剂巩固治疗。三诊时患者皮疹基本消退，正值月经期，月经有血块，轻度腹痛。故前方去生地、赤芍、连翘，防止药性过凉影响月经。四诊时患者未见新疹，旧皮疹基本已消退，留有暗红色色素沉着斑点，月经已结束，前方加赤芍凉血活血消斑。外治中药面膜法：其中金银花有抗雄激素活性，又有温和的雌激素样活性，黄芩对痤疮棒杆菌有抑制作用，薏苡仁、黄芩还可以抑制皮脂分泌。三者合用，可清热解毒，有利于加速面部炎症皮损的吸收，脱脂除秽。石膏倒模在凝固中产生的热效应，加速皮肤的血液循环，促进外用药物的渗透吸收，从而在短期内达到消炎和修复皮损的目的，对缩短疗程和提高治愈率起到很大作用。

此型痤疮患者多见于中年女性，肾阴不足，冲任失调，相火过旺为发病之本，故皮疹的加重也常与月经周期有关。因此在治疗上，应特别重视对月经的调理，主用养血活血、滋养肾精药味。

病例二：

一、病例简介

张××，女，45 岁。初诊日期：2011 年 9 月 10 日。

主诉：面部反复起疹 3 个月余，加重 1 个月。

现病史：患者 3 个月前无诱因面部起疹，反复发展，时轻时重，月经期前加重，予当地就诊，诊断为"痤疮"，未予重视，未服药。近 1 个月患者工作紧张，劳累后皮疹复发加重，皮疹较前增多，遂来诊。刻下症：面部起皮疹，自觉乏力，月经期见腰膝酸软，纳可，眠安，大便调。

舌苔脉象：舌淡，苔白，脉滑。

皮科情况：面色晦暗，双颊部散见暗红色丘疹、小结节。

二、辨证分型

肝肾阴虚。

三、施治原则

平补肝肾，滋阴泻火。

四、治疗方药

知柏地黄丸加二至丸加减：熟地 10g，山茱萸 10g，茯苓 15g，黄柏 10g，知母 10g，女贞子 15g，旱莲草 15g，益母草 15g，当归 10g，川芎 6g，赤芍 15g，丹参 15g。7 剂，水煎服，日 1 剂，分 2 次服。

五、医嘱

注意面部清洁；忌食辛辣、油炸、高糖分食物；注意作息时间规律，保证充足睡眠；调畅情志。

六、复诊

1. 二诊(2011 年 9 月 17 日) 上方服用 1 周后，症状减轻，皮疹新生不多，无新发结节，查：双颊部丘疹大部分已消退，可见少许小结节，纳眠可，大便调。舌淡红，苔白，脉弦细。前方基础上加丹皮 10g 以凉血消斑，加虎杖 15g 既增清热解毒之功，又兼活血利湿。

2. 三诊(2011 年 9 月 24 日) 上方服用 1 周后，皮疹基本消退，近日因工作熬夜，少许新起红色丘疹。纳眠可，大便调，舌质淡、苔白，脉细。继服前方巩固治疗。

七、按语

肾藏精，肝藏血，肾与肝的关系实际上就是精与血的关系，肾中精气的充盛，有赖于血液的滋养；血的化生，亦有赖于肾中精气的气化，两者关系极为密切，因此有"肝肾同源"之说。若临床上肾阴不足可引起肝阴不足，阴不制阳而导致肝阳上亢，称之为"水不涵木"，肝郁化火，发为痤疮；反之，肝阴不足，可导致肾阴亏虚，而致相火上亢。治拟平补肝肾，滋阴降火。本患者中年女性，先天肝肾不足，而致相火上亢，发为痤疮。方中熟地滋阴补肾，填精益髓；山茱萸补养肝肾，取"肝肾同源"之意；茯苓淡渗脾湿；黄柏、知母滋阴泻火；丹参、益母草、当归养血活血调经，配合女贞子、旱莲草补益肝肾，兼清阴虚之内热。二诊时皮疹较前改善明显，并有少数新起，遂在前方基础上加丹皮以凉血消斑，虎杖既增清热解毒之功，又兼活血利湿。三诊患者因工作劳累熬夜见少许复发，继服上方巩固。

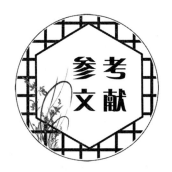

［1］李定忠．中医经络探秘(下)．北京：解放军出版社，2003：4.

［2］杨智，何黎. 痤疮与遗传. 国外医学皮肤性病学分册，2005，31（1）：33－34.

［3］徐生新，王海林，范星，等．汉族人寻常性痤疮的家族危险性研究，安徽医科大学报，2006，41（3）：349－350.

［4］庞莹，何春涤，陈洪铎．痤疮的遗传流行病学研究进展．中国麻风皮肤病杂志，2006，22（9）：753－755.

［5］杨智，邹勇莉，顾华，等。环境及遗传因素对痤疮发病影响的研究。皮肤病与性病，2009，31（3）：5－10.

［6］张其亮．美容皮肤科学．北京：人民卫生出版社，2002：77.

［7］刘宜群，余靖．健康教育丛书．北京：中国中医药出版社，2005：87.

［8］辛淑君，刘之力，史月君，等．我国正常人皮肤表面皮脂和水分含量的研究．临床皮肤科杂志，2007，36（3）：131－133.

［9］姜春明，葛蒙梁．痤疮的发病机制研究进展．皮肤病与性病，2003，25（3）：16－18.

［10］张长宋，陈树民．毛囊角化过度在痤疮发病机制中的作用．中国麻风皮肤病杂志，2002，18（1）：46－48.

［11］丁培杰．某校大学生蠕形螨感染现状调查．现代预防医学，2011，38（10）：1941－1942.

[12] 鞠强，辛燕，夏隆庆．痤疮炎症发生机制的研究进展．国外医学皮肤性病学分册，2004，30(6)：351－353.

[13] 虞瑞尧．痤疮诊治彩色图谱．北京：北京科学技术出版社，2002：10.

[14] 胡晓莉，张书梅，赵广碧，等。女性迟发性痤疮与性激素关系的研究．中华皮肤科杂志，2000，33(6)：4193)：199－200.

[15] 王大光，朱文元．儿童期痤疮．临床皮肤科杂志，2005：34.

[16] 郭静，李林峰．痤疮临床分级方法及其评价．中华医学美学美容杂志，2002，8(5)：273－274.

[17] 涂平．痤疮治疗新进展——中国痤疮治疗共识会推荐治疗方案．中华皮肤科杂志，2003，36(7)：421－422.

[18] 黄林，高永良，李惠．痤疮的物理治疗．重庆医学，2010，39(12)：1611－1613.

[19] 杨智，何黎．痤疮与遗传．国外医学皮肤性病学分册，2005，31(1)：33－34.

[20] 庞莹，何春涤，陈洪铎。痤疮的遗传流行病学研究进展．中国麻风皮肤病杂志，2006，22(9)：753－755.

[21] 金诗怡，郑捷．维A酸类药物在皮肤科的应用．中国麻风皮肤病杂志，2003，19(2)：149－150.

[22] 张晓霞，何琳，段定．痤疮及其治疗药物．疾病监测与控制杂志，2011，5(6)：347－349.

[23] 孙宝林，王京苏．人体微生物与健康．合肥：中国科学技术大学出版社，2017.

[24] 雷鹏程，陈孟禄．皮肤病性病中西医结合治疗学．北京：北京大学医学出版社有限公司，2013.

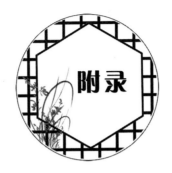

附录 1：中国痤疮治疗指南（2019 修订版）

痤疮是一种好发于青春期并主要累及面部的毛囊皮脂腺慢性炎症性皮肤病，中国人群截面统计痤疮发病率为 8.1%。但研究发现，超过 95% 的人会有不同程度痤疮发生，3% ~7% 痤疮患者会遗留瘢痕，给患者身心健康带来较大影响。临床医师对痤疮治疗的选择存在很大差异，有些治疗方法疗效不肯定，缺乏循证医学证据支持，个别方法甚至对患者造成损害。制定一套行之有效的痤疮治疗指南给各级临床医师提供诊疗指导、规范其治疗是非常必要的。当然，指南不是一成不变的，随着新的循证医学证据和医药技术的发展，痤疮治疗指南还需与时俱进，定期更新。本指南是在 2014 版中国痤疮治疗指南基础上，根据使用者反馈、国内外痤疮研究进展及专家经验进行了修订。

一、痤疮的发病机制

痤疮发病机制仍未完全阐明。遗传背景下激素诱导的皮脂腺过度分泌脂质、毛囊皮脂腺导管角化异常、痤疮丙酸杆菌等毛囊微生物增殖及炎症和免疫反应等与之相关。遗传因素在痤疮尤其是重度痤疮发生中起到了重要作用；雄激素是导致皮脂腺增生和脂质大量分泌的主要诱发因素，其他如胰岛素样生长因子 -1（IGF -1）、胰岛素、生长激素等激素也可能与痤疮发生有关；皮脂腺大量分泌脂质被认为是痤疮发生的前提条件，但脂质成分的改变如过氧化鲨烯、蜡酯、游离脂肪酸含量增加,不饱和脂肪酸比例增加及亚油酸含量降低等也是导致痤疮发生的重要因素;痤疮丙酸杆菌等毛囊微生物通过天然免疫和获得性免疫参与了痤疮的发生发展。毛囊皮脂腺导管角化异常、炎症与免疫反应是痤疮的主要病理特征,且炎症反应贯穿了疾病的全过程。毛囊微生物和(或)异常脂质通过活化 Toll 样受体(TLRs)进而产生白细胞介素(IL)-1α 及其他有关炎症递质,IL-1α 目前认为是皮脂腺导管角化及微粉刺和粉刺形成的主要因素;随着疾病发展,脂质大量聚集导致嗜脂及厌氧的痤疮丙酸杆菌进一步增殖,获得性免疫被激活。不断加重的炎症反应诱发毛囊壁断裂,脂质、微生物及毛发等进入真皮,产生异物样反应。痤疮皮损消退后常遗留红斑、色素沉着及瘢痕形成,这与痤疮严重度、个体差异或处理不当密切相关。

二、痤疮的分级

痤疮分级是痤疮治疗方案选择及疗效评价的重要依据。目前国际上有多种分级方法,本指南主要依据皮损性质将痤疮分为 3 度、4 级,即:轻度(Ⅰ级):仅有粉刺;中度((Ⅱ级):有炎性丘疹;中度(Ⅲ级):出现脓疱;重度(Ⅳ级):有结节、囊肿。

三、痤疮的外用药物治疗

外用药物治疗是痤疮的基础治疗,轻度及轻中度痤疮可以以外用药物治疗为主,中重度及重度痤疮在系统治疗的同时辅以外用药物治疗。

1. 维甲酸类药物

(1)作用机制:外用维 A 酸类药物具有改善毛囊皮脂腺导管角化、溶解微粉刺和粉刺、抗炎、预防和改善痤疮炎症后色素沉着和痤疮瘢痕等作用。此外,还能增加皮肤渗透性,在联合治疗中可以增加外用抗菌及抗炎药物的疗效。

(2)适应证及药物选择:外用维 A 酸类药物可作为轻度痤疮的单独一线用药,中度痤疮的联合用药以及痤疮维持治疗的首选。常用药物包括第一代的全反式维 A 酸和异维 A 酸及第三代维 A 酸药物阿达帕林和他扎罗汀。阿达帕林具有更好的耐受性,通常作为一线选择。

(3)使用方法及注意事项:建议睡前在痤疮皮损处及好发部位同时应用;药物使用部位常会出现轻度皮肤刺激反应如局部红斑、脱屑,出现紧绷和烧灼感,但随着使用时间延长往往可逐渐耐受,刺激反应严重者建议停药;此外，维 A 酸药物存在光分解现象（主要是一代维 A 酸）并可能增加皮肤敏感性，部分患者在开始使用2～4周会出现短期皮损加重现象，采取较低起始浓度（如果有可选择浓度）、小范围试用、减少使用次数，以及尽量在皮肤干燥情况下使用等措施，有助于增加患者依从性及避免严重刺激反应的发生；同时配合使用皮肤屏障修复剂并适度防晒。

2. 抗菌药物

（1）过氧化苯甲酰：可缓慢释放出新生态氧和苯甲酸，具有杀灭痤疮丙酸杆菌、抗炎及轻度溶解粉刺作用，该药目前尚无针对痤疮丙酸杆菌的耐药性出现，可作为炎性痤疮首选外用抗菌药物，可以单独使用，也可联合外用维 A 酸类药物或外用抗生素。药物有 2.5%～10% 不同浓度及洗剂、乳剂或凝胶等不同剂型可供选择。使用中可能会出现轻度刺激反应，建议从低浓度开始及小范围试用。药物对衣物或者毛发具有氧化漂白作用，应尽量避免接触。另外，过氧化苯甲酰释放的氧自由基可以导致全反式维 A 酸失活，两者联合使用时建议分时段外用。

（2）抗生素：具有抗痤疮丙酸杆菌和抗感染作用的抗生素可用于痤疮的治疗。常用外用抗生素包括红霉素、林可霉素及其衍生物克林霉素、氯霉素、氯洁霉素及夫西地酸等。外用抗生素由于较少出现刺激反应，理论上适用于丘疹、脓疱等浅表性炎性痤疮皮损，但由于外用抗生素易诱导痤疮丙酸杆菌耐药，故不推荐作为痤疮治疗的首选，不推荐单独或长期使用，建议和过氧化苯甲酰、外用维 A 酸类或者其他药物联合应用。

3. 其他　不同浓度与剂型的壬二酸、氨苯砜、二硫化硒、硫黄和水杨酸等药物具有抑制痤疮丙酸杆菌、抗炎或者轻微剥脱作用，临床上也可作为痤疮外用药物治疗的备选。

四、痤疮的系统药物治疗

（一）抗菌药物

针对痤疮丙酸杆菌及炎症反应，选择具有抗菌和抗感染作用的抗菌药物是治疗中重度及重度痤疮常用的系统治疗方法。规范抗菌药物治疗痤疮十分重要，不仅要保证疗效，更要关注耐药性的产生，防止滥用。

1. 适应证

（1）中重度痤疮患者首选及中度痤疮外用治疗效果不佳的备选治疗方法。

（2）炎症反应严重的重度痤疮患者早期可先使用抗菌药物，再序贯使用口服维 A 酸类药，或维 A 药酸类药疗效不明显时可改用抗菌药物治疗。

（3）痤疮变异型如暴发性痤疮或聚合性痤疮的早期治疗。

2. 药物选择　选择口服的抗生素治疗痤疮基于以下 4 个条件：①对痤疮丙酸杆菌敏感；②兼有非特异性抗感染作用；③药物分布在毛囊皮脂腺单位中浓度较高；④不良反应小。首选四环素类药物如多西环素、米诺环素等。四环素类药不能耐受或有禁忌证时，可考虑用大环内酯类如红霉素、罗红霉素、阿奇霉素等代替。磺胺甲噁唑 - 甲氧苄啶（复方新诺明）也可酌情使用。避免选择 β - 内酰胺类、头孢菌素类和喹诺酮类等抗菌药物。四环素口服吸收差，耐药率高，应优先选择多西环素和米诺环素。米诺环素在组织中药物浓度高，耐药发生率低。痤疮复发时，应选择既往治疗有效的抗菌药物，避免随意更换。剂量和疗程　使用抗生素治疗痤疮应规范用药的剂量和疗程。剂量：多西环素 100 ~ 200mg/d（通常 100mg/d），米诺环素 50 ~ 100mg/d，红霉素 1.0g/d。疗程建议不超过 8 周。

3. 注意事项

（1）避免单独使用。

（2）治疗 2 ~ 3 周后无效时要及时停用或换用其他治疗。

（3）要保证足够的疗程，并避免间断使用，不可无原则地加大剂量或延长疗程，更不可以作为维持治疗，甚至预防复发的措施。

（4）联合外用维 A 酸类药物或过氧化苯甲酰可有效提高疗效并减少痤疮丙酸杆菌耐药性产生。

（5）有条件联合光疗或其他疗法，可减少抗菌药物的使用。

（6）治疗中要注意药物不良反应，包括较常见的有胃肠道反应、药疹、肝损害、光敏反应、色素沉着和菌群失调等，特别是四环素类药物。少数患者在口服米诺环素时可出现前庭受累（如头晕、眩晕），罕见狼疮样综合征和良性颅内压增高症（如头痛等），发生后应及时停药。四环素类药物不宜与口服维 A 酸类药物联用，以免诱发或加重良性颅内压增高。四环素类药物不宜用于孕妇、哺乳期妇女和 8 岁以下的儿童，此时可考虑用大环内酯类抗生素代替。

（二）维 A 酸类

口服维 A 酸类药物具有显著抑制皮脂腺脂质分泌、调节毛囊皮脂腺导管异常角化、改善毛囊厌氧环境从而减少痤疮丙酸杆菌繁殖，以及抗炎和预防瘢痕形成等作用,是目前针对痤疮发病 4 个关键病理生理环节唯一的口服药物。

1. 适应证

(1)结节囊肿型重度痤疮的一线治疗药物 。

(2)其他治疗方法效果不好的中度或中重度痤疮替代治疗。

(3)有瘢痕或瘢痕形成倾向的痤疮患者需尽早使用。

(4)频繁复发的痤疮其他治疗无效。

(5)痤疮伴严重皮脂溢出。

(6)轻中度痤疮但患者有快速疗效需求。

(7)痤疮变异型如暴发性痤疮和聚合性痤疮,可在使用抗菌药物和糖皮质激素控制炎症反应后应用。

2. 药物选择　目前系统用维 A 酸类药物包括口服异维 A 酸和维胺酯。异维 A 酸是国内外常规使用的口服维 A 酸类药物,可作为首选,通常 0.2 ~ 0.5mg/(kg·d)作为起始剂量,之后可根据患者耐受性和疗效逐渐调整剂量,重度结节囊肿性痤疮可逐渐增加至 0.5 ~ 1.0mg/(kg·d)。维胺酯是我国自行研制生产的第一代维 A 酸类药物,每次 50mg,每日 3 次。两种药物均需与脂餐同服,以增加其口服吸收的生物利用度。疗程视皮损消退的情况及服用剂量而定,通常应不少于 16 周。一般 3 ~ 4 周起效,在皮损控制后可以适当减少剂量继续巩固治疗 2 ~ 3 个月或更长时间。

3. 注意事项　异维 A 酸不良反应常见,但停药后绝大多数可恢复,严重不良反应少见或罕见。最常见的不良反应是皮肤黏膜干燥,建议配合皮肤屏障修复剂使用。口唇干燥在皮肤黏膜反应中最为常见,但这也是判定药物剂量的有效指标。较少见反应包括肌肉骨骼疼痛、血脂升高、肝酶异常及眼睛干燥等,通常发生在治疗最初 2 个月,肥胖、血脂异常和肝病患者应慎用,必要时定期检测肝功能和血脂。青春期前长期使用有可能引起骨髓过早闭合、骨质增生、骨质疏松等,故 12 岁以下儿童尽量不用。异维 A 酸有明确的致畸作用,育龄期女性患者应在治疗前 1 个月、治疗期间及治疗结束后 3 个月内严格避孕。异维 A 酸与抑郁或自杀倾向之间的关联性尚不明确,已经存在明显抑郁症状或有抑郁症的患者禁用。部分患者在使用 2 ~ 4 周时会出现皮疹短期加重现象,通常为一过性,反应严重者需要减量甚至停药。维胺酯不良反应类似于异维 A 酸,但相对较轻。

(三)激素治疗

1. 抗雄激素治疗　雄激素是痤疮发生中最重要的内源性因素,抗雄激素药物可以通过抑制雄激素前体生成或作用于皮肤内雄激素代谢酶和雄激素受体，进而减少或拮抗雄激素活性作用而减少皮脂腺分泌脂质和改善痤疮。常用抗雄激素药物主要包括雌激素、孕激素、螺内酯及胰岛素增敏剂等。

（1）适应证：适用于女性痤疮患者：①伴有高雄激素表现的痤疮，如皮损分布于面中部下 1/3，可伴月经不规律、肥胖、多毛、显著皮脂溢出、雄激素性脱发等；②女性青春期后痤疮；③经前期明显加重的痤疮；④常规治疗如系统抗生素甚至系统用维 A 酸治疗反应较差，或停药后迅速复发者。

（2）药物选择：①雌激素与孕激素：雌激素和部分孕激素具有拮抗雄激素的作用，但通常使用两者混合的复方制剂（短效避孕药），常用的包括 2mg 醋酸环丙孕酮和 0.035mg 炔雌醇、屈螺酮 3mg 和炔雌醇 0.03mg 以及屈螺酮 3mg 和炔雌醇 0.02mg 等。口服避孕药的起效时间需要 2～3 个月，疗程建议在 6 个月以上。不良反应：少量子宫不规律出血、乳房胀痛、恶心、体重增加、静脉和动脉血栓、出现黄褐斑等。在经期的第 1 天开始服药有利于减少子宫出血。含屈螺酮成分的药物可减少体重增加风险。服药期间要注意防晒，以减少黄褐斑的发生。禁忌证：家族血栓史，肝脏疾病，吸烟者。相对禁忌证：哺乳期，高血压，偏头痛，恶性肿瘤。有糖尿病，凝血障碍和有乳腺癌风险的患者也尽量避免使用；②螺内酯：推荐剂量 60～200mg/d。疗程为 3～6 个月。不良反应包括高钾血症、月经不调（发生概率与剂量呈正相关）、胃肠道反应包括恶心、呕吐、厌食和腹泻、嗜睡、疲劳、头晕、头痛。有致畸作用，孕妇禁用；③胰岛素增敏剂：胰岛素增敏剂如二甲双胍具有改善胰岛素抵抗、减少 IGF-1 及其诱导的雄激素生成，对于伴多囊卵巢综合征、肥胖、胰岛素抵抗或高胰岛素血症的痤疮患者，可以用于辅助治疗。

2. 糖皮质激素　生理剂量糖皮质激素可反馈性抑制肾上腺源性雄激素前体分泌；中小剂量糖皮质激素具有抗感染作用，适用于重度炎性痤疮的早期治疗。推荐使用方法：针对暴发性痤疮、聚合性痤疮及较重炎症反应的重度痤疮，选择泼尼松 20～30mg/d 或等量地塞米松治疗，疗程不超过 4 周，并联合口服异维 A 酸治疗；严重的经前期加重痤疮，泼尼松 5～10mg/d 或等效地塞米松经前 7～10 天开始每晚服用一次至月经来潮为止，不超过 6 个月。应避免长期大剂量使用糖皮质激素，以免发生相关不良反应。

五、物理与化学治疗

物理与化学治疗主要包括光动力、红蓝光、激光与光子治疗、化学剥脱治疗等，作为痤疮辅助或替代治疗以及痤疮后遗症处理的选择。

1. 光动力和红蓝光　外用 5 - 氨基酮戊酸可富集于毛囊皮脂腺单位，并代谢生成光敏物质原叶琳Ⅸ，经红光(630nm)或蓝光(415nm)照射后发生光化学反应，具有抑制皮脂分泌、杀灭痤疮丙酸杆菌、免疫调节、改善皮脂腺导管角化及预防或减少痤疮瘢痕作用，光动力疗法可作为中重度或重度痤疮在系统药物治疗失败或患者不耐受情况下的替代选择方法；此外，单独蓝光照射有杀灭痤疮丙酸杆菌及抗感染作用，单独红光照射具有组织修复作用，可作为中度痤疮的备选治疗。

2. 激光与强脉冲光　多种近红外波长激光如 1320nm 激光、1450nm 激光和 1550nm 激光有助于抑制皮脂腺分泌及抗感染作用；强脉冲光和脉冲染料激光可以帮助炎症性痤疮后期红色印痕消退。非剥脱性点阵激光(1440nm 激光、1540nm 激光和 1550nm 激光)和剥脱性点阵激光(2940nm 激光、10 600nm 激光)对痤疮瘢痕有一定改善。临床应用时建议选择小光斑、较低能量及低点阵密度的多次治疗。

3. 射频　点阵射频和微针点阵射频对于痤疮瘢痕的改善有一定效果，对亚洲人种还可以减少治疗中色素沉着的风险。

4. 化学剥脱治疗　浅表化学剥脱术主要包括果酸、水杨酸及复合酸等，具有降低角质形成细胞的黏着性、加速表皮细胞脱落与更新、刺激真皮胶原合成和组织修复和轻度抗感染作用，减少痤疮皮损同时改善皮肤质地，临床上可用于轻中度痤疮及痤疮后色素沉着的辅助治疗。

六、特殊人群的痤疮治疗

1. 儿童痤疮　发生在青春期前痤疮根据年龄分为新生儿痤疮(出生数周内)、婴儿痤疮(3 ~ 6 月)、儿童痤疮(1 ~ 7 岁)及青春早期痤疮(8 ~ 12 岁)。新生儿痤疮受母体激素影响产生，随着激素消退可自行消退；婴儿痤疮和儿童痤疮需要仔细查找内分泌疾病。针对 12 岁以下儿童痤疮，美国食品与药品监督管理局(FDA)批准 2.5% 过氧化苯甲酰/1% 阿达帕林凝胶组合可用于≥9 岁的患儿，0.05% 维 A 酸凝胶可用于≥10 岁的患儿。所有其他外用维 A 酸类药物均可用于≥12 岁的患者。系统抗生素可选择大环内酯类类如红霉素或阿奇霉素，避免系统使用四环素类抗生素；12 岁以下儿童也尽量不用口服维 A 酸类药物。

2. 妊娠或哺乳期痤疮　妊娠或哺乳期痤疮治疗应以外用药物为主。

（1）备孕女性痤疮：距离妊娠前 3 个月以上一般可安全用药，口服维 A 酸药物治疗前 1 个月到治疗停药后 3 个月内应严格避孕。

（2）妊娠期痤疮：①轻度痤疮：外用维 A 酸类药物应避免（妊娠分级 C－X），过氧化苯甲酰可以小面积谨慎使用（妊娠分级 C），外用壬二酸和克林霉素是安全的（妊娠分级 B）；②中度及中重痤疮：外用为主，必要时可配合短期口服大环内酯类抗生素（尽可能避开妊娠期前 3 个月），四环素类（妊娠分级 D）禁用；③重度痤疮：除按照上述轻、中度和中重度痤疮外用或系统治疗外，严重的患者可以考虑短期系统使用泼尼松治疗。

（3）哺乳期痤疮：外用过氧化苯甲酰和壬二酸可以使用；系统用大环内酯类抗生素可短期使用；克林霉素哺乳期可用，但口服可引起婴儿消化系统不良反应；美国儿科学会（AAP）及世界卫生组织（WHO）认为四环素类抗生素哺乳期可用，但建议不超过 3 周。

七、痤疮的中医中药治疗

1. 内治法　应根据发病时间长短，皮损形态等不同表现分型论治，随症加减。

肺经风热证：皮损以红色或皮色丘疹、粉刺为主，或有痒痛，小便黄，大便秘结，口干；舌质红，苔薄黄，脉浮数。相当于痤疮分级中的 1、2 级。治法应疏风宣肺、清热散结，方药为枇杷清肺饮或泻白散加减，中成药可选栀子金花丸等。

脾胃湿热证：皮损以红色丘疹、脓疱为主，有疼痛，面部、胸部、背部皮肤油腻；可伴口臭、口苦，纳呆，便溏或黏滞不爽或便秘，尿黄；舌红苔黄腻，脉滑或弦。相当于痤疮分级中的 2、3 级。治法应清热利湿、通腑解毒，方药为茵陈蒿汤或芩连平胃散加减。便秘者可选用中成药连翘败毒丸、防风通圣丸、润燥止痒胶囊等；便溏者可选用中成药香连丸、参苓白术散等。

痰瘀凝结证：皮损以结节及囊肿为主，颜色暗红，也可见脓疱，日久不愈；可有纳呆、便溏，舌质淡暗或有瘀点，脉沉涩。相当于痤疮分级中的 4 级。治法应活血化瘀、化痰散结，方药为海藻玉壶汤或桃红四物汤合二陈汤加减，中成药可选丹参酮胶囊、大黄䗪虫丸、化瘀散结丸、当归苦参丸等。

冲任不调证：皮损好发于额、眉间或两颊，在月经前增多加重，月经后减少减轻，伴有月经不调，经前心烦易怒，乳房胀痛，平素性情急躁；舌质淡红苔薄，脉沉弦或脉涩。相当于有高雄激素水平表现的女性痤疮。治法应调和冲任、理气活血，方药为逍遥散或二仙汤合知柏地黄丸加减，中成药可选用逍遥丸、知柏地黄丸、左归丸、六味地黄丸等。

2. 外治及其他疗法

中药湿敷：马齿苋、紫花地丁、黄柏等水煎湿敷，每日 2 次，每次 20 分钟，用于炎性丘疹、脓疱皮损，起到清热解毒、减轻炎症的作用。

中药面膜：颠倒散（大黄、硫黄等量研细末），用水或蜂蜜调成稀糊状，涂于皮损处，30 分钟后清水洗净，每晚 1 次。用于炎性丘疹、脓疱、结节、囊肿等皮损，起到破瘀活血、清热散结的作用。

耳穴贴压：取内分泌、皮质下、肺、心、胃等穴，用王不留行籽贴在穴位上，并嘱患者每天轻压 1 分钟左右，每 5 日更换 1 次。

耳尖点刺放血：在耳郭上选定耳尖穴或耳部的内分泌穴、皮质下穴，常规消毒后，用三棱针在耳尖穴上点刺，然后在点刺部位挤出瘀血 6～8 滴，每周治疗 1～2 次。

针灸：主穴为百会、尺泽、曲池、大椎、合谷、肺俞等穴，配穴为四白、攒竹、下关、颊车及皮损四周穴。方法：施平补平泻手法，针刺得气后留针 30 分钟，每日 1 次。

火针：常选背俞穴，如肺俞、膈俞、脾俞、胃俞，热重加大椎，便秘加大肠俞，月经不调加次髎，皮肤常规消毒后，取火针在酒精灯上将针尖烧红后，迅速直刺各穴，每穴点刺 3 次，隔日 1 次；或火针烧红后直刺囊肿、结节、每处皮损可连刺数针，每 7～10 天治疗 1 次，治疗后 24 小时不沾水。

刺络拔罐：取穴多为肺俞、大椎穴、脾俞、胃俞、大肠俞、膈俞、肾俞等。每次取背俞穴 4～6 个，三棱针刺破皮肤，然后在点刺部位拔罐，留罐 10～15 分钟，每 3 天 1 次，10 次为 1 个疗程。

八、痤疮维持治疗

维持治疗可减轻并预防痤疮复发，是痤疮整体治疗的重要组成。外用维 A 酸是痤疮维持治疗的一线药物，必要时可考虑联合外用过氧化苯甲酰或直接采用 0.1% 阿达帕林和 2.5% 过氧化苯甲酰的复方制剂。此外，外用 0.1% 阿达帕林每周 3 次联合低浓度果酸的也可作为维持治疗选择；一些经过临床验证的抗痤疮类功能性护肤品也可辅助用于维持治疗。维持治疗疗程通常为 3～12 个月。

九、痤疮的联合与分级治疗

任何一种痤疮治疗方法都难以全面有效覆盖痤疮发病机制的所有环节，

多种治疗方法的联合至关重要。轻中度痤疮可以采用外用药物联合，单独外用药物通常只作用于痤疮4个主要发病环节的1~2个，而联合使用可以将其作用环节增加到2~3个，目前有外用维A酸类、抗生素类和过氧化苯甲酰等多种药物联合的外用复方制剂可供选择；中重度痤疮考虑系统药物与外用药物的联合及药物与物理化学治疗方法的联合使用等。联合治疗可以显著增加药物疗效和降低不良反应、增加患者依从性。

痤疮的分级体现了痤疮的严重程度和皮损性质，痤疮的治疗应根据其分级选择相应的治疗手段，并充分体现个体化治疗原则。本指南痤疮分级推荐治疗方案见附录1表1。

附录1表1　痤疮推荐治疗方案

痤疮严重度	轻度（Ⅰ级）	中度（Ⅱ级）	中重度（Ⅲ级）	重度（Ⅳ级）
临床表现	粉刺	炎性丘疹	丘疹、脓疱	结节、囊肿
一线选择	外用维A酸	外用维A酸+过氧化苯甲酰+/－外用抗生素或过氧化苯甲酰+外用抗生素	口服抗生素+外用维A酸+/－过氧化苯甲酰+/－外用抗生素	口服异维A酸+/－过氧化苯甲酰/外用抗生素炎症反应强烈者可先口服抗生素+过氧化苯甲酰/外用抗生素后，再口服异维A酸
二线选择	过氧化苯甲酰壬二酸、果酸、中医药	口服抗生素+外用维A酸+/－过氧化苯甲酰+/－外用抗生素、壬二酸、红蓝光、水杨酸或复合酸/中医药	口服异维A酸、红蓝光、光动力、激光疗法、水杨酸或复合酸\中医药	口服抗生素+外用维A酸+/－过氧化苯甲酰、光动力疗法、系统用糖皮质激素（聚合性痤疮早期可以和口服异维A酸联合使用）/中医药
女性可选择		口服抗雄激素药物	口服抗雄激素药物	口服抗雄激素药物
维持治疗		外用维A酸+/－过氧化苯甲酰		

十、痤疮后遗症处理

1. 痤疮后红斑　可以选择强脉冲光、脉冲染料激光、非剥脱点阵激光（1440nm、1550nm、1565nm）及长脉冲1064nm Nd:YAG激光治疗。

2. 痤疮后色素沉着　外用改善色素类药物如维A酸类药物、熊果苷、左旋维生素C等可以使用。果酸、强脉冲光及Q开关1064nm Nd:YAG激光也是后遗色素沉着的有效治疗方法。

3. 痤疮后瘢痕

（1）萎缩性瘢痕：首选剥脱性点阵激光如二氧化碳点阵激光治疗，其次选择离子束或铒激光治疗。其他有效的治疗方法包括非剥脱点阵激光、微针、射频治疗，一些较大的凹陷性瘢痕还可以选择钝针分离、填充或者手术切除。

（2）增生性瘢痕与瘢痕疙瘩：治疗均较困难，目前多采用综合治疗，如激素局封注射、激光治疗（染料激光、二氧化碳点阵激光），痤疮导致的瘢痕疙瘩亦可以切除后局部放射治疗。

十一、痤疮患者的教育与管理

痤疮是一种好发于面部的损容性皮肤疾病，在按照本指南进行规范治疗的同时，需将健康教育、科学护肤及定期随访贯穿于痤疮治疗始终，以达到治疗、美观、预防于一体的防治目的。①健康教育：限制高糖和油腻饮食及奶制品尤其是脱脂牛奶的摄入，适当控制体重、规律作息、避免熬夜及过度日晒等均有助于预防和改善痤疮发生。此外，痤疮尤其是重度痤疮患者易出现焦虑和抑郁，需配合心理疏导；②科学护肤：痤疮患者皮肤常伴有皮脂溢出，皮肤清洁可选用控油保湿清洁剂洁面，去除皮肤表面多余油脂、皮屑和微生物的混合物，但不能过度清洗，忌挤压和搔抓。清洁后，要根据患者皮肤类型选择相应护肤品配合使用。油性皮肤宜选择控油保湿类护肤品；混合性皮肤T区选择控油保湿类，两颊选择舒敏保湿类护肤品；在使用维A酸类、过氧化苯甲酰等药物或物理、化学剥脱治疗时易出现皮肤屏障受损，宜选择舒敏保湿类护肤品。此外，应谨慎使用或选择粉底、隔离、防晒剂及彩妆等化妆品，尽量避免化妆品性痤疮发生；③定期随访：痤疮呈慢性过程，患者在治疗中需要定期复诊，根据治疗反应情况及时调整治疗及护肤方案，减少后遗症发生。

附录2：痤疮(粉刺)中医治疗专家共识

痤疮是临床常见病，病程慢性，部分患者可遗留瘢痕，对其身心健康造成较大影响，中医药治疗对控制病情、减少复发和改善伴随全身症状、提高生活质量有确切疗效，本共识旨在为临床医生治疗痤疮提供指导性意见。

痤疮是一种常见的毛囊皮脂腺的慢性炎症性皮肤病，属中医肺风粉刺范畴。初发者多由肺经风热、湿热内蕴，肺胃热邪上熏头面而致，久者痰瘀互结而出现结节、囊肿，甚至瘢痕。近年来，由于生活节奏加快，压力增大，肝郁在本病的发病中起到了越来越多的作用。

一、治疗原则

以皮疹辨证结合整体辨证，中医内、外治结合为原则，同时应注意不同的年龄阶段其辨证有所侧重。青春期痤疮，多从肺、胃论治；女性青春期后痤疮患者，多从肝、肾论治；久治不愈者，多存在本虚标实，应注意补泻兼施。在辨证施治基础上联合合适的外治方法可以加快皮疹消退，减少后遗瘢痕的形成。

二、治疗方法

（一）辨证论治

1. **肺经风热证** 皮疹以粉刺为主，少量丘疹，色红，或有痒痛。舌红，苔薄黄，脉数。治宜疏风清肺。方用枇杷清肺饮加减。常用药物：黄芩、桑白皮、枇杷叶、银花、蒲公英、连翘、生甘草等。

2. **湿热蕴结证** 皮疹以丘疹、脓疱、结节为主，皮疹红肿疼痛，或伴有口臭，便秘，尿黄。舌红，苔黄腻，脉滑数。治宜清热利湿。方用茵陈蒿汤、泻黄散加减治疗。常用药物：茵陈、焦栀子、黄芩、金银花、连翘、赤芍、生山楂、薏苡仁、鸡内金、枳实等。若表现为脘腹胀满、大便稀溏、舌淡、苔白腻等以脾虚湿蕴为主者，上方酌减茵陈、焦栀子，加苍术、茯苓、陈皮等。

3. **冲任不调证** 皮疹以粉刺、丘疹为主，或有结节，色暗红，或伴烦躁易怒，胸胁胀痛、月经先后不定期、血块、经前皮疹加重。舌质暗或有瘀点，苔黄，脉弦细。治宜调理冲任。方用丹栀逍遥散加减。常用药物：焦栀子、丹皮、柴胡、当归、赤芍、黄芩、陈皮、金银花、连翘、白术、茯苓、甘草；若肝郁化火伤阴以阴虚内热为主要表现者，上方去柴胡、焦栀子，加女贞子、旱莲草等。

4. 痰瘀结聚证　皮疹以结节和囊肿为主，色暗红或紫或有疼痛。舌暗红，苔黄或腻，脉滑。治宜化瘀散结，清热解毒。方用仙方活命饮加减。常用药物：醋山甲、天花粉、乳香、没药、白芷、赤芍、浙贝母、防风、皂角刺、当归、陈皮、金银花、草决明、牛蒡子、甘草等。

（二）中成药

中成药的选用应遵循《中成药临床应用基本原则》，辨病与辨证相结合选用。部分中成药适应证中无痤疮，临床中按辨证施治原则选用。目前用于治疗痤疮的中成药均性味苦寒或兼有活血化瘀之效，应注意中病即止；女性经期应避免使用；对表现为四肢不温、大便稀溏、脾胃虚弱的患者应避免使用；孕妇均应慎用，活血化瘀类药如西黄胶囊（丸）和大黄䗪虫丸等禁用于孕妇。

1. 西黄胶囊（丸）　功效：解毒散结，消肿止痛。适应证：痰瘀结聚证及热毒壅盛证痤疮，尤其适用于皮疹以结节、囊肿为主伴疼痛者。用法用量：口服，胶囊4~8粒/次；丸剂3g/次，2次/日。不良反应：尚不明确。

2. 防风通圣颗粒（丸）　功效：解表通里，宣肺清热。适应证：肺经风热证及湿热蕴结证痤疮。用法用量：口服3g/次，2次/日。不良反应：大便稀溏。运动员慎用，儿童、哺乳期妇女、年老体弱者应在医师指导下服用。

3. 金花消痤丸　功效：清热泻火，解毒消肿。适应证：湿热蕴结证中偏热盛的痤疮。用法用量：4g/次，3次/日。不良反应：胃脘不适，食欲减少，或大便溏软。

4. 一清胶囊　功效：清热泻火解毒。适应证：湿热蕴结中偏热证的痤疮。用法用量：口服2粒/次，3次/日。不良反应：偶见皮疹、恶心、腹泻、腹痛。

5. 复方珍珠暗疮片　功效：清热解毒，凉血消斑。适应证：血热蕴阻肌肤所致的痤疮。用法用量：口服4片/次，3次/日。不良反应：偶见皮疹，腹泻。

6. 芩桑金海颗粒　功效：清热泻火，凉血解毒，活血散结。适应证：肺经风热证及湿热蕴结证痤疮。用法用量：口服 1 袋/次，3 次/日。不良反应：偶见轻度恶心、口干。

7. 丹栀逍遥丸　功效：疏肝解郁，清热调经。适应证：冲任不调证中辨为肝郁化热证痤疮。用法用量：口服 6~9g/次，3 次/日。不良反应：皮肤过敏反应。

8. 知柏地黄丸　功效：滋阴清热。适应证：冲任不调证中辨为阴虚内热证痤疮。用法用量：口服 8 丸/次，3 次/日。不良反应：皮肤过敏反应。

9. 丹参酮胶囊　功效：抗菌消炎。适应证：冲任不调证痤疮。用法用量：口服 4 粒/次，3~4 次/日。不良反应：偶见皮肤过敏反应，停药后即可恢复正常。

10. 大黄蟅虫丸　功效：活血破瘀，通经消癥。适应证：血瘀证痤疮。用法用量：口服 3g/次，1~2 次/日。不良反应：皮肤过敏反应。

（三）外治疗法

根据皮疹的不同类型，选择合适的外治药物及方法。

1. 药物外治疗法

（1）姜黄消痤搽剂：功效：清热祛湿，活血消痤。适应证：炎性丘疹、脓疱。用法用量：用棉签蘸取本品涂患处，2~3 次/日。不良反应：本品对破损的痤疮病人有短暂轻微的刺痛感。皮肤破溃处禁用。

（2）玫芦消痤膏：功效：清热燥湿，杀虫止痒。适应证：炎性丘疹、脓疱。用法用量：将患处用温水清洗干净后涂抹适量，3~4 次/日。不良反应：皮肤过敏反应。

（3）克痤隐酮凝胶：功效：抑制皮脂腺分泌及痤疮杆菌生长。适应证：黑头、白头粉刺。用法用量：涂敷患处，2 次/日。不良反应：偶有用药局部刺激反应。

（4）如意金黄散：功效：清热散结，消肿止痛。适应证：色红、质硬伴疼痛的丘疹或结节。用法用量：适量如意金黄散以蜂蜜或茶调成糊状，涂于皮损及周围。用法用量：涂敷患处，1 次/日。

（5）龙珠软膏：功效：清热解毒，消肿止痛。适应证：炎性丘疹、结节和囊肿，质硬伴疼痛者。用法用量：取适量膏药涂抹患处或摊于纱布上贴患处，1 次/日，溃前涂药宜厚，溃后宜薄。不良反应：局部出现皮疹等过敏反应。

（6）积雪苷霜软膏：功效：抑制瘢痕。适应证：痤疮后瘢痕及红斑。用法用量：外涂 2～3 次/日。不良反应：偶有用药局部的瘙痒和刺激反应。

2. 非药物外治方法

(1)火针疗法：功效：散结排脓。适应证：炎性丘疹、脓疱、结节、脓肿和大的粉刺。方法：常规消毒后，用烧红的火针快速点刺皮疹，稍加挤压，将皮损中脓栓、脓血清除干净。一般 1 周治疗 1 次。术后 24 小时保持皮损处干燥。

(2)中药面膜疗法：功效：清热解毒，化瘀消斑。适应证：粉刺、炎性丘疹、脓疱、结节。方法：以炎性皮疹及粉刺为主者皮损选择黄芩、大黄、黄连、连翘等清热解毒类，以暗红斑为主选用桃仁、赤芍、冬瓜仁等凉血化瘀类研末，用蜂蜜调配，涂于面部，待药膜干燥后取下。或在中药上敷医用石膏，待石膏冷却后取下面膜，清洗面部。一般 1 周治疗 1 次。治疗后可出现一过性面部红斑及灼热感。

(3)刺络拔罐：功效：清热泻火。适应证：胸背部痤疮和面部重症患者，可较好的促进炎性皮疹和结节囊肿的消退。方法：取背俞穴、大椎、委中等穴位，点刺放血后留罐 5～10 分钟。一般 1 周治疗 1 次。术后 24 小时保持皮损处干燥。

(4)中药熏蒸：功效：清热解毒，化瘀散结。适应证：胸背部痤疮和面部重症患者。方法：根据皮疹的表现选用黄芩、大黄、黄连、蒲公英等清热解毒类中药熏蒸，配合刺络拔罐应用疗效更好。1 次/日，6 次为 1 个疗程。体质虚弱者及有呼吸系统疾病患者用。

(5)耳部放血：功效：清热泻火。适应证：炎性丘疹、脓疱、结节、囊肿。方法：采用耳背割治放血或耳尖点刺放血，以表皮渗出血为度。一般 1 周治疗 1 次。术后 24 小时保持皮损处干燥。

(6)中药塌渍：塌渍法有利于药物透过皮肤被吸收，选用黄芩、黄连、大黄、黄柏、蒲公英等清热解毒类中药塌渍，可直达病所，起到清热解毒、散结之功效。适应证：炎性丘疹、脓疱、结节、囊肿。方法：取煎后药液冷却至室温，先清洗面部，再塌渍 10 分钟，之后清水清洗。1 次/日。少数患者可出现过敏反应。

(7)针灸：功效：清热化痰，行气化瘀。适应证：炎性丘疹、脓疱、结节、囊肿。方法：选用曲池、支沟、丰隆、内庭、阿是穴。实证施泻法，虚实夹杂证施平补平泻法，以得气为度。2 次/周。或用丹参注射液足三里穴位注射。

（8）耳穴：功效：疏肝解郁，调理冲任。适应证：青春期后痤疮。方法：取耳神门、肺、胃、内分泌、卵巢、面颊、皮质下、耳穴的敏感点等，常规消毒后将粘有王不留行的胶布对准耳穴贴敷，并用手按压进行压迫刺激，以患者感到酸、麻、胀、痛为度。嘱患者揉按3~5次/日，每个穴位揉1~2分钟/次，夏季可留置1~3日，冬季可留置3~5日，左右耳穴交替贴压，连续贴压1个月。

三、注意事项

1. 生活规律，避免熬夜。

2. 痤疮患者应避免吃高糖、高脂、奶制品及辛辣刺激食物，忌烟酒，少饮碳酸类饮料，多吃新鲜的蔬菜和水果。

3. 避免长时间日晒，尽量不用粉质类化妆品。

4. 注意心理疏导，帮助患者减轻、消除精神紧张、焦虑、抑郁等不良情绪。

5. 保持消化道通畅。

附录3：面部激素药毒（糖皮质激素依赖性皮炎）中医治疗专家共识

面部激素药毒相当于西医的面部糖皮质激素依赖性皮炎是由于面部长期外用含糖皮质激素制剂，导致反复出现皮肤潮红、丘疹、萎缩变薄、毛细血管扩张、脱屑、痤疮样及酒渣鼻样皮疹等，伴灼热、疼痛、瘙痒、干燥、紧绷感的皮肤病。注意与酒渣鼻、脂溢性皮炎、面部湿疹、口周皮炎、寻常痤疮、颜面播散性粟粒性狼疮等疾病相鉴别。

中医认为本病为风、湿、热三邪，侵及肌表而发病。激素类药物药性类于辛燥、甘温之品，误用日久易助阳化热，积久灼阴。面部为诸阳之会，风为阳邪，易袭阳位。药毒之热侵犯面部皮肤，根据患者素体寒热差异，形成多种证候。素体蕴热者，可形成风热蕴肤证、毒热蕴结证；素体脾虚多湿者，可形成湿热壅滞证；素体阴血亏少者，常形成血虚风燥证。

一、治疗原则

以中医辨证论治、内外治结合为原则。疏风清热、凉血解毒为基本治法，轻症治以疏风清热；重者治以清热解毒或清热利湿。

二、治疗方法

1. 辨证论治　本病辨证口服中药外，常结合其他疗法，如中药塌渍、面膜、中药油剂、中药膏剂等。还可联合抗组胺药，复方甘草酸苷或复方甘草酸单胺等制剂以增强疗效。

(1)风热蕴肤证：证候：面部红斑、丘疹或弥漫性潮红，轻度肿胀，瘙痒。心烦，咽干或口干舌燥，大便干或正常，小便微黄，舌红苔薄黄或薄白，脉浮或浮数。

治法：疏风清热，凉血止痒。

方药：消风散加减(《外科正宗》)或桑菊饮加减(《温病条辨》)。

组成：消风散加减：荆芥、防风、当归、生地黄、苦参、苍术、牛蒡子、知母、蝉蜕、甘草。

桑菊饮加减：桑叶、菊花、薄荷、蝉蜕、生地、当归、白鲜皮、黄芩、丹皮、生薏米、甘草。

加减：若有脓疱、红丘疹加用槐花、鸡冠花；病程较长，红斑明显，舌下络脉瘀紫加丹参、红花；瘙痒者加祛风止痒药物，如薄荷、蒺藜、白鲜皮、地肤子；血管扩张面部潮红者，加紫草、玫瑰花；伴胸胁苦满，烦躁易怒者加柴胡、白芍等。

(2)毒热蕴结证：证候：面部红斑或紫红斑，肿胀，可见丘疹、脓疱，瘙痒、灼热或疼痛。烦躁易怒，口干口苦，大便干，小便黄，舌红苔黄或黄腻，或舌绛少苔，脉数、洪数或滑数。

治法：清热解毒，凉血止痒。

方药：黄连解毒汤(《外台秘要》)合凉血五花汤加减(《赵炳南临床经验集》)。

组成：生栀子、黄芩、黄连、黄柏、玫瑰花、野菊花、鸡冠花、红花、凌霄花、丹皮、赤芍、紫花地丁、生地、甘草。

加减：皮肤灼热瘙痒，干燥脱屑，潮红水肿或伴毛细血管扩张较甚者加青蒿、地骨皮；痒重加白鲜皮、地肤子；伴丘疹、脓疱加金银花、蒲公英；渗出明显加茵陈、土茯苓；严重者可加水牛角、石膏等。

（3）湿热壅滞证：证候：面部潮红，肿胀明显，毛细血管扩张，丘疹、丘疱疹等，可有渗出、糜烂、灼热、瘙痒。口干黏腻，纳谷不香，头身困重，便溏或黏腻不爽或便干结，溲赤或浑浊，舌质红苔黄腻，脉滑或滑数或濡数。

治法：清热利湿，健脾消肿。

方药：茵陈蒿汤（《伤寒论》）加五苓散（《伤寒论》）加减。

组成：苍术、白术、厚朴、猪苓、茯苓、泽泻、车前草、六一散（包）、茵陈、栀子、竹叶。

加减：瘙痒重者加刺蒺藜；大便干结加麻仁；红肿重者加生石膏、白茅根；伴口苦，心烦，易怒，带下色黄者加龙胆草、黄芩、生地、柴胡等。

（4）血虚风燥证：证候：面部红斑不鲜，皮肤干燥，反复脱屑，毛细血管扩张，或色素沉着或色素减淡，瘙痒，紧绷感。心烦，头晕，失眠多梦，口干，手足心热，舌淡红苔薄少，脉细。

治法：养血润燥，祛风止痒。

方药：当归饮子（《济生方》）。

组成：当归、生地、首乌、川芎、赤芍、白芍、丹皮、威灵仙、刺蒺藜。

加减：失眠可加酸枣仁、五味子、龙齿；毛细血管扩张、色暗可加用丹参、红花；色素沉着可加用田七、白芷。

2. 中成药　可按照辨证论治的基本原则，根据不同证候类型及治疗法则，酌情选用中成药。

（1）润燥止痒胶囊（组成：苦参、生地黄、红活麻、生何首乌、制何首乌、桑叶）：功效：养血滋阴，祛风止痒，润肠通便。适用于风热蕴肤证、血虚风燥证。4 粒/次，3 次/日，口服。不良反应：腹胀、腹泻；皮疹；肝损伤等。

（2）栀子金花丸（组成：栀子、黄连、黄芩、黄柏、大黄、金银花、知母、天花粉）功效：清热泻火，凉血解毒。适用于风热蕴肤证、毒热蕴结证。9g/次，1 次/日，口服。不良反应：腹痛、腹泻；纳差；皮疹等。

（3）火把花根片：功效：祛风除湿，清热解毒。适用于各证。3～5 片/次，3 次/日，口服。不良反应：胃肠道不适（食欲缺乏，腹胀，胃痛，腹泻，便秘等）；肝功能、肾功能损伤；白细胞、血小板减少；月经紊乱及精子活力降低减少；口腔溃疡；皮疹等。

（4）雷公藤多苷片：功效：祛风解毒，除湿消肿。适用于各证。10～

20mg/次，2～3次/日，口服。不良反应：胃肠道不适（食欲减退，腹胀，胃痛，腹泻，便秘等）；肝功能、肾功能损伤；白细胞、血小板减少；月经紊乱及精子活力降低减少；口腔溃疡；皮疹等。

3. 外治疗法　急性期尽量减少外用药物，恢复期可酌情选用外治疗法，但亦需慎用。为避免外用药物治疗出现大面积的过敏反应或刺激反应，建议在应用任何一种外用药物时，均需小面积试用1～2天，如局部未出现红肿、瘙痒等不良反应，再大面积应用。单方制剂致敏率低于复方制剂，建议多选择单方制剂。

（1）中药塌渍（中药湿敷）功效：清热凉血止痒。适用于风热蕴肤证、毒热蕴结证、湿热壅滞证（皮损潮红，肿胀，脓疱，丘疹密集）。将所选药物煎汤去渣，凉后用4～6层纱布浸透药液，轻拧至不滴水，湿敷患处。15～20分钟/次，1～2次/日。

1）复方马齿苋洗剂：马齿苋、绿茶共煎后取汁，适量湿敷。

2）甘草液

（2）中药面膜功效：清热、润肤、美白。适用于风热蕴肤证，血虚风燥证（皮损颜色淡红或暗红，干燥脱屑，紧绷感）。将中药打粉，用、水、奶、蜂蜜等调和后，均匀涂于面部，停留20～30分钟后，洗净。

1）中药面膜1：桑叶、白菊花、地肤子、牡丹皮、龙胆草、紫荆皮打成粉调制，冷开水调和，将面膜均匀地涂于脸上，20～30分钟后洗净，2～3次/周。

2）中药面膜2：黄芩、黄柏、生石膏各等分研末，香油或酸奶调敷患处，20～30分钟后洗净，2～3次/周。

（3）涂抹法：可根据皮损形态及病情辨证选择外用药物和剂型，可选用中药软膏或油膏，除辨证应用的中药功效外，以上制剂还有保护皮损、清除皮屑、滋润肌肤等作用。适用于风热蕴肤证、血虚风燥证（皮损颜色淡红或暗红，干燥脱屑，紧绷感）。

1）中药油膏：甘草油：甘草50g，香油500g，甘草浸入油内1昼夜，文火将药煎至焦黄，去滓备用。适量，2次/日外涂。盐酸黄连素油：黄连素、芝麻油等。适量，2次/日，外涂。

2）中药软膏：青鹏软膏（组成：棘豆、亚大黄、铁棒锤、诃子、毛诃子、余甘子、安息香、宽筋藤、人工麝香等）：适量，2次/日外涂，连续应用8周。

（4）激光与光疗方法：可酌情选用强脉冲激光技术，红光，黄光及长脉冲 Nd: YAG 激光，可减轻炎症，降低皮肤敏感性，祛除炎症后毛细血管扩张。

三、注意事项

1. 避免滥用和误用激素制品。

2. 应使患者对激素依赖性皮炎的发病因素、发展规律和防治方法有正确认识，增强患者的依从性，提高患者对治疗的信心。

3. 注意避免面部按摩、热水洗、蒸桑拿浴，避免日晒、风吹。

4. 避免滥用化妆品，可用保湿的医学护肤品。

5. 忌食辛辣、刺激性食物，不要饮酒，多吃蔬菜、水果。

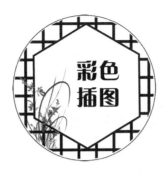

痤疮皮损辨证图片

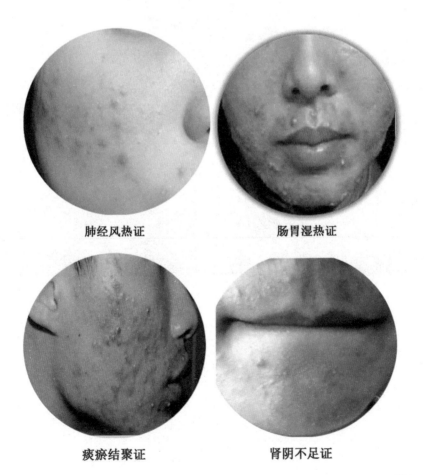

肺经风热证　　　　　　　　肠胃湿热证

痰瘀结聚证　　　　　　　　肾阴不足证

治疗前后对比照片

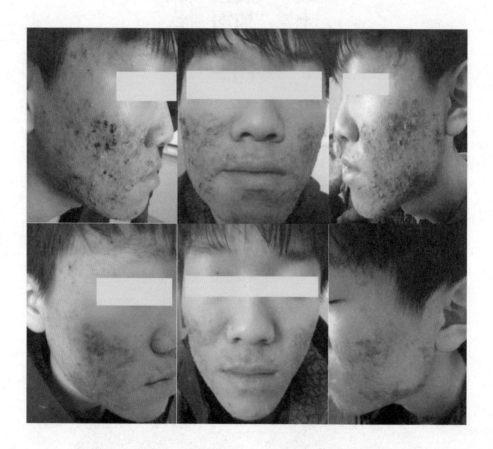

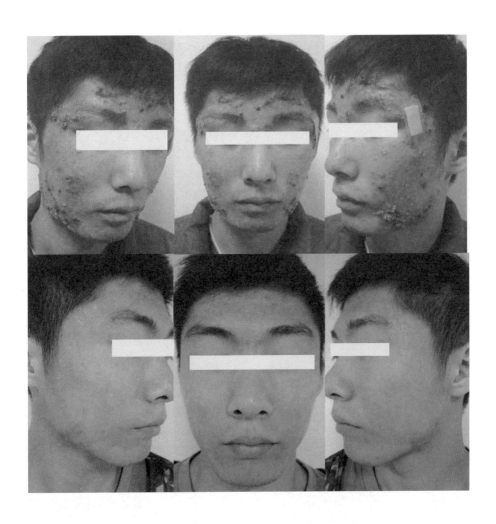

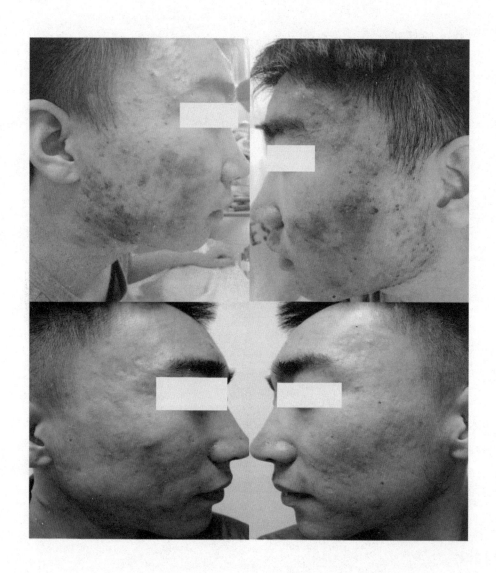

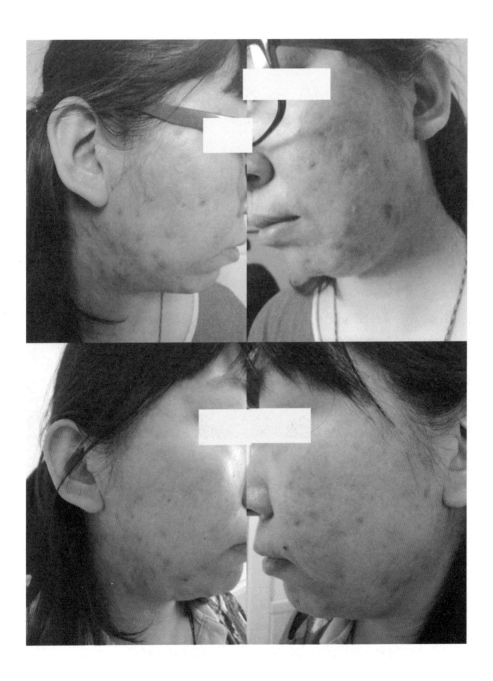

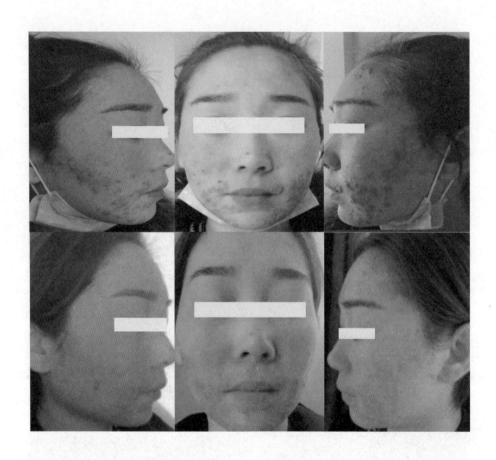

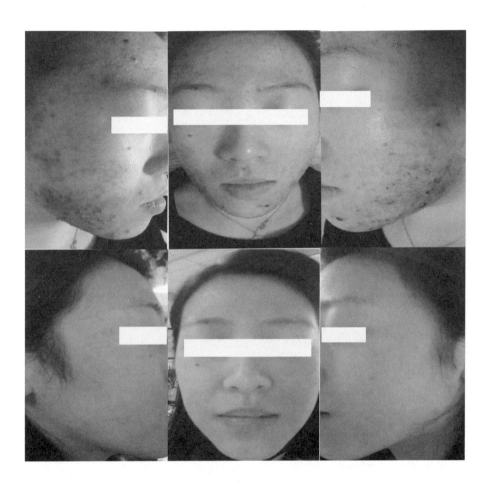